医師と管理栄養士が考えた
腎臓病の
安心レシピ

おいしく食べる

聖路加国際病院
腎臓内科医長
長浜 正彦 監修

聖路加国際病院
管理栄養士
星 穂奈美 著

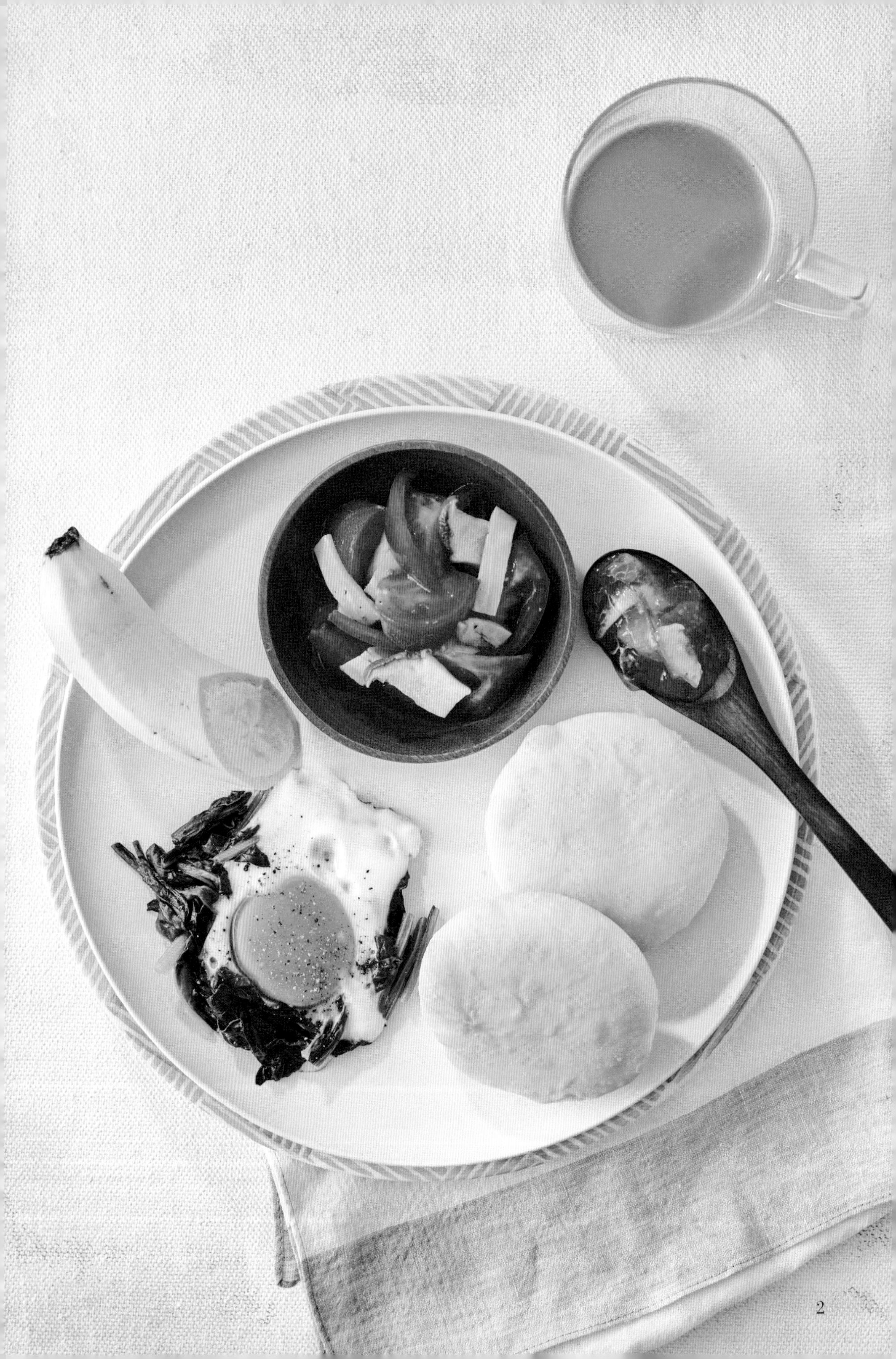

いま、腎臓病で悩んでいる すべての人のためのレシピ

腎臓病患者にとって、「食事制限」は毎日の習慣の中でとても大事なことです。

今までは食事をすることを、エンタテインメントのように楽しんでいた人も、これからは「塩分量」や「たんぱく質」の摂取量を気にしながら食事をする必要があり、人によっては「カリウム」や「リン」の制限がある人もいます。

1食1食がとても大事で、食べることの楽しみが摘み取られてしまい、食事を義務として捉えている人もいるかも知れません。なかには「この1食1食がまるで〝毒〟のように感じてしまい、毎回の食事で自分の腎臓を痛めつけているのでは？」と重く考えてしまう人もいるようです。

食事はクルマに例えるなら、燃料のようなもので、食事をしなければいずれは燃料が切れたように動かなくなってしまいます。ですが、食事をただのエネルギー摂取ではなく、人間だけが持つ〝たのしみ〟の時間です。食べる事のたのしみを奪われるのはとても寂しい事です。食事のたのしみを残しながら「食事制限」に取り組んで行きたいものです。しかし、自己流で過度な「塩分制限」「たんぱく質制限」は、かえって重い疾患を引き起こす可能性もあります。そのためには、正しい「腎臓病の知識」が必要です。

本書では腎臓病専門の医師と管理栄養士の監修のもとに、「腎臓病の知識」と「腎臓病食」への取り組み方を解説しています。腎臓病の正しい知識を身につけて、自分にあった腎臓病の食事制限に取り組んで行きましょう！

医師と管理栄養士が考えた おいしく食べる 腎臓病の安心レシピ

目次

企画・アートディレクション
前田宏治（United）
スタイリング・デザイン
福島巳恵（United）
管理栄養／レシピ・ライティング
須永久美
医学ページ・ライティング
狩野厚子
料埋撮影
斉藤純平
料理再現
風間章子（人形町キッチン）
料理アシスタント
山村佐知子（人形町キッチン）
イラスト
藤原未央

この本の特徴と見方

本書は、慢性腎臓病（CKD）の軽度から中等度の方を対象としています。医師や病院管理栄養士より、塩分、たんぱく質等の食事制限や、摂取エネルギーの調整を指導された方への料理本となっています。

管理栄養士のアドバイス

慢性腎臓病（CKD）の食事制限をされている方へ、管理栄養士が考えたレシピの「減塩・低たんぱく料理」に対するテクニックや食事制限のため不足がちなエネルギーの摂取方法をアドバイスしています。

栄養データ

栄養価は、各料理に1人1食分の「塩分量」「たんぱく質量」「エネルギー」を表示しています。献立を組み立てる際に1品分の目安として参考にしてください。

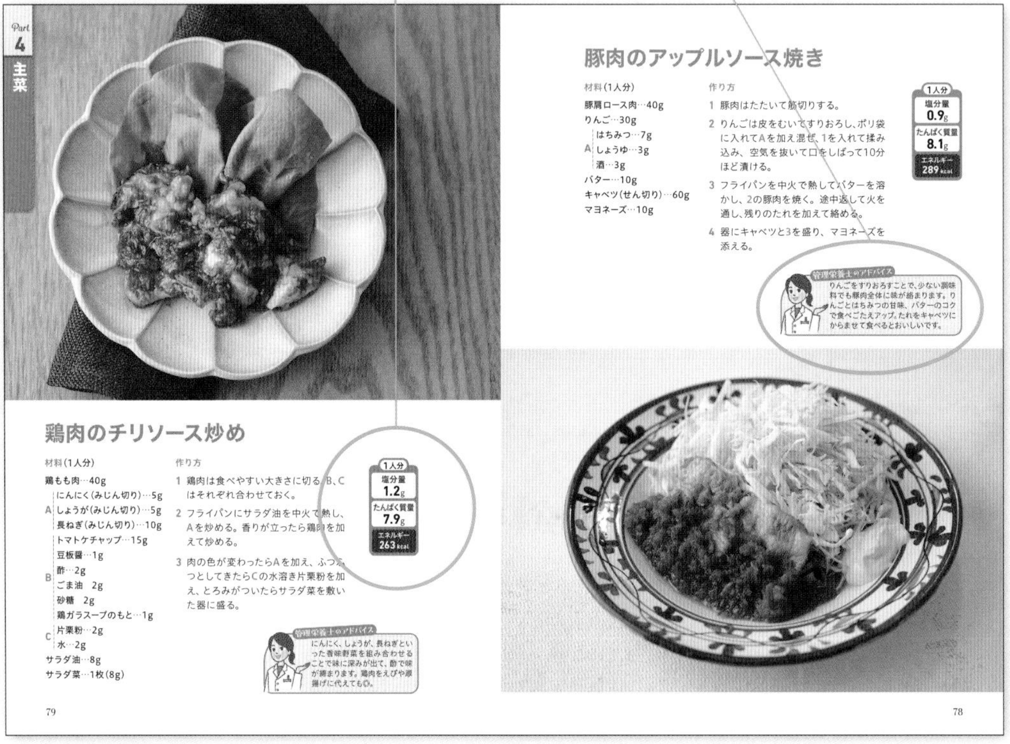

豚肉のアップルソース焼き

材料（1人分）

豚肩ロース肉…40g
りんご…30g
A はちみつ…7g
A しょうゆ…3g
A 酒…3g
バター…10g
キャベツ（せん切り）…60g
マヨネーズ…10g

作り方

1 豚肉はたたいて筋切りする。
2 りんごは皮をむいてすりおろし、ポリ袋に入れてAを加え混ぜ、1を入れて揉み込み、空気を抜いて口をしばって10分ほど漬ける。
3 フライパンを中火で熱してバターを溶かし、2の豚肉を焼く。途中返して火を通し、残りのたれを加えて絡める。
4 器にキャベツと3を盛り、マヨネーズを添える。

1人分
塩分量 0.9g
たんぱく質量 8.1g
エネルギー 289kcal

管理栄養士のアドバイス
りんごをすりおろすことで、少ない調味料でも豚肉全体に味が絡まります。りんごとはちみつの甘味、バターのコクで食べごたえアップ。たれをキャベツにからませて食べるとおいしいです。

78

Part 4
主菜

鶏肉のチリソース炒め

材料（1人分）

鶏もも肉…40g
A にんにく（みじん切り）…5g
A しょうが（みじん切り）…5g
A 長ねぎ（みじん切り）…10g
B トマトケチャップ…15g
B 豆板醤…1g
B 酢…2g
B ごま油 2g
B 砂糖 2g
B 鶏ガラスープのもと…1g
C 片栗粉…2g
C 水…2g
サラダ油…8g
サラダ菜…1枚（8g）

作り方

1 鶏肉は食べやすい大きさに切る。B、Cはそれぞれ合わせておく。
2 フライパンにサラダ油を中火で熱し、Aを炒める。香りが立ったら鶏肉を加えて炒める。
3 肉の色が変わったらAを加え、ふつふつとしてきたらCの水溶き片栗粉を加え、とろみがついたらサラダ菜を敷いた器に盛る。

1人分
塩分量 1.2g
たんぱく質量 7.9g
エネルギー 263kcal

管理栄養士のアドバイス
にんにく、しょうが、長ねぎといった香味野菜を組み合わせることで味に深みが出て、酢で味が締まります。鶏肉をえびや厚揚げに代えても◎。

79

この本の使い方

・材料の分量は、すべて皮や骨、種などを除いた「正味」の分量です。
・野菜類は、とくに指定のない場合は、洗う、皮をむくなどの作業をすませてからの手順を説明しています。
・調味料は、とくに指定がない場合は、塩は食塩、砂糖は三温糖、酢は穀物酢、生クリームは動物性、バターは有塩、しょうゆは濃口しょうゆを使用しています。
・栄養価は『日本食品成分表　2020年版（八訂）』（文部科学省科学技術・学術審議会資源調査分科会）をもとに算出しています。記載がないものに関しては、食品パッケージの記載内容、またはそれに近いと考えられるデータを参考にしました。数値は季節や個体差によって多少の違いがあるので、目安とお考えください。好みで添えるつけ合わせなどは計算に含まれていません。
・電子レンジの加熱時間は600Wの数値です。機種により加熱時間に多少差がありますので、様子を見て加減してください。

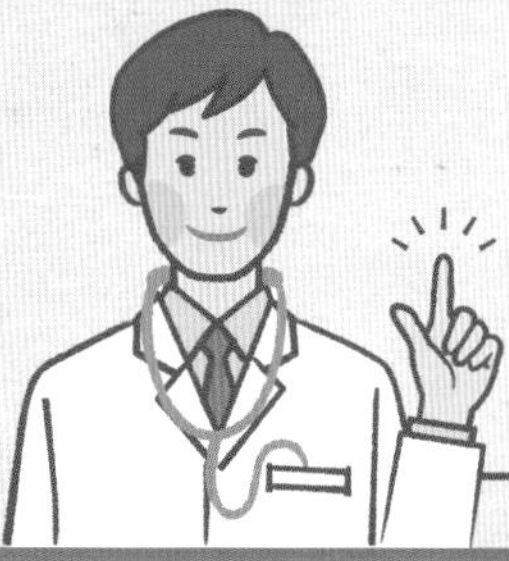

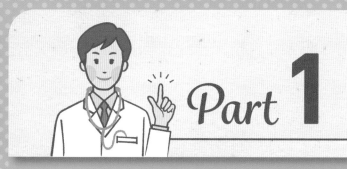

Part 1

腎臓病の基礎知識

腎臓とはどのような働きをして、
腎臓機能が低下すると、
人間の体内ではどんな変化が生じるのでしょうか？
まずは、腎臓のしくみや働きを知ることで、
腎臓病のことを深く理解しましょう！

基礎1

腎臓のしくみと働き

腎臓は全身の老廃物を尿として除去する器官

腎臓は腰の位置あたりの背部に、背骨をはさんで左右に1つずつある臓器です。きわめて大切な事柄を「肝腎かなめ」というように、生命維持のために重要な役割を果たしています。腎臓にはおもに3つの働きがあります。

原尿から不要なものを濃縮

1つめは、尿を作る働きです。私たちの体は活動することでたくさんの老廃物を生み出しますが、この老廃物は腎臓を通過する際にきれいに取り除かれ、不要なものが尿として排出されます。

腎臓には毛細血管がからみあった「糸球体」と、これに続く「尿細管」という管がセットになった組織があります。糸球体の毛細血管の壁がフィルターのような働きで、血液中の赤血球やたんぱく質など、必要なものをキャッチします。それ以外のさまざまな成分や水分は「原尿」という、尿の元となる液体になります。

原尿のなかには、まだ身体に必要な成分もたくさん含まれています。これらの成分は、原尿が長い尿細管を通る間に再吸収され、最終的に不要なものだけが、尿として膀胱に送られます。

腎臓では1日に約１５０ℓの原尿を作っていますが、そのほとんどは再吸収され、最終的に尿として排出されるのは2ℓ程度です。

膨大な量の原尿を作り、そこから不要なものだけを濃縮するという、とても高度な働きを行っているのです。

腎臓のその他の働き

2つめは、体の恒常性を維持する働きです。私たちの体液にはナトリウムやカルシウム、カリウムなどの「電解質」と呼ばれるものが含まれています。これらは細胞の浸透圧を調整する、筋肉や神経の働きに関わるなどの働きがあり、少なすぎても多すぎてもよくありません。バランスが崩れると、臓器の機能低下など、生命の危険に関わる事態を招く場合があります。

これを一定に保っているのが腎臓です。腎臓で老廃物の排出や再吸収が適切に行われることで、体液は常に一定の弱アルカリ性に保たれるのです。

3つめの働きは、身体にとって大切なホルモンを作ることです。赤血球を作るのに不可欠で「造血ホルモン」とも言われているエリスロポエチンや、血圧を調整するレニンの分泌、カルシウムを体内に取り込むのに必要なビタミンDの活性化などを行っています。

腎臓のしくみ

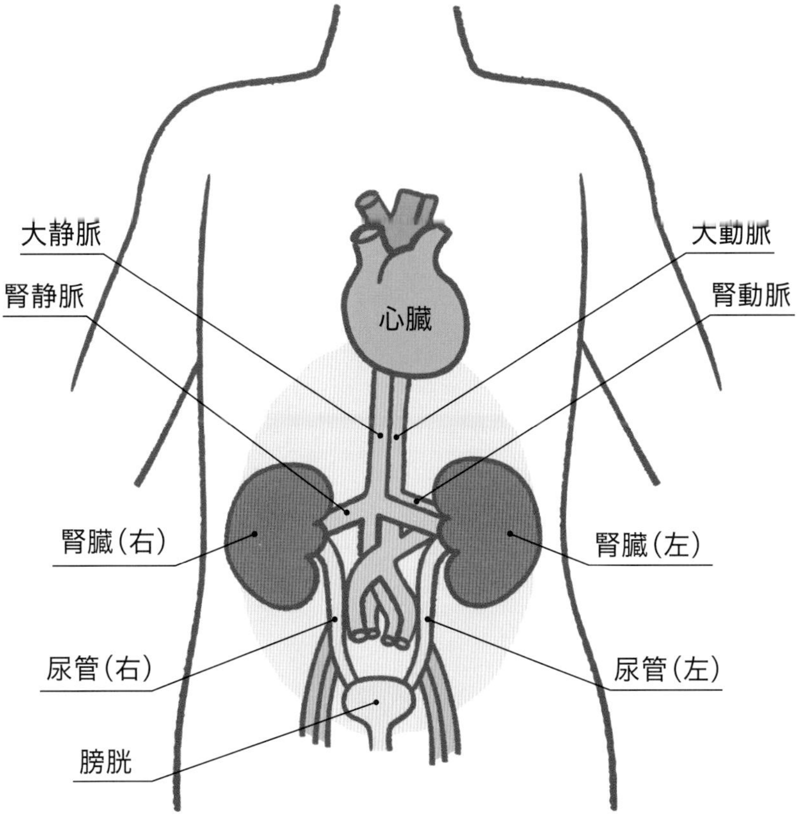

腎臓はウエストのやや上の背骨を中心に左右１つずつあります。握りこぶしよりやや大きく、そら豆の形ににています。

腎臓内部での血液ろ過

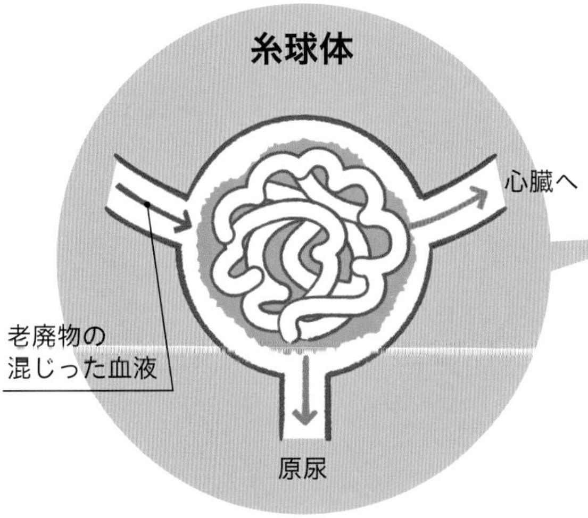

糸球体が血液ろ過の
フィルターの役割

腎臓の血液ろ過

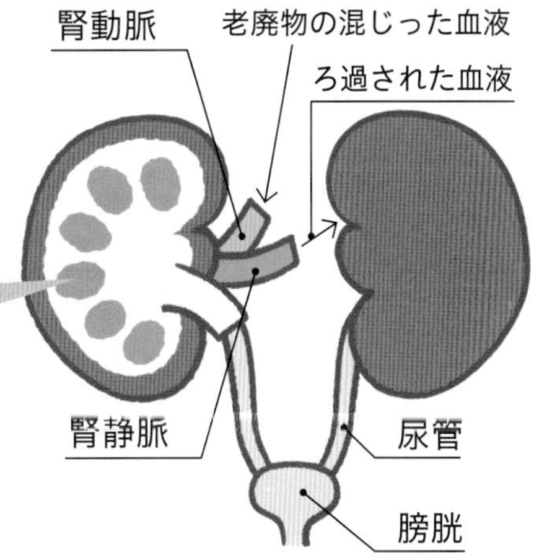

腎臓は血液の老廃物を
ろ過して取り除く場所

基礎 2

腎臓病とはどんな病気か

機能障害が進行すると腎不全、透析療法へ

腎臓の機能に障害がでると、本来は体外に排出されるべき老廃物が体内に溜まってきます。体内の電解質のバランスも崩れ、必要なホルモンも不足してきます。しかし、初期にはほとんど自覚症状が現れません。腎臓は予備力の高い臓器なので、一部に障害がでてもほかの部分で働きをカバーできてしまうのです。

自覚症状は現れない

自覚症状が現れないので、健康診断で異常を指摘され、発覚することが多いのが腎臓病の特徴です。目立った症状がなくても検診の結果、腎臓の働きが健康な人の60％未満に低下するか、たんぱく尿などの異常が3ヵ月以上続いていることが確認されると「慢性腎臓病」と診断されます。

慢性腎臓病とは、腎臓の働きが慢性的に低下していく状態です。早期に適切な治療を行えば、進行を遅らせることができますが、障害が進むと「腎不全」になります。

腎不全から障害が進むと末期腎不全

腎不全とは腎臓が本来すべき働きができなくなった状態で、むくみや高血圧、食欲低下や息苦しさなど、さまざまな症状が出てきます。

さらに障害がすすみ、腎臓がほとんど機能しなくなった状態が「末期腎不全」です。体内の老廃物や余分な水分が排出できなくなるため、腎臓の機能を人工的に行う透析療法や腎移植などの腎代替療法が必要になります。

慢性腎臓病のさまざまな原因

慢性腎臓病の原因は、何らかの原因で腎臓そのもの機能が低下する場合と、ある種の全身疾患に伴って腎臓の働きが低下する場合の2つがあります。

近年増えているのが全身疾患に伴う腎障害です。糖尿病や高血圧などの生活習慣病や、肝炎やエイズなどの感染症、悪性腫瘍などは腎臓病のリスクになります。年齢を重ねるごとに腎機能は低下するので、高齢の人も注意が必要です。肥満や喫煙なども、腎臓病の原因になるので、注意が必要です。

腎臓そのものが悪くなる病気の代表は、腎臓の炎症である糸球体腎炎です。生活習慣はあまり関係せず、生活環境や免疫異常などにより若年で発症することもあります。また、遺伝によって起こる場合もあります。

慢性腎臓病（CKD）の進行

慢性腎臓病の主な原因

加齢／遺伝的要因／メタボリックシンドローム／肥満／喫煙

脂質異常　高血圧　糖尿病

↓

慢性腎臓病（CKD）

腎臓病に対する直接的治療。進行を緩やかにする

高血圧や糖尿病など、他の誘因疾患をあわせて治療

治療しないと

腎不全

↓

末期腎不全（透析）

心血管疾患（心筋梗塞、心不全、脳卒中）

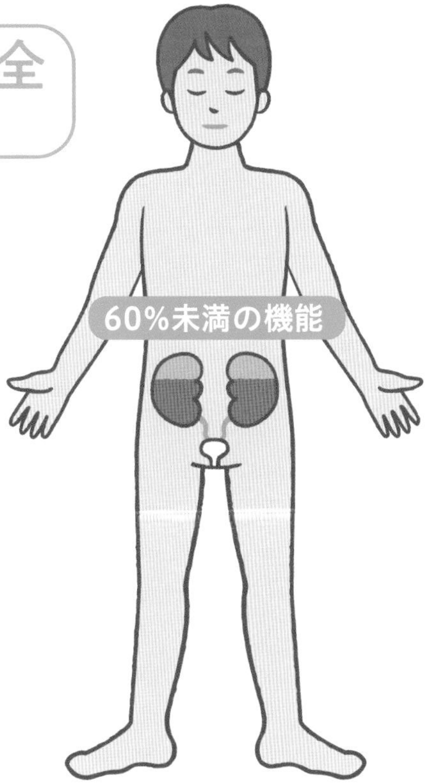

慢性腎臓病（CKD）と診断された時点で…
腎臓の機能は健康な人の60%未満になっている！！

基礎3

慢性腎臓病（CKD）とは？

慢性腎臓病の種類

腎臓の働きが健康な人の60％未満に低下するか、たんぱく尿などの異常が3ヵ月以上続いていることが確認されると「慢性腎臓病（CKD）」と診断されます。単一の病名ではなく、腎障害や腎機能の低下が慢性的に持続する病気の総称です。慢性腎臓病の原因となるのは、以下に紹介する4つの腎臓の病気です。

糖尿病性腎症

〈どんな病気？〉 糖尿病の合併症のひとつです。血糖値の高い状態が10年以上の長期間続くことで腎臓の糸球体の毛細血管が障害され、腎機能が徐々に低下していく状態です。初期段階ではたんぱく尿の一種であるアルブミン尿があらわれますが（微量アルブミン尿）、自覚症状はほとんどありません。糖尿病の進行とともに進んでいく完治が難しい病気で、現在の日本を含めた世界中で透析療法へ至る割合がもっとも多いのがこの腎症です。

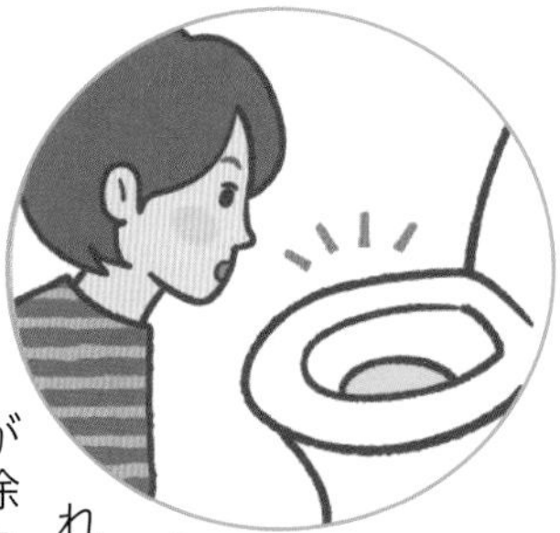

〈どんな人がなりやすい？〉
糖尿病の罹患歴が10年以上ある人、糖尿病で血糖値のコントロールがうまくできていない人に発症リスクがあります。網膜症と糖尿病性腎症は病気の勢いが相関するので、糖尿病性網膜症の人も注意が必要です。

〈治療法は？〉 糖尿病の治療に加えて、血圧やコレステロール値を下げるなどの、動脈硬化の治療も行われます。糖尿病の薬としてはSGLT 2阻害薬（➡22ページ）、降圧薬としてはRAS阻害薬、MR阻害薬などが使われます。

腎硬化症

〈どんな病気？〉 高血圧によって引き起こされる腎臓疾患で、日本でも年々患者数が増えています。高血圧が長く続くと、動脈硬化が進みやすくなります。腎臓は多くの血管が集まっている臓器なので、動脈硬化が起きると腎機能が徐々に低下していきます。高血圧が続いている以外は自覚症状がない場合も多く、健康診断で発見されることの多い病気です。

また、糖尿病性腎症のなかでも、糖尿病による動脈硬化が原因で腎臓が悪くなっていく状態を「糖尿病性腎臓病」といいます。糖尿病性腎症は糸球体の障害ですが、糖尿病性腎臓病は腎硬化症と同じ病態として考えられています。

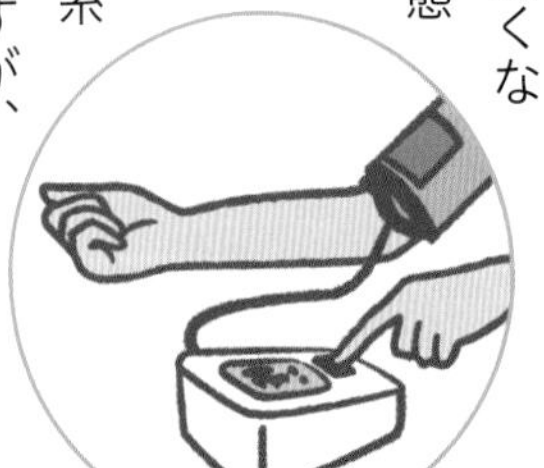

〈どんな人がなりやすい？〉

高血圧により引き起こされる疾患です。血圧の高い人や、血管の柔軟性が落ちる高齢者は注意が必要です。また、糖尿病の方は血圧が高いことも多いので、糖尿病性腎症だけでなく糖尿病性腎臓病のリスクもあります。

〈治療法は？〉 治療の基本は血圧コントロールです。加えて、動脈硬化の治療が行われます。降圧薬としてはＲＡＳ阻害薬、ＭＲ阻害薬、ＳＧＬＴ２阻害薬などが使われます。

糸球体腎炎

〈どんな病気？〉 腎臓の中の糸球体に炎症が生じる疾患の総称です。免疫系の異常反応が糸球体に直接起きる一次性と、ほかの疾患の炎症が影響して起きる二次性のものがあります。

いくつかの種類がありますが、日本でいちばん多いのがＩｇＡ（アイジーエー）腎症です。糸球体にＩｇＡというたんぱくが沈着して炎症を引き起こし、たんぱく尿や血尿などが現れます。糸球体腎炎は若年で発症することが多いので、多くが学校の尿検査などで発見されます。幼少期に罹患しても治療で病勢が抑えられることもあります。

〈どんな人がなりやすい？〉

基本的に子どもの発症が多い疾患ですが、発症原因はよく分かっていません。日本を含むアジア地域に多い病気で、地理的要因などの生活環境、遺伝なども関係していると考えられています。また、膠原病などの免疫系の異常がある人、ウィルス性肝炎やエイズ、梅毒、溶連菌などの感染症のある人、遺伝的要素のある人にもリスクがあります。

〈治療法は？〉 一次性の場合の多くは炎症をおさえるステロイドを中心とした免疫抑制剤が処方されます。二次性の場合は原疾患の治療を行います。

多発性嚢胞腎

〈どんな病気？〉

両方の腎臓に水が溜まった袋（嚢胞）が無数にでき、徐々に大きくなって腎臓の組織を圧迫していく病気です。初期段階ではほとんど自覚症状はありませんが、障害が進んでいくと腰痛や血尿などの症状が現れることもあります。腎機能の低下が進むと、腎不全に至る場合もあります。

〈どんな人がなりやすい？〉

遺伝性の病気で、遺伝子の異常で発症します。遺伝様式は様々で、両親や親族にこの病気の患者さんがいるからといって、必ず発症するとは限りません。家族歴があることの多い疾患ですが、家族歴がなくても発症することもあります。

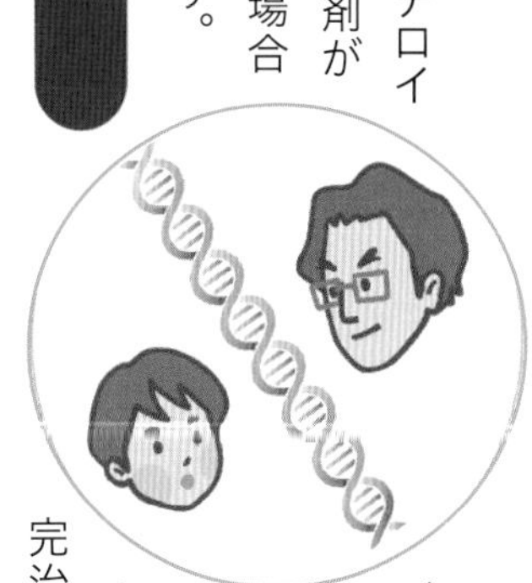

〈治療法は？〉

完治させる治療法はなく、進行を遅くして腎不全に至る時期を遅らせる治療になります。薬では進行を抑制する効果のあるトルバプタンが使われます。

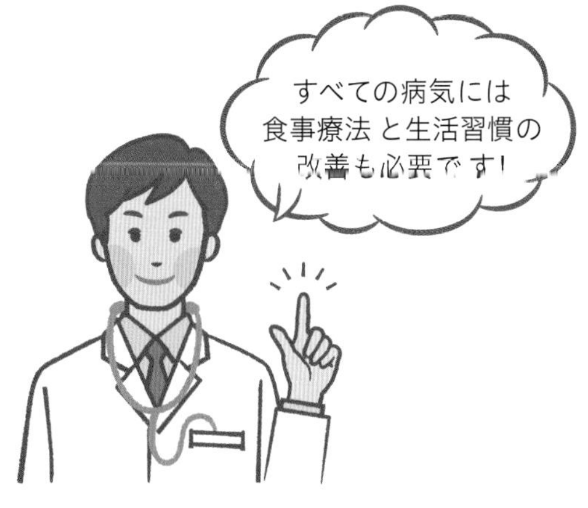
すべての病気には
食事療法と生活習慣の
改善も必要です！

基礎4

今ある腎機能を保つために

生活習慣や食事を含めた集学的治療が必要に

慢性腎臓病にはさまざまな種類やステージがあり、生活習慣やほかの疾患など、多くの要因が複雑に関与している場合があります。このため、より高い治療効果を目指すために、生活習慣の総合的な見直しと薬物療法の両方からアプローチする、集学的治療が推奨されています。ポイントは「生活習慣」「食事療法」「血圧管理」です。

生活習慣の改善

慢性腎臓病と診断されても、初期段階などで医師からとくに制限がない場合は、いつもとさほど変わらない日常生活をおくることができます。とはいえ、腎臓に負担をかけるような習慣は厳禁です。

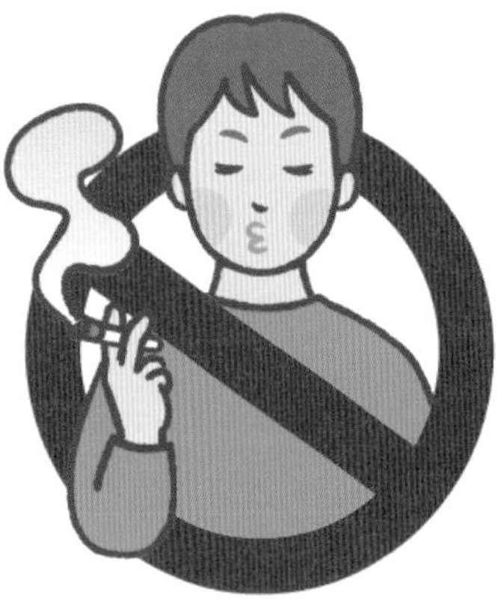

たばこを吸う人は禁煙しましょう。 喫煙は全身の血管に悪影響を及ぼし、糖尿病や高血圧など、さまざまな病気の引き金になります。慢性腎臓病と分かった時点で、たばこはやめましょう。飲酒は限度を守った範囲内であれば問題ありませんが、過剰摂取は控えましょう。無理をし過ぎず睡眠をしっかりとり、疲れをためないことも大事です。免疫力も低下しているので、かぜなどの感染症にもかからないように注意してください。

体重管理と体力保持のために、適度な運動も必要です。体力や体調に合わせて無理のない範囲で運動を習慣づけましょう。ただ、やりすぎは禁物なので、主治医とも相談しながら進めてください。

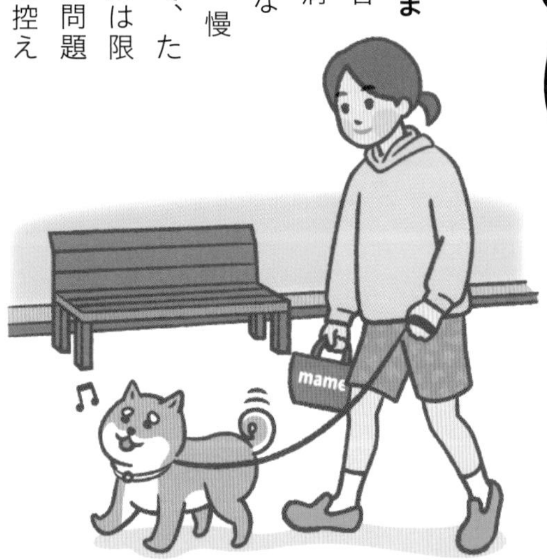

食事療法

慢性腎臓病の食事療法は、必要な栄養は摂りながら、腎臓に

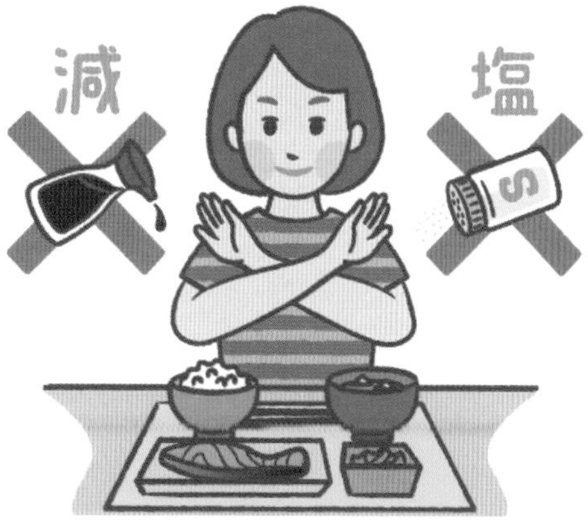

負担をかけないことが基本です。病気のステージにもよりますが、**多くの場合は塩分やたんぱく質の制限が必要**になります。

塩分を摂りすぎると、過剰な塩分を排出するために腎臓に負担をかけます。さらにむくみや高血圧の原因にもなります。

同じように、たんぱく質を摂りすぎると、体内で代謝されるときにたくさんの老廃物が生じるので、腎臓に負担がかかります。しかし、**制限しすぎるとカロリー不足になることもあるので、注意が必要です。**カロリーが不足すると筋肉などのたんぱく質が代謝されてしまうので、結果として老廃物が増え、腎臓に負担がかかることになってしまいます。エネルギー量の確保にも気を配りましょう。

また、腎機能の程度により、カリウムやリンなどの制限が必要になる場合もあります。病気の進行度によって制限が変わるので、自己流ではなく、主治医や栄養士の指導を受けたうえで取り組みましょう。詳しくは43ページ以降で説明しています。

薬物療法による血圧管理

「高血圧が腎臓病の原因であり、結果である」とも言えるほど、高血圧と腎臓の機能低下は密接な関わりがあります。血圧をきちんとコントロールすることは、慢性腎臓病の悪化抑制につながります。

血圧管理は、主治医の判断で症状に応じて食事や禁煙などの生活指導、薬物治療などが行われます。降圧薬としてもっともよく用いられているのがＲＡＳ阻害薬です。腎臓の内圧を下げて腎臓の負担を軽減する作用、尿たんぱくを減らす作用などがあります。ほかにも血圧のコントロール効果があるＭＲ阻害薬、糖尿病の薬ですが、腎臓病にも効果が認められてきているＳＧＴＬ２阻害薬などがあります。

症状により数種類の薬を併用することもありますが、いずれも主治医の指示に従い、毎日決められた量を決められたタイミングで、規則正しく飲み続けましょう。効果の確認のため、**自宅での血圧測定も重要です。決まった時間に毎日測る習慣をつけましょう。**

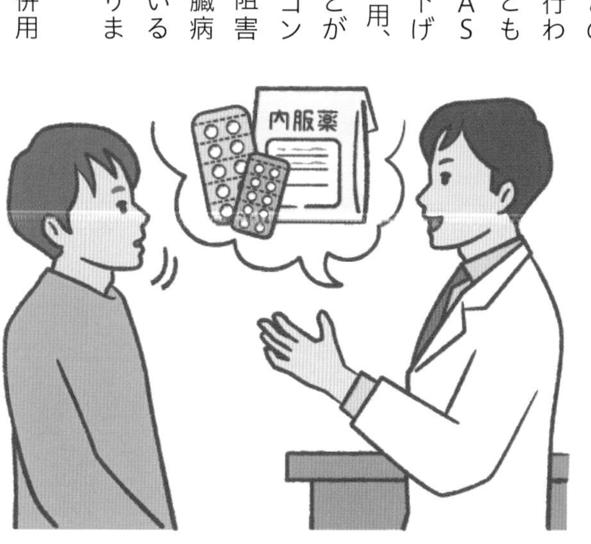

基礎5

検体検査レポートの読み取り方

病院での血液検査と尿検査で分かる腎機能

健康診断などの結果で腎臓病の疑いが認められると、専門病院でより精密な尿検査と血液検査を受けます。

尿検査では「尿たんぱく」や「尿潜血」が重要なポイントです。特に、本来排出されないたんぱくが尿に出ている場合は、腎臓のろ過機能に異常がある可能性があります。

血液検査では「クレアチニン（ＣＲＮＮ）」が重要です。筋肉の代謝産物で、本来は腎臓で排出されるものなので、この値が高いと腎臓機能の低下が疑われます。「尿素窒素（ＢＵＮ）」も、腎機能の異常をあらわす場合があります。また、「ヘモグロビン（ＨＢ）」、「カリウム（Ｋ）」、「無機リン（ＩＰ）」などは、腎臓病の人の目標値が健康な人の正常値とは違います。検査レポートに記載されている用語の意味や値などをきちんと理解して、自分の身体の状態を正しく理解できるようにしておきましょう。

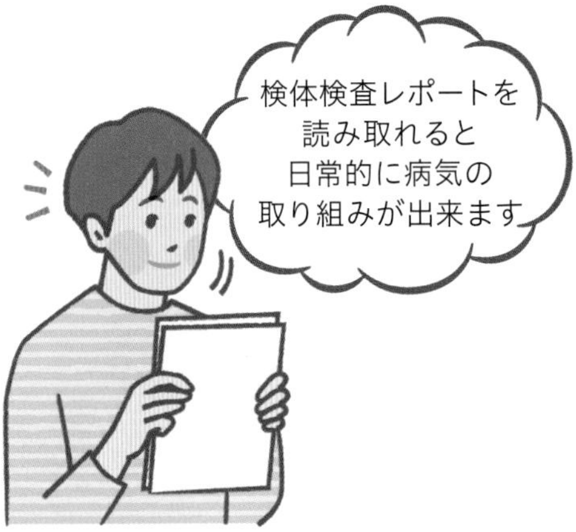
検体検査レポートを
読み取れると
日常的に病気の
取り組みが出来ます

これらの検査で慢性腎臓病と診断された場合は、腎機能の低下度合いにより「慢性腎臓病重症度分類（１６３ページ参照）」で、６つのステージのいずれかに分類されます。

慢性腎臓病と診断されたら

慢性腎臓病と診断されても、まったく症状がないという人もいるでしょう。また、自覚症状が出てから受診したら、かなりのステージまで進んでいたという場合もあるかもしれません。いずれにしても、慢性腎臓病と診断されたら、すぐに腎臓の働きをこれ以上悪くしない治療を始めることになります。

慢性腎臓病は、ある程度まで進行すると、失われた機能を取り戻すことができなくなってしまいます。ですが、早期から適切な食事療法や薬物による治療を続ければ、進行を止めたり、遅らせたりすることができます。生活習慣の改善も含めた気長な治療が必要です。

主治医や栄養士とも相談しながら、ステージに合わせた正しい治療法を理解し、家族とも相談して、日常生活に上手に治療を取り込んでいきましょう。

検体検査レポートの用語辞典

TP…[総蛋白]
アルブミンやグロブリンなどの血液中に含まれるたんぱくの総称で、栄養状態の指標となる。腎臓病の人が過度な食事をすると低栄養になり、数値が低くなることがある。
●正常値:6.5〜8.0g/dL

ALB…[アルブミン]
血液中に含まれるたんぱく質の一種。総たんぱくの約2/3を占めているのでTPと相関があり、栄養状態の指標となる。
●正常値:3.9g/dL以上

BUN…[尿素窒素]
たんぱく質が代謝された際に生じる老廃物。本来は腎臓でろ過されて排出されるが、腎機能が低下すると血液中の濃度が高くなる。たんぱく質を代謝するのは肝臓なので、肝臓の影響も含めた腎機能のパラメーターとなる。
●正常値: 8 〜20 mg/dL

CRNN…[クレアチニン]
筋肉運動のエネルギー源となるクレアチンが代謝されたあとの老廃物。本来は腎臓から排出されるが、腎機能が低下すると血液中の濃度が高くなる。腎機能の指標となる値のひとつ。筋肉量が多い人ほど高くなるので、男女で正常値が違う。
●正常値:男性0.6〜1.2mg/dL
女性0.5〜1.1 mg/dL

GLU…[血糖]
血液中に含まれるブトウ糖の量。糖尿病の指標のひとつで、インスリンの分泌が悪くなると慢性的に高血糖になる。
●正常値:70〜110mg/dL
(空腹時血糖)

HB…[ヘモグロビン]
赤血球の中に含まれる酸素運搬を担うたんぱく質で、赤血球の指標となる。腎機能が低下すると造血ホルモンの生産も少なくなるので、低めになる。腎臓病の人が正常値を目指すと脳梗塞などのリスクがでるため、目標値は少し低め。
●CKD患者の目標値:
11〜13g/dL未満

K…[カリウム]
神経伝達と筋肉の収縮に必須のミネラルで、細胞の浸透圧を調整して一定に保つなどの働きがある。
●CKD患者の目標値:
4.0〜5.4mEg/L 以下

IP…[無機リン]
カルシウムやマグネシウムとともに、骨や歯を作る成分。筋肉や神経などにも含まれ、エネルギーの生産や運搬にも関わっている。
●透析患者の管理目標値
3.5〜6.0mg/dL
●透析を受けていない
CKD患者の管理目標値
2.5〜4.5mg/dL

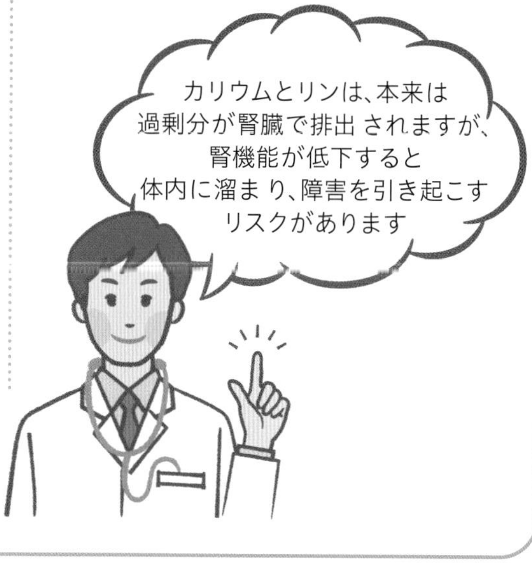
カリウムとリンは、本来は
過剰分が腎臓で排出されますが、
腎機能が低下すると
体内に溜まり、障害を引き起こす
リスクがあります

基礎 6 検体検査からわかること

なぜ塩分の摂りすぎはいけないのか

塩分を摂り過ぎると、体内の塩分量が多くなります。余分な塩分を排出するのは腎臓の仕事ですから、それを排泄するため、**過剰な負担がかかる**ことになります。健康な状態ならば、一時的に塩分を摂りすぎても大きな影響はありませんが、腎機能が低下している慢性腎臓病の患者さんにはよくありません。

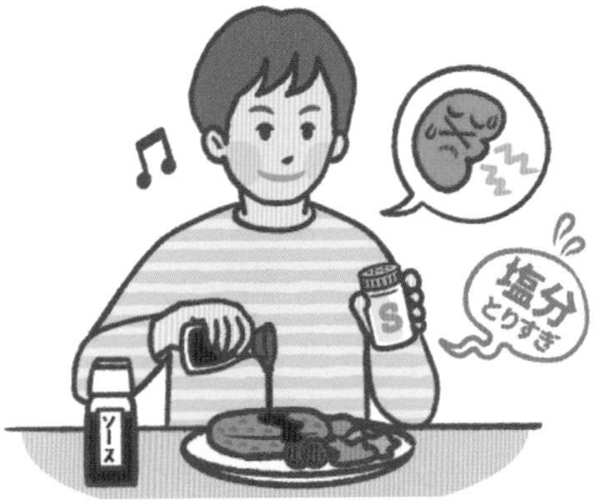

　また、塩分は血圧とも関係があります。塩分を摂りすぎると血液中の塩分量が多くなり、水分が多くため込まれます。その結果、血液量が増えて血管に高い圧力が加わり、血圧が上ってしまうのです。

　血圧が高いと腎臓に悪影響が及び、排出機能が低下して、さらに血圧が上がるという悪循環に陥ってしまいます。これを断ち切るためにも、ぜひ塩分量を制限しましょう。食事で適正な塩分量を保てば、血圧を下げたりむくみをとったり、たんぱく尿を減らしたりすることにつながります。

なぜたんぱく質制限をしなくてはいけないか

たんぱく質は体内でエネルギーとして代謝される際に、老廃物が生じます。腎臓にはこれを排出する働きがあるので、たんぱく質をたくさん摂りすぎると、過剰に負担がかかります。塩分の摂りすぎがいけないのと同じ理由で、腎機能が低下しているところに負荷をかけるのはよくありません。適切にコントロールをして腎臓の負担を減らしましょう。

　ただ、**たんぱく質制限をすると、エネルギー不足になりがち**です。肥満の人は体重を減らしたほうがいいのですが、適正体重の人が痩せすぎるのもよくありません。適正エネルギーの摂取も心がけ、炭水化物や油、砂糖などをうまく取り入れることも大事です。

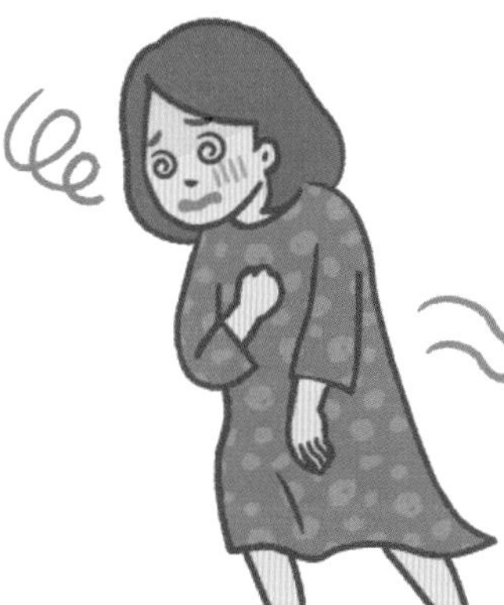

カリウム制限のある人へ

　カリウムは細胞内液の浸透圧を調整して一定に保つ、余分な塩分を排出しやすくするなどの働きがあり、体にとって不可欠なミネラルです。健康な人の場合は、体内にカリウムが増えすぎると尿として排出されますが、腎臓に疾患がある人はうまく排出されず、体内に溜まってしまいます。

　血液中のカリウム濃度が高くなりすぎると、心配されるのが「高カリウム血症」です。手足のしびれや呼吸困難などが現れ、重篤な場合は心臓の不整脈など、命に関わる事態を引き起こすこともあります。

　カリウム自体が腎臓に悪いわけではないので、すべての腎臓病患者さんがカリウムを制限されるわけではありません。しかし、腎機能の低下が進むと、ある時期からカリウム濃度が高くなってくることが多く、そうすると制限が必要です。

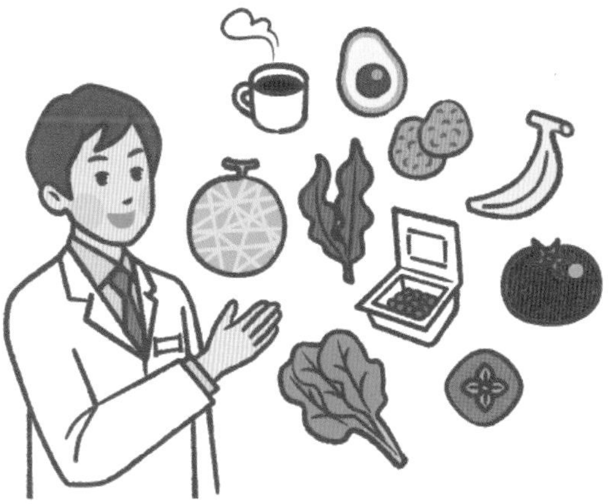

　ですが、カリウムは野菜や果物などに多く含まれているので、**必要以上に制限するとほかの大事な栄養素が不足してしまう**こともあります。カリウム吸着薬なども併用しながら、適切に制限するのがいいと言われています。

リン制限のある人へ

　リンはカルシウムと結びついて骨や歯を形成する、体にとって欠かせないミネラルです。筋肉や神経などのさまざまな組織にも含まれ、エネルギーを作り出すときに重要な働きをしています。**リンも腎臓機能の低下によって、排出されにくくなる**もののひとつです。リン濃度が高くなりすぎると、骨がもろくなる、血管が硬くなって心筋梗塞や脳梗塞を引き起こすなどの可能性があります。

　リンはたんぱく質を多く含む魚類や牛乳、乳製品などに多く含まれているため、たんぱく質制限をしていればリンの摂取量も少なくなります。医師から指示のある場合以外は、特に制限の必要はありません。

　しかし、腎不全の患者さんや透析療法を行っている患者さんは、より厳密な制限が必要です。リン吸着薬なども併用しながら、リンを減らしていく必要があります。

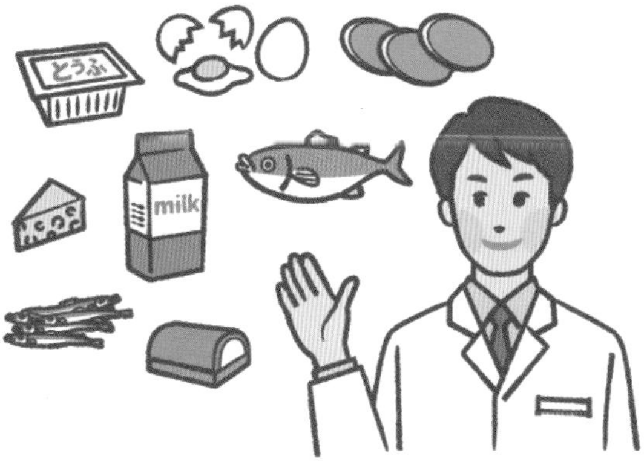

COLUMN 01

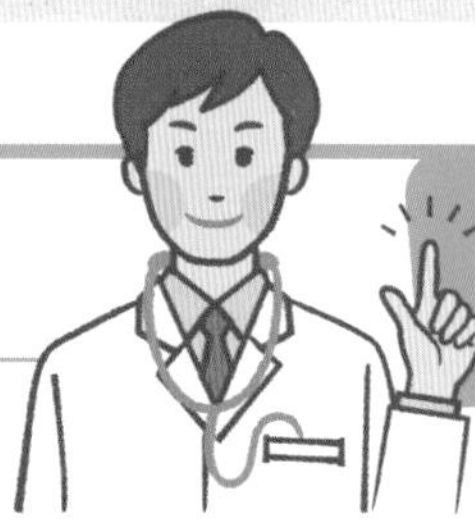

腎臓病 Q&A

Q 私は腎臓病患者ですが、なぜか？糖尿病の薬が処方されています。糖尿病の薬と腎臓病の関係を教えてください

A 慢性腎臓病の治療にはACE阻害薬、ARBなどの「RAS阻害薬（レニン・アンジオテンジン系阻害薬)」と呼ばれる降圧薬が用いられてきました。最近「SGLT 2阻害薬（ナトリウム／グルコース共輸送体2阻害薬)」と呼ばれる薬に効果が認められ、注目されています。

SGLT 2阻害薬は糖尿病の治療に用いられる薬で、血液中の糖を尿に出し、血糖値を下げる作用があります。今までも糖尿病の合併症のひとつである糖尿病性腎症の患者さんには処方されており、腎機能の低下速度を抑える効果や尿たんぱくが減る効果も認められていました。

しかし近年、さまざまなデータから糖尿病のある、なしに関わらず、腎臓や心臓へ保護効果を発揮することが分かってきて、糖尿病以外の慢性腎臓病の方へも処方が可能になりました。慢性腎臓病の治療に効果のある新たな薬として、期待されています。

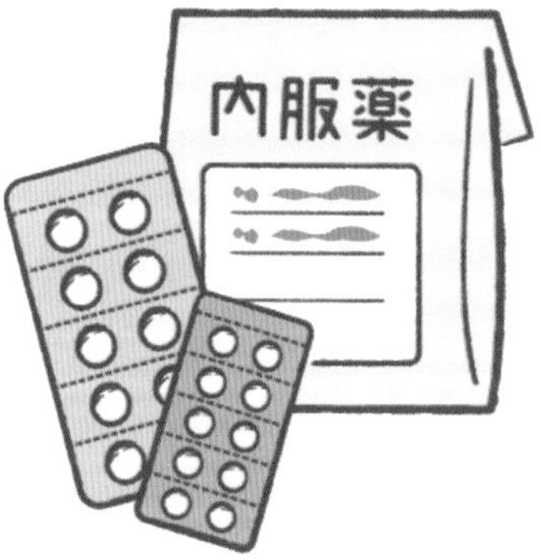

糖尿病でない人が糖を排出する薬を飲むことで、低血糖症になるリスクはありますか？

A SGLT 2阻害薬を服用したからといって、低血糖や栄養失調になることはありません。排出される糖は1日200kcal程度なので、糖をたくさん食べる必要もありません。病状にあった食事療法をしていれば大丈夫です。

副作用はありますか？

A 特に心配するような副作用はありませんが、利尿剤のような効果があるので、尿量が多くなるのを感じる人もいます。

また、副作用ではありませんが、RAS阻害薬、SGLT 2阻害薬などの服用を始めると、一時的にクレアチニンが上昇することがあります。ですが、中長期的に見ると、服用しない場合よりもクレアチニン上昇はは抑えられます。

COLUMN 02

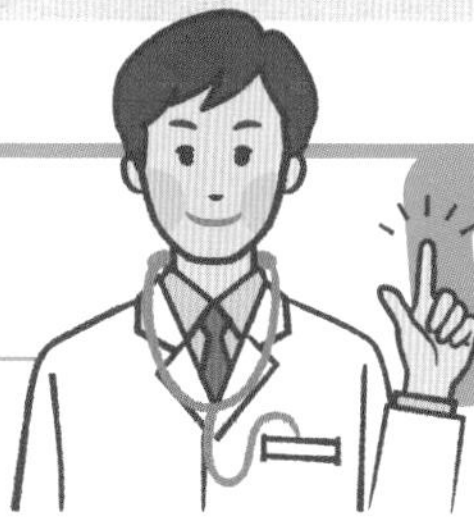

腎臓病 Q&A

Q カリウムは尿と一緒に塩分を排出する働きがあると聞きました。腎臓病患者にカリウムを制限する必要のある人がいるのはなぜですか？

なぜ一般的にカリウムは腎臓病に悪いと言われているのでしょうか？

A カリウムは余分な塩分や水分を排出する、細胞内液の浸透圧を調整するなどの働きがあり、体にとって欠かせないミネラルです。腎機能が正常ならば、余分なカリウムは腎臓から尿に排出され、血液中の濃度は一定に保たれます。しかし、腎機能が低下しているとうまく排出されず、血液中のカリウム濃度が高くなります。

CKD 患者さんは血清カリウム濃度を 5.5mEq/L 未満にすべきと言われています。血清カリウムが高値になると、手足のしびれ、不整脈、呼吸困難などが現れ、さらに 6mEg/L を超えると、心臓の不整脈で心停止を起こす危険性もあります。

一部の慢性腎臓病の患者さんにカリウム制限があるのは、この高カリウム血症を避けるためです。慢性腎臓病のステージ分類で 3 以上になると、制限されるようになります。

また、腎臓病の薬として使われる RAS 阻害薬、MR 阻害薬などの降圧薬は、カリウム値を上げてしまう副作用があります。そのため「慢性腎臓病患者へのカリウム制限」が、慣習的に行われてきたという側面もあります。

制限されるようになったら、カリウムが多く含まれている食材は口にしないほうがいいですか？

A カリウムはほうれん草やかぼちゃ、トマトなどの野菜や、バナナ、メロンなどの果実、里いもやさつまいもなどのいも類、ひじきや昆布などの海藻類などに多く含まれています。制限されるようになったら、これらの食材の摂りすぎに気をつけましょう。ゆでる、水にさらすなどの調理の工夫で、カリウムを減らすこともできます。

しかし、必要以上にカリウムを制限すると、野菜や果実に含まれるほかの栄養も摂れなくなってしまい、それによるデメリットもあると言われています。

最近では、強力なカリウム吸着薬も使用できるようになっています。主治医や管理栄養士とも相談して、カリウム吸着薬を服用しながら、適正量の野菜や果物も摂り、適正な値にコントロールしていくのがよいでしょう。

COLUMN 03

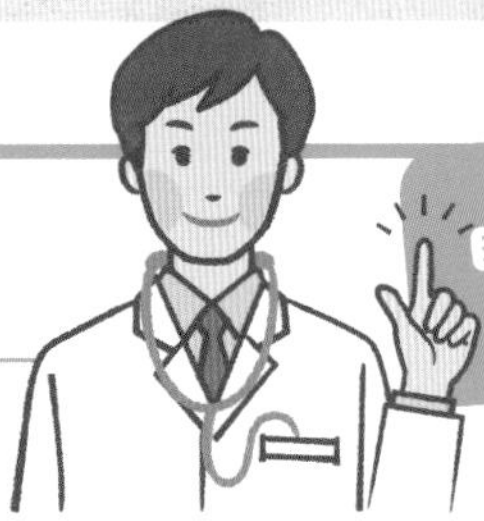

腎臓病 Q&A

Q 高血圧が原因で腎臓、心臓に疾患が起きました。高血圧の原因、リスク、対処法を教えて下さい。

高血圧とはどんな状態ですか？何が原因ですか？

A 高血圧とは、血管に過度の圧力がかかっている状態のことです。繰り返し測定しても、収縮期血圧が140mmHg以上、拡張期血圧が90mmHg以上であると「高血圧症」と診断されます。ほかの疾患などが原因で起こるのが「二次性高血圧」、原因がはっきり特定できないものを「本態性高血圧」と言います。高血圧症の8～9割は本態性高血圧症です。

本態性高血圧は、塩分の摂りすぎや肥満、運動不足、ストレス、喫煙、アルコールの過剰摂取などの生活習慣の蓄積で発症すると考えられています。また、遺伝的な体質も関係していると言われています。

高血圧症になるとどんなリスクがありますか？

A 血管の壁は、本来は弾力性がありますが、高血圧状態が長期間続くと、次第に厚く、硬くなります。いわゆる動脈硬化です。動脈硬化は体中のすべての血管で起こるため、血管がたくさん集まっている脳、心臓、腎臓などの臓器が障害されやすくなります。つまり、血圧が高い方は脳出血や脳卒中、心筋梗塞、腎臓病などになるリスクが上ってしまうのです。

腎臓病と高血圧の関係を教えてください

A 高血圧と腎機能の低下は、悪循環となってどんどん病気の進行を進めてしまいます。慢性腎臓病の腎硬化症は、高血圧が原因で発生する疾患です。また、近年は糖尿性腎症のなかでも、高血圧による動脈硬化が主体の病態を糖尿病性腎臓病といい、高血糖により糸球体が障害される糖尿性腎症とは区別して考えられています。現在、糖尿病性腎症のなかでもこのタイプの疾患が増えており、問題になっています。

高血圧により頭痛が現れることもありますが、頭痛鎮痛剤のなかには、服用方法によっては腎臓によくない影響を与えるものもあります。自覚症状を感じたら、早めに医師に相談しましょう。

どうやったら改善しますか？

A 高血圧の対処法は、その原因を取り除くことです。まず、太っている人は痩せる、たばこを吸っている人は禁煙することが大事です。食事や運動などにも気を配り、主治医の指示に従って降圧薬も服用し、血圧をコントロールする生活を心がけましょう。

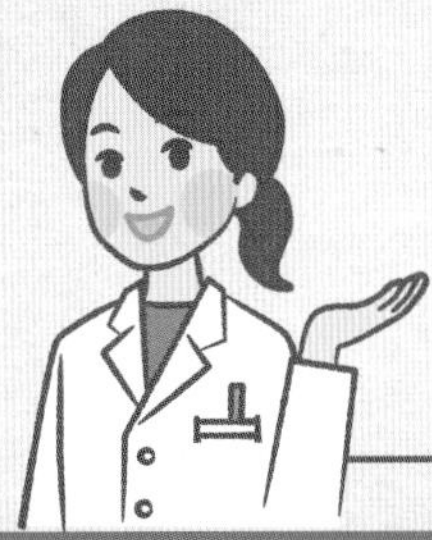

Part 2

腎臓病の食事

食事のコントロールにより、腎機能低下を遅らせることができます。
大事なのは塩分とたんぱく質。食事を味気ないものにさせるのではなく、
食材の選び方や調理法を工夫することで、おいしく、食べごたえも出し、
毎日続けられる食事療法を目指します。

食事コントロールの基本

食事を管理・調節して腎臓の負担を減らす

　食事療法は、生活習慣を見直すうえでのポイントのひとつ（詳しくは16ページ参照）で、治療ではなく現状を維持していくことが目的です。食事のコントロールにより、腎機能低下で生じる血管等の病態を改善し、透析導入を遅らせます。自分のライフスタイルや趣味を続けられる期間を延ばすために必要なことと捉えて真摯に取り組んでいきましょう。

　はじめは食生活を確認するところから。1日の間に何をどのくらい食べ、飲んでいるか現状を認識します。

高血圧にも関連する塩分制限は必要不可欠

　食事コントロールで核となるのが塩分制限です。日本の食文化はみそやしょうゆ、漬け物など「発酵食」が多くを占め、いずれも塩分を伴います。日本人の1日あたりの塩分摂取量は、地域差もありますが12～15gで世界的に見ても非常に高く、1日6g未満に抑えることが、腎臓の負担を軽減するための第一歩となります。

たんぱく質制限とエネルギーの調整

　次にコントロールするのがたんぱく質で、ステージ及び体重により摂取できる量を定めています（詳しくは37ページ参照）。

　たんぱく質は肉や魚に多く、次に大豆製品や乳製品、ごはんやパスタなどの主食にも含まれます。たんぱく質制限は、どんな食材でコントロールしていくかが肝心です。単純に肉や魚を減らすだけでは、たんぱく質量はクリアできても必要な栄養素が摂れなくなり、同時にエネルギー不足になる恐れもあります。まずは当事者意識を持ち、たんぱく質食材の選び方や摂取量を覚えていくことが大事。不足しがちなエネルギーは炭水化物や脂質でしっかり補っていきましょう。

腎機能のレベル別　食塩のとり方

早めの対策で本書を参考にして実践		本書を活用して慢性腎臓病の進行を抑える		本書を活用して慢性腎臓病の進行を抑える	本書を活用して慢性腎臓病の進行を抑える
ステージ G1	ステージ G2	ステージ G3a	ステージ G3b	ステージ G4	ステージ G5
90%以上	60~89%以上	45~59%以上	30~44%以上	15~29%以上	15%未満
正常または高値	正常または軽度低下	軽度~中等度低下	中等度~高値低下	高値低下	末期腎不全（ESKD）

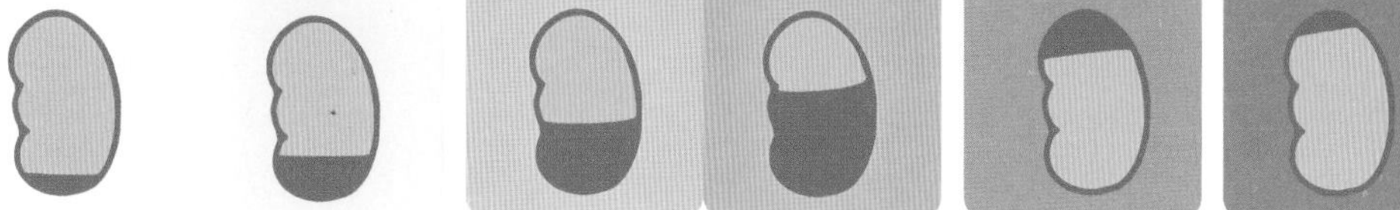

6g／日未満

参考：「日本人の食事摂取基準（2020 年版）」（厚生労働省）

基礎1

塩分制限

1日の塩分量を守り血圧を安定させる

日本腎臓学会では、慢性腎臓病患者の1日の塩分摂取量を6g未満と定めています（エビデンスに基づくCKD診療ガイドライン2023対応）。6g未満にすることで腎臓だけでなく血圧への影響も軽減できます。最初は味が薄いと感じるかもしれませんが、調味料や調理法の工夫で味わいも変わり、次第に慣れていきます。毎日きっちり守ることがストレスになってはいけないので、3日間程度の平均値と考えて取り組むとよいでしょう。

1日の塩分摂取量

6g未満

塩分を控えるためのコツ

- 材料はきちんと計量する ➡p.29
- 加工食品の塩分に気をつける ➡p.30
- コクのある調味料を活用する ➡p.31
- だしを活用して調味料を軽減 ➡p.32
- スパイスや香味を活用する ➡p.34

材料はきちんと計量する

食材、調味料はすべて正確に計量する

食生活の見直しでいちばん大事なのが「心構え」です。これまで親しんでいた濃い目の味つけ、好みの味とさよならすることは「新しいおいしさに出合えるチャンス」と思って心を切り替えましょう。

実践面での最初のハードルが計量です。特に調味料は、塩分が6gを超えないようにしつつ満足度を上げるためにも0・1g単位で計っていきます。最初は面倒に思えても、使い続けることで適切な量がわかり、外食などでの判断基準も備わります。

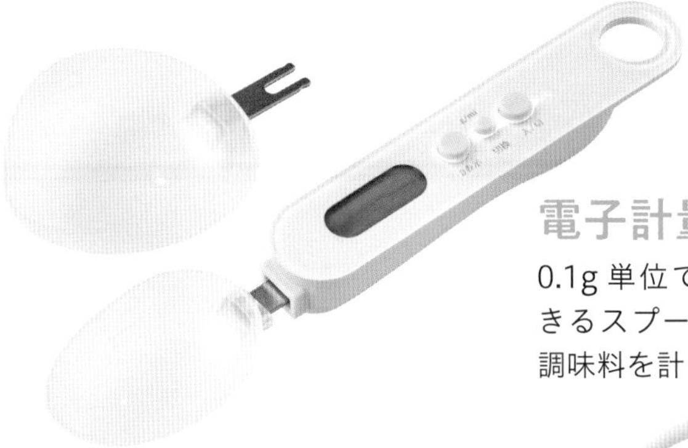

電子計量スプーン

0.1g単位で計ることのできるスプーン形の計量器。調味料を計るときに便利。

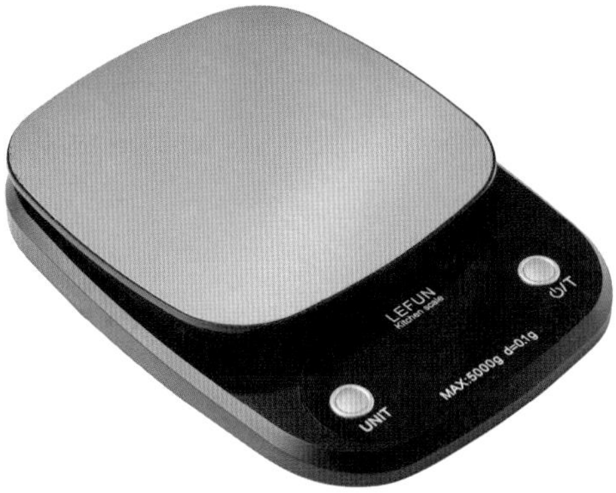

電子スケール

1gと0.1g単位、双方を切り替えて計ることのできるものがおすすめ。

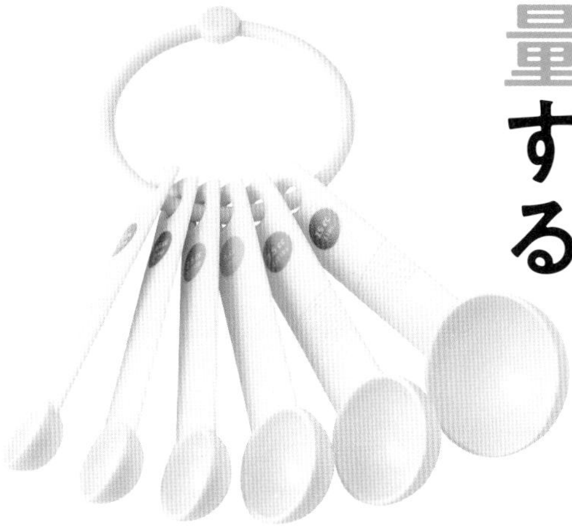

計量スプーン

1人分の場合、少量が多いので小さじ1/10くらいまであると使い勝手がよい。

計量スプーンの計り方

液体を計るときは表面張力まで

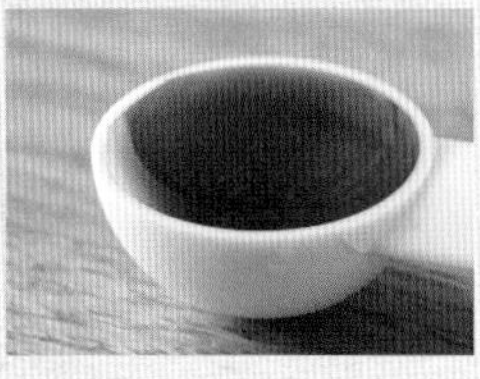

しょうゆや酒など液体は、表面張力で少し盛り上がっている（ギリギリこぼれない）状態まで入れる。

粉末を計るときはヘラですり切る

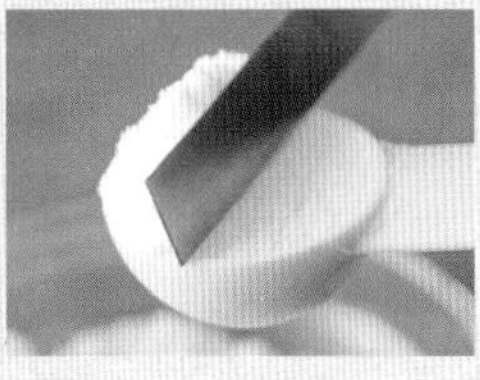

塩や小麦粉などの粉類は、多めにすくい取ってからヘラなどで表面を平らにすり切る。

塩分の多い食材に気をつける

1食2g以下が目標値
加工食品は要注意

1日の塩分摂取量は6g未満なので、朝・昼・夕それぞれの献立の塩分量を2gを目安に考えていきます。栄養成分表に食材の「食塩相当量」が書かれているので、確認するクセをつけてください。

気をつけたいのが加工品で、ソーセージやハムなどの肉加工品、たらこやかまぼこなどの魚介加工品は、製造過程で塩分が添加されているため、使用量によってはすぐに2gを超えてしまうことも。定食やお弁当についている漬け物も塩分が多いので食べないのが賢明です。

塩分の多い食材／塩分0.5g当たりの量

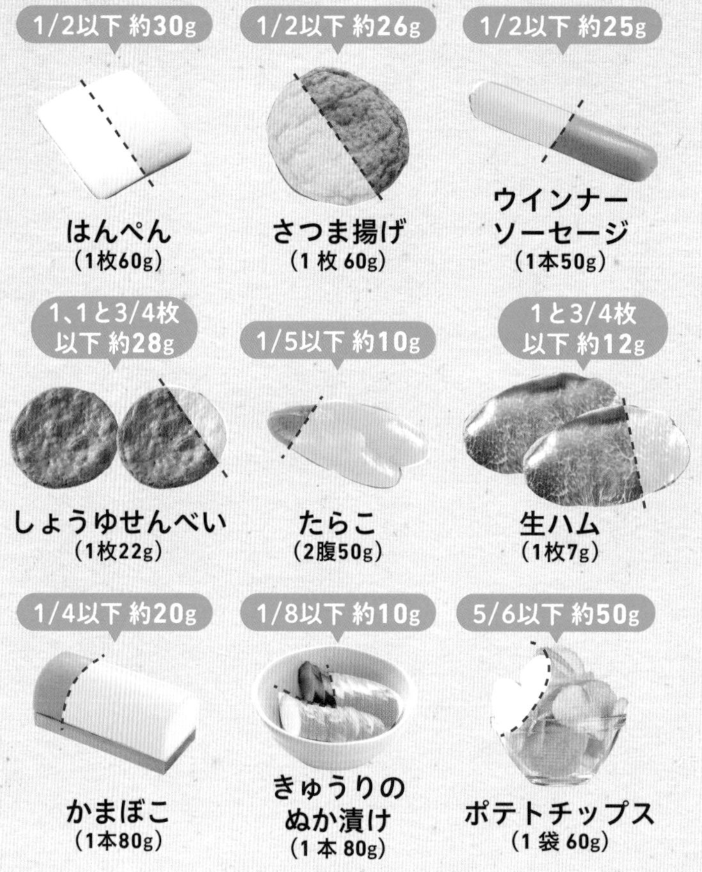
1/2以下 約30g
はんぺん
（1枚60g）
1/2以下 約26g
さつま揚げ
（1枚60g）
1/2以下 約25g
ウインナーソーセージ
（1本50g）
1、1と3/4枚以下 約28g
しょうゆせんべい
（1枚22g）
1/5以下 約10g
たらこ
（2腹50g）
1と3/4枚以下 約12g
生ハム
（1枚7g）
1/4以下 約20g
かまぼこ
（1本80g）
1/8以下 約10g
きゅうりのぬか漬け
（1本80g）
5/6以下 約50g
ポテトチップス
（1袋60g）

パッケージの成分表示を確認

「うす塩」「塩分控えめ」の表示には基準がありますが、「うす塩味」「塩味控えめ」は味の表現のため塩分量に決まりはありません。また、「食塩無添加」と書かれていても魚の缶詰などは食材そのものに含まれていることがあるので注意しましょう。

汁物はできるだけ汁を残す

みそ汁は1杯あたり約1.2gの塩分量が含まれており、おかずと合わせるとすぐに1食2gをオーバーしてしまいます。汁をできるだけ少なく作るか、飲み切らないようにしましょう。ラーメンやそばの汁も同様に、残すことを心がけて。

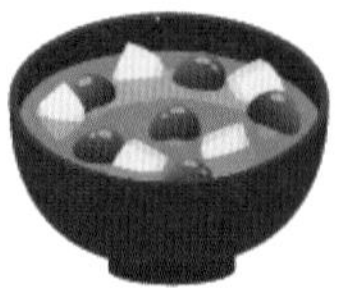

コクのある調味料を活用する

調味料の旨味やコクをいかして塩分を抑える

料理の味つけを担う調味料は塩以外にもさまざまあり、塩気以外の風味をもたらします。これらを活用するのが減塩テクニックのひとつです。

甘味のあるトマトケチャップや中濃ソース、オイスターソースは食材の味となじんでコクがアップ。酸味のある酢やポン酢しょうゆは旨味ももたらします。和風に仕上げるときはしょうゆよりも塩分が低く旨味成分が入っているめんつゆを使うのも手。また、マヨネーズは炒め油代わりに使うとコクが増します。

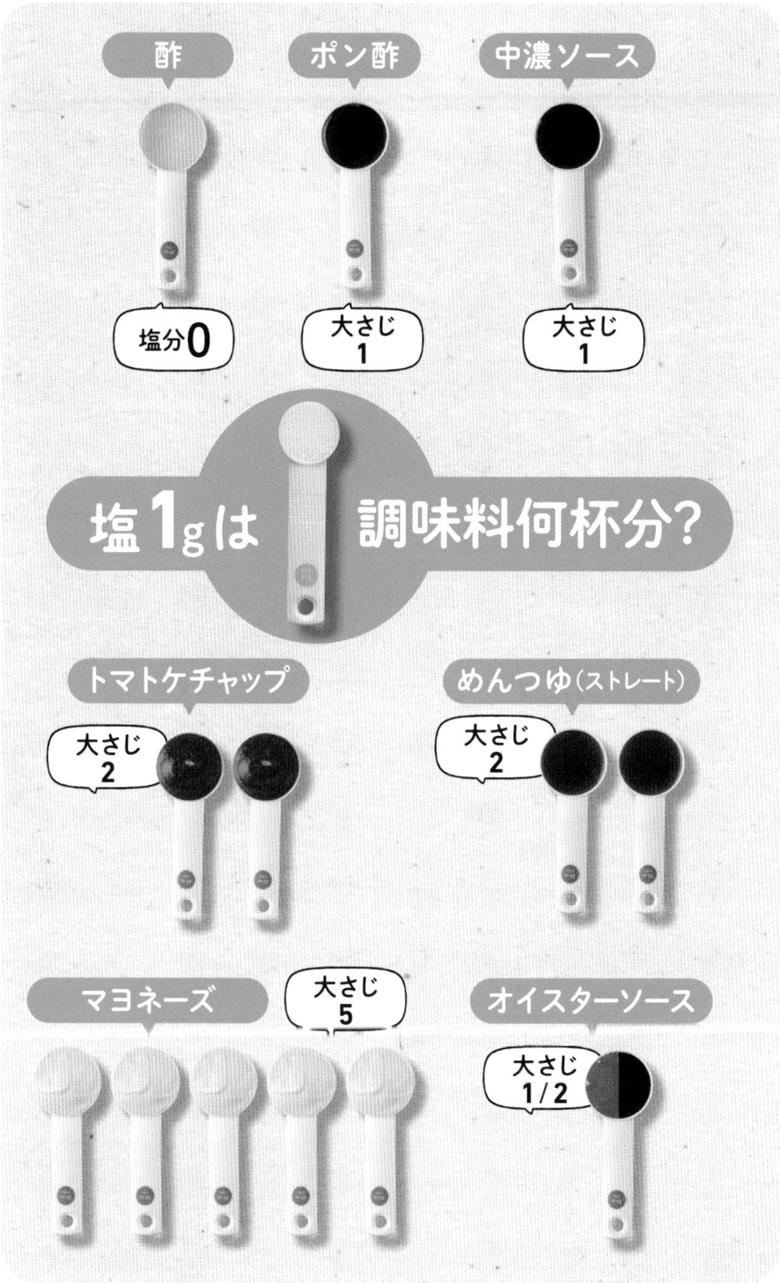

だしを活用して調味料を軽減

和・洋・中のだしを使い料理をおいしく減塩

日本の食文化のひとつである「だし」。原料のかつおはイノシン酸という旨味成分が豊富で、かつおで取っただしで煮ると食材の旨味と調和し、味付けの調味料の量が少なく済みます。削り節からだしを取るのがおすすめですが、時間がないときは市販の物を活用してもよいでしょう。和風顆粒だしのほか、中華には鶏ガラスープのもとや中華だし、洋食にはコンソメやブイヨンの顆粒または固形があります。日持ちするので便利ですが、塩分が含まれている場合があるので使用量に注意しましょう。

市販のだしは量の調整を

市販のだしは手軽に使えて便利。味が濃縮しているので、少量でも旨味がしっかり出ます。本書では1人分で1品あたり1～2g使用しています。

和風だし(顆粒)	小さじ1(3g)	塩分1.2g
鶏ガラスープのもと(顆粒)	小さじ1(3g)	塩分1.4g
コンソメ(顆粒)	小さじ1(3g)	塩分1.3g
コンソメ(固形)	1個(5g)	塩分2.2g

参考:「八訂 早わかりインデックス 食材&料理カロリーブック」(主婦の友社)

スティックタイプや食塩無添加も

顆粒だしは1袋4～5gのスティックタイプがあり、少量ずつ使っていくのに便利です。食塩無添加やカリウム量を配慮したものもあるので、栄養成分表示を見ながら選びましょう。

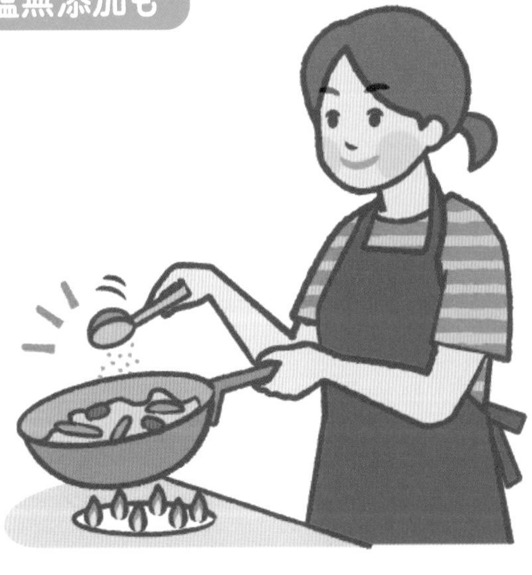

かつおだしの取り方

煮物や煮魚、みそ汁など、さまざまな料理に使える基本のかつおだし。昆布はカリウムを多く含んでいるため、カリウム制限がある場合を考慮し、昆布を加えないかつお削り節のみのだしの取り方を紹介します。

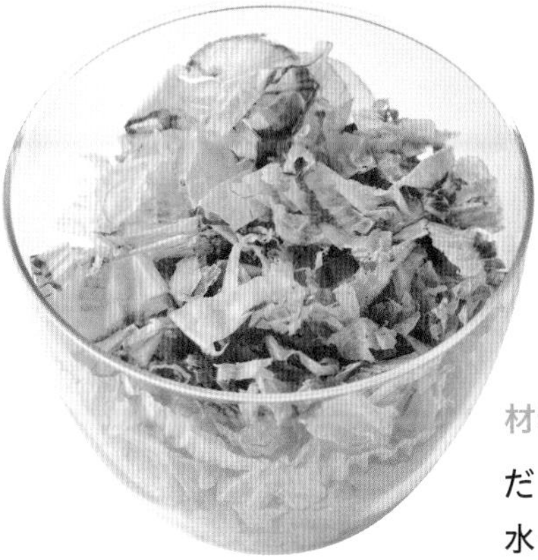

材料（作りやすい分量）

だし用削り節…30g
水…1ℓ

作り方

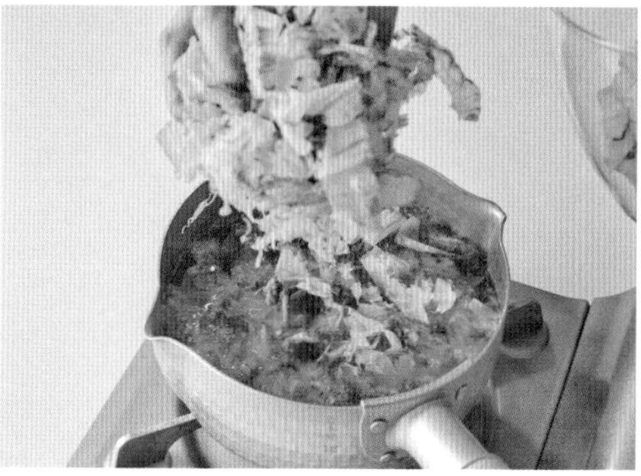

1 鍋に水を入れて火にかけ、沸騰したら火を止めて削り節を入れる。

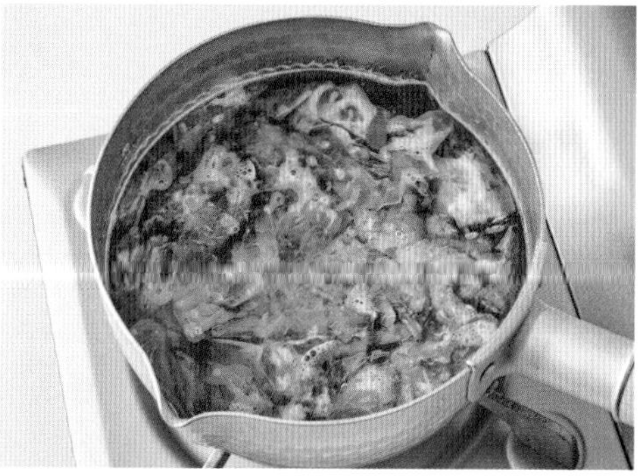

2 削り節が沈むまで数分おく。

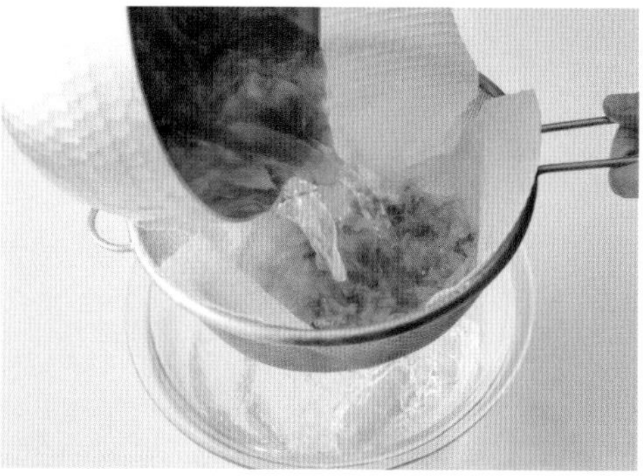

3 厚めのキッチンペーパーを敷いたざるで静かにこす。

完成！

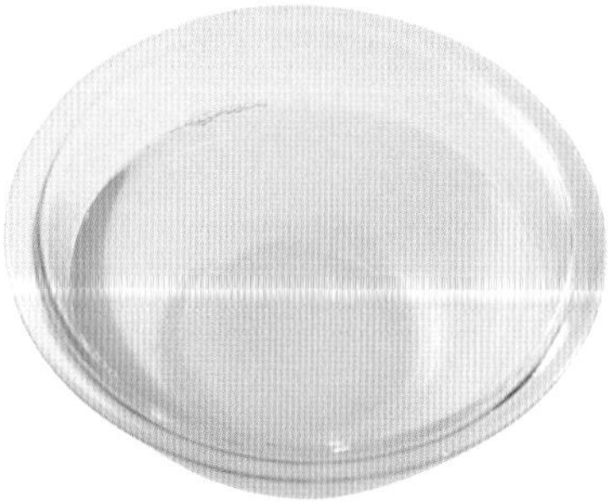

残ったら冷蔵（3～4日）または、製氷器などに入れて冷凍（約1ヶ月）保存できる。

スパイスや香味を活用する

塩味を引き立てる食材を組み合わせて減塩

塩気を補い、風味を高める食材はたくさんあります。その特徴に合わせた代表的な食材を紹介します。好みのものを常備して、物足りないときに加えるとよいでしょう。

また、組み合わせて使うのも手。例えば、ごま油と七味唐辛子を使った「鶏の七味焼き（85ページ）」や、みょうがとミニトマト、黒こしょうを合わせた「みょうがとトマトのオリーブオイルあえ（103ページ）」など。香味や辛味、旨味が重なることで減塩を感じさせない味わいになります。

コク

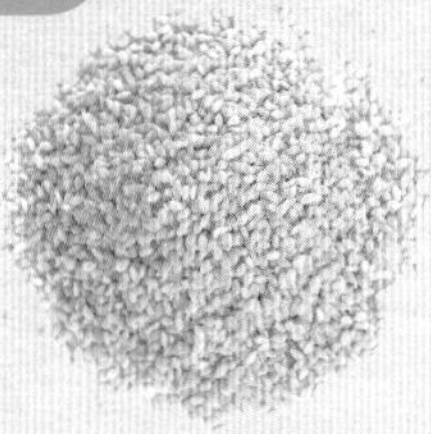
ごま

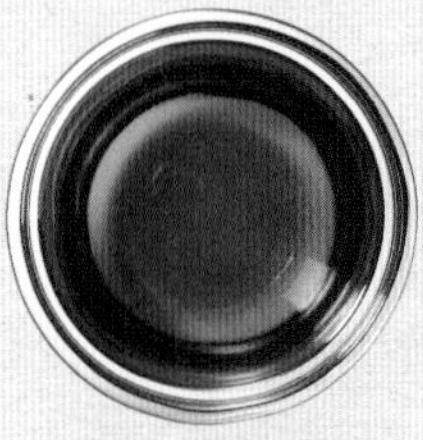
ごま油

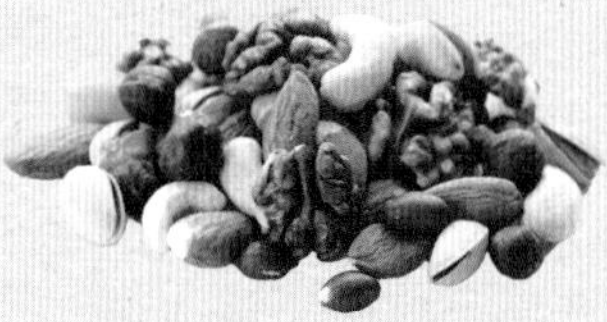
ナッツ類

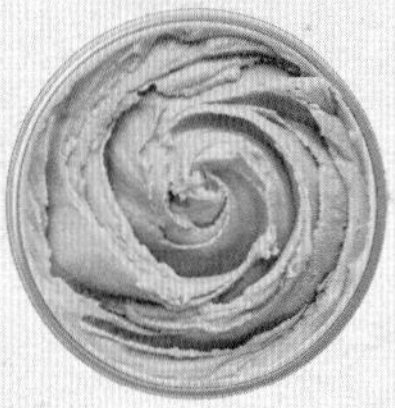
ピーナッツペースト

酸味

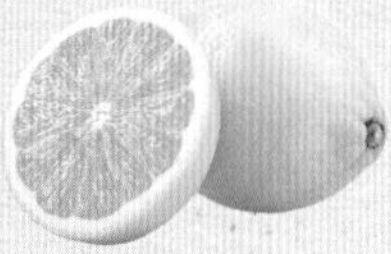
レモン

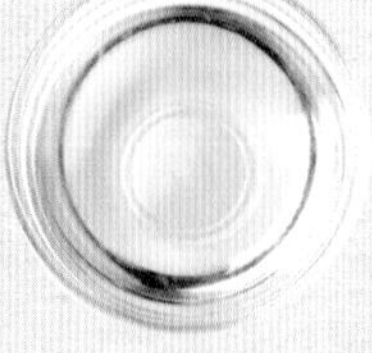
酢

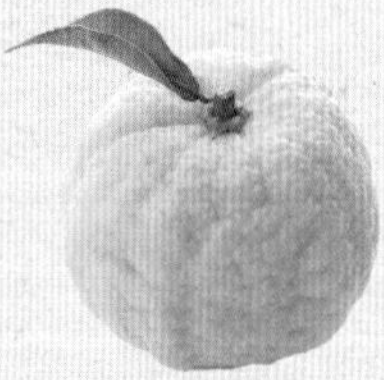
ゆず

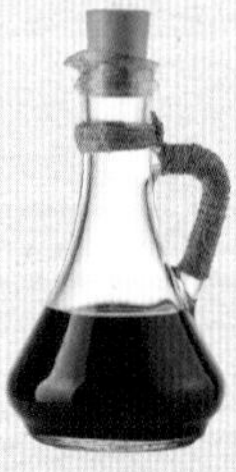
バルサミコ酢

旨味

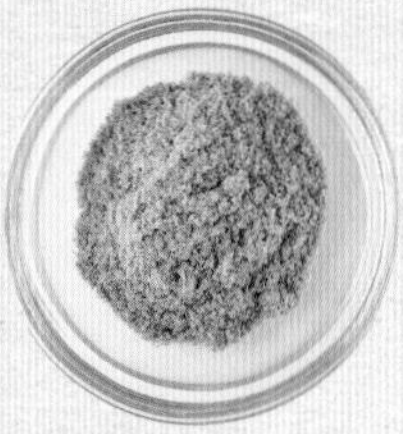
かつお節粉

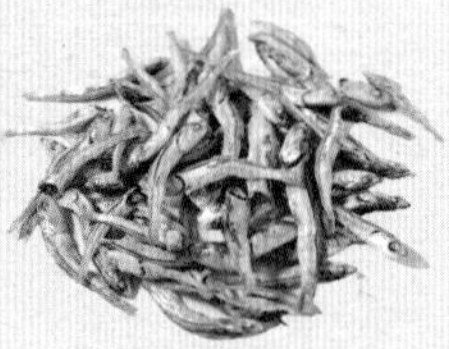
いりこ

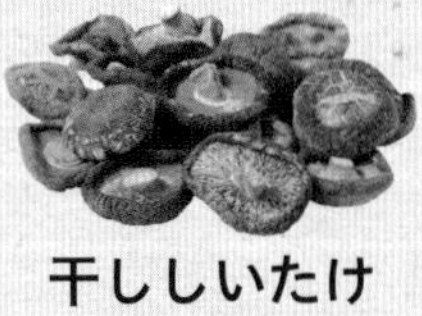
干ししいたけ

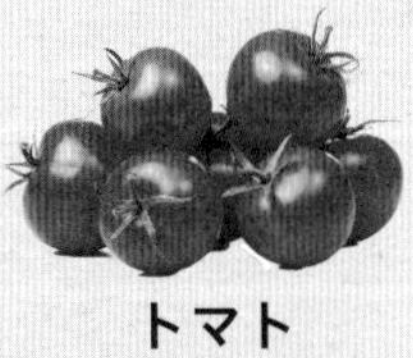
トマト

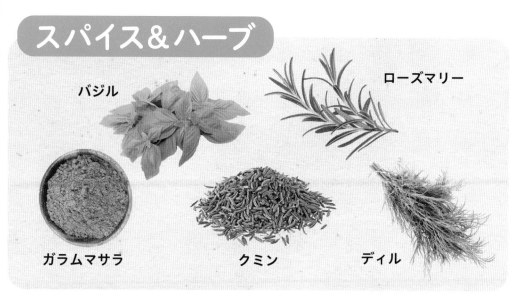

スパイス＆ハーブ

香辛料

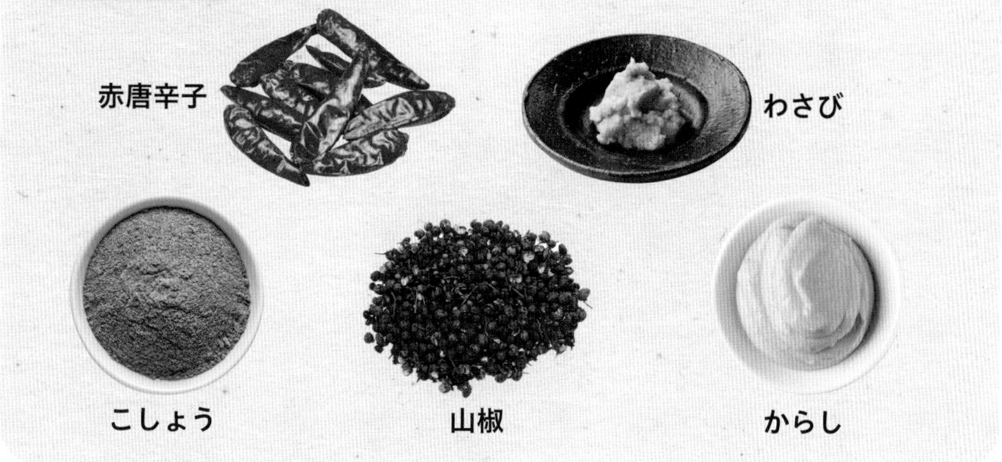

香味野菜

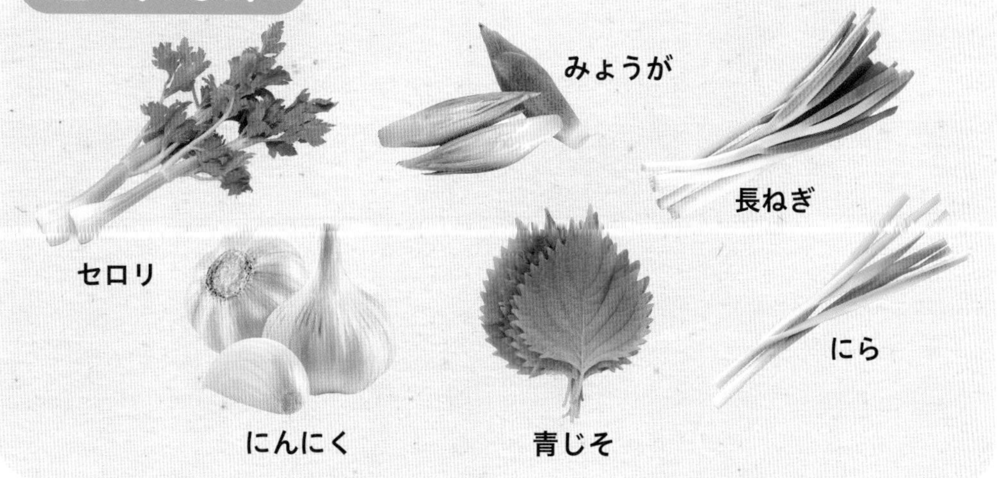

基礎2

たんぱく質制限とエネルギー調整

たんぱく質を制限して腎臓の働き方改革を

たんぱく質は体内でアミノ酸に分解され、エネルギーとなるほか、筋肉や骨、皮膚、ホルモンの材料になったり、免疫機能を高めたりする重要な働きがあります。アミノ酸は20種類あり、11種類は体内で合成できますが、9種類は合成できないため「必須アミノ酸」と呼ばれ、日々の食事から摂取する必要があります。

たんぱく質を含む食品は、動物性の肉・魚・乳製品、植物性の大豆製品などが有名ですが、主食や野菜、海藻などにも割合は少ないですが含まれています。ですから塩分と違い、ただ減らせばよいというものではありません。1日のたんぱく質量に制限がある場合、限られた値のなかで、効率よく必須アミノ酸を含む良質なたんぱく質食材を摂っていくことが重要なポイントとなります。

■必須アミノ酸をバランスよく含んでいる「良質なたんぱく質食材」

肉類	鶏むね肉、鶏もも肉、豚ロース肉、牛もも肉など
魚介類	あじ、いわし、さんま、かつお、鮭、ぶりなど
卵・乳製品	卵、牛乳、プレーンヨーグルト、ナチュラルチーズなど
大豆・大豆加工品	大豆、豆腐、納豆、豆乳、おからなど

体格に合った量を知り適正なエネルギーを摂る

1日あたりのたんぱく質量は、慢性腎臓病のステージと身長により決まります。おおよその数値は37ページの方法で計算できますが、適正量は医師や管理栄養士と相談して判断を仰ぎましょう。

ここで注意したいのがエネルギー量で、たんぱく質の減らし方によってはエネルギー量まで低くなり、栄養不足になってしまいます。そのためにも1日の適正エネルギー量を知っておく必要があり、たんぱく質を減らした分を炭水化物や脂質で補っていきます。

1日のたんぱく質量とエネルギー量を計算する

たんぱく質量とエネルギー量の計算方法

身長により、標準体重や、1日に必要なたんぱく質量とエネルギー量が変わります。下記の方法で各自算出しましょう。標準体重より重いまたは軽い人は、食事内容や運動などで調整し、近づけてください。

1日のたんぱく質量

身長から標準体重を算出し、ステージによりたんぱく質量を求めます。

■標準体重の求め方

身長□m×身長□m×22＝□kg

■ 1日のたんぱく質量の求め方

標準体重×★（下表より選択）＝□g

★体重 1kg あたりのたんぱく質摂取量

ステージによってたんぱく質量は変わります。「たんぱく質／kg」の数値を上の計算式の★に当てはめてください。ステージ1・2は特に数値は決まっていませんが、過剰な摂取はしないようにします。

ステージ	たんぱく質／kg
ステージ1	過剰な摂取をしない
ステージ2	過剰な摂取をしない
ステージ3a	0.8～1.0
ステージ3b	0.6～0.8
ステージ4	0.6～0.8
ステージ5	0.6～0.8

1日のエネルギー量

標準体重と日常生活の内容から算出します。

■ 1日のエネルギー量の求め方

標準体重×★★（下表より選択）＝□kcal

★★標準体重1kgあたりの必要エネルギー量

生活内容によってエネルギー量は変わります。「エネルギー／kg」の数値を上の計算式の★★に当てはめてください。

日常生活の内容	エネルギー／kg
仕事がデスクワーク中心で、あまり出歩かない。	20～25kcal
立ち作業が多く、軽いスポーツなどをしている。	30～35kcal
力仕事、または活発な運動習慣を持っている。	35kcal

計算例 **身長165㎝、ステージ3b、立ち仕事が多い人の場合**

標準体重 ▶ 1.65×1.65×22＝約60kg
たんぱく質量 ▶ 60kg×0.6～0.8＝36～48g
エネルギー量 ▶ 60kg×30～35＝1800～2100kcal

※参考：慢性腎臓病に対する食事療法基準 2014 年版「CKD ステージによる食事療法基準」
エネルギーや栄養素は、性別、年齢、身体活動度などにより異なる。また、合併する疾患（糖尿病、肥満など）のガイドラインなど病態に応じて調整する。

効率よくたんぱく質を摂る

必須アミノ酸を摂りながら量を調整していく

たんぱく質制限では、体内で合成できない必須アミノ酸を含むたんぱく質食材を積極的に摂ることが求められます。36ページで紹介している良質なたんぱく質食材のなかでも、吸収率の良い動物性たんぱく質（肉・魚・卵）が特におすすめです。

本書のレシピの多くは、1食あたり約4gの肉や魚を使っています。ものによりますが（詳しくは156ページ参照）、たんぱく質量は6～9gなので、ほかのおかずや主食などで調整して、制限値内に抑えます。

たんぱく質を控えるためのコツ

- 主食の量や内容で調整する ➡p.38
- たんぱく質食材の目安量を知る ➡p.156
- 必要に応じて補助食品を活用する ➡p.72

主食のたんぱく質量

主食にもたんぱく質は含まれます。一般的なものと、低たんぱく加工（詳しくは72ページ）のもの、おおよその数値を知っておくと献立作りに役立ちます。

たんぱく質 5.6g

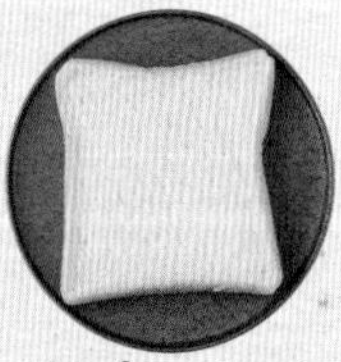

食パン（60g）

たんぱく質 0.5g

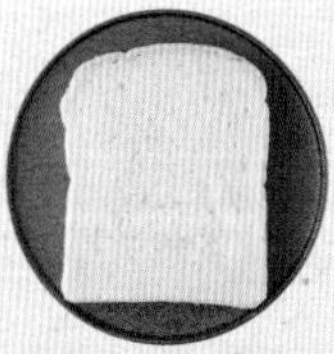

低たんぱく食パン（100g）

たんぱく質 4.5g

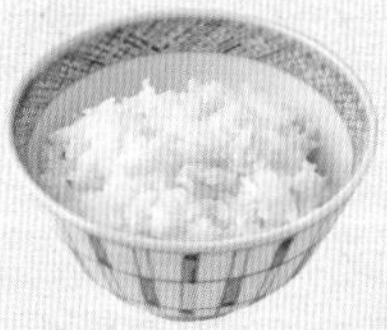

ごはん（180g）

たんぱく質 0.2g

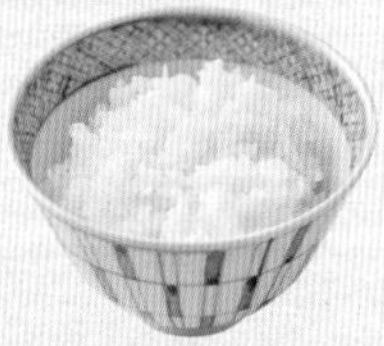

低たんぱくごはん 1/25（180g）

主食を工夫するのが献立作りの鍵

たんぱく質は、ごはんやパンなどの主食にも含まれます（38ページ下参照）が、肉や魚と比べると必須アミノ酸は少ないため、効率的とはいえません。

「たんぱく質は肉や魚から摂りたい、でも主食を摂らないとエネルギー量をクリアできない」という悩みを解消してくれるのが、たんぱく質量を調整した低たんぱくごはんやたんぱく質調整パンです。

これらに置き換えるだけで1食あたり4g以上のたんぱく質が抑えられ、その分動物性たんぱく質を摂ることができます。

ごはんを置き換えるだけなので家族とおかずが共有でき、食卓をともに囲めるのも利点です。

50代男性の食生活（一例）

●1日の目標数値　エネルギー 2,000kcal　たんぱく質 50g

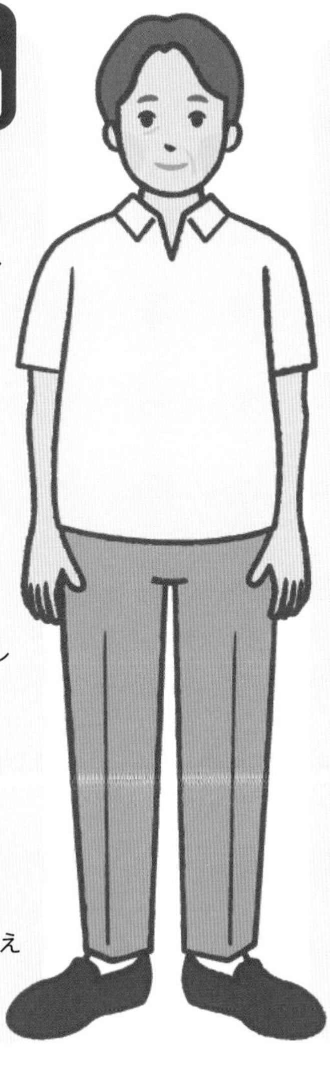

たんぱく質制限前

1日摂取栄養量　たんぱく質量 73.6g　エネルギー 2015kcal

朝食
減塩食パン（6枚切り）1枚
いちごジャム
カロリー1/2スティックカフェオレ
低脂肪牛乳
たんぱく質量 7.1g　エネルギー 220kcal

昼食
沖縄そば
たんぱく質量 37.3g　エネルギー 727kcal

間食
くんぺん（沖縄菓子）
カロリー1/2スティックカフェオレ
白桃ジュレ
たんぱく質量 4.4g　エネルギー 264kcal

夕食
ごはん150g
にんじんしりしり
にらの豚肉巻き
ミックスビーンズのカレーマヨあえ
たんぱく質量 24.8g　エネルギー 804kcal

たんぱく質制限後

1日摂取栄養量　たんぱく質量 48.7g　エネルギー 2070kcal

朝食
ハムチーズサンド
（たんぱく質調整パン50g）
プレーンヨーグルト、いちじくジャム
オーツミルク
たんぱく質量 10.5g　エネルギー 388kcal

昼食
揚げなすのせそうめん
たんぱく質量 16.1g　エネルギー 635kcal

間食
抹茶わらび餅、黒蜜
バニラアイス
たんぱく質量 3.2g　エネルギー 283kcal

間食
低たんぱくごはん1/25　180g
あじフライ
ラタトュイユ
たんぱく質量 18.9g　エネルギー 764kcal

適正エネルギー量をしっかり摂る

低たんぱくの主食や食材でエネルギーを確保

エネルギーを過不足なく摂るためには、エネルギーを作る三大栄養素「炭水化物、たんぱく質、脂質」をバランスよく摂ることも大切です。なかでも全エネルギー量の50～60％は、炭水化物から摂ることが推奨されています。前述の低たんぱく主食やでんぷん製品を活用し、適正なエネルギー量を確保しましょう。

それでも不足するときは、たんぱく質が微量で高カロリーの食材や油分、糖分を取り入れてエネルギーを補填します。

適正エネルギー量を摂るコツ

- でんぷん類を活用する ➡p.40
- 油を多用する調理法にする ➡p.41
- おやつ時間を活用する ➡p.42

でんぷん類

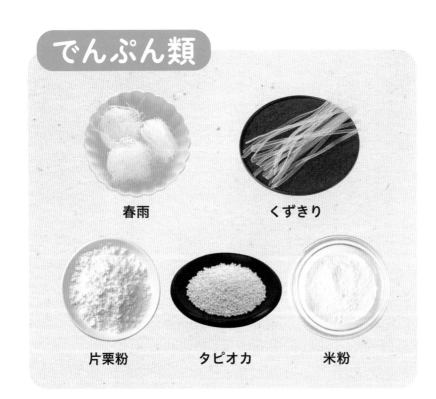

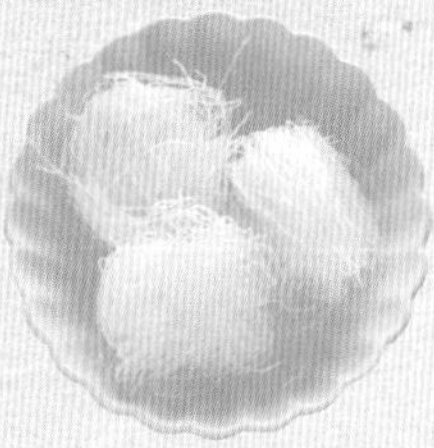
春雨

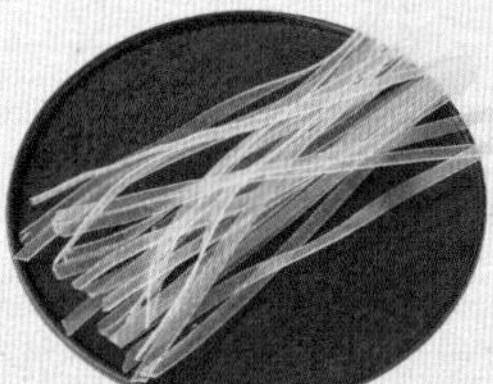
くずきり

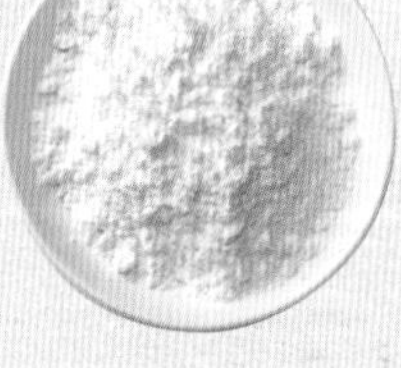
片栗粉

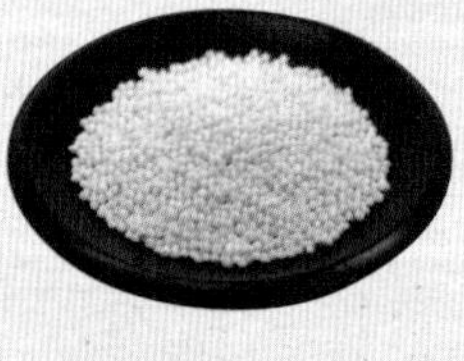
タピオカ

米粉

食材や調理法でエネルギー量アップ

エネルギーをしっかり摂るうえで効果的なのが、たんぱく質量が少なくエネルギー量が多めなでんぷん製品です（40ページ下参照）。

サラダに春雨、煮物にくずきりを加えたり、片栗粉でとろみをつけたりすると、たんぱく質量を気にすることなくエネルギー量がアップできます。

また、油分をいかした調理法もおすすめです。例えば、ごはんを炒めたチャーハン、じゃがいもだけのポテトコロッケ、パンはトーストではなく無塩バターやオリーブ油を熱したフライパンで焼くなど。

油と相性の良いなすを使ったメニューもよいでしょう。

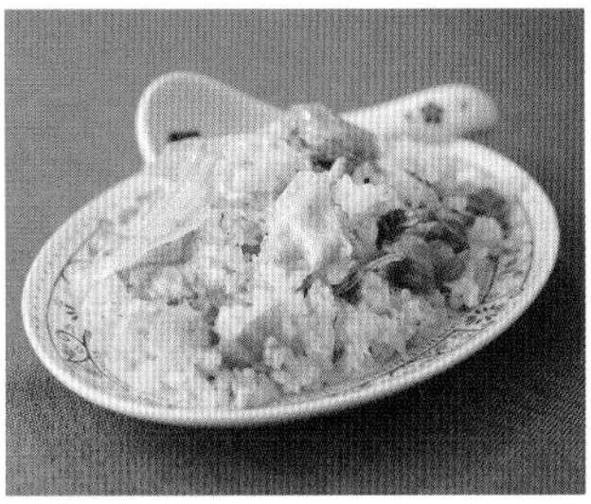

低たんぱくごはんを炒めた

「レタスチャーハン」

➜124ページ

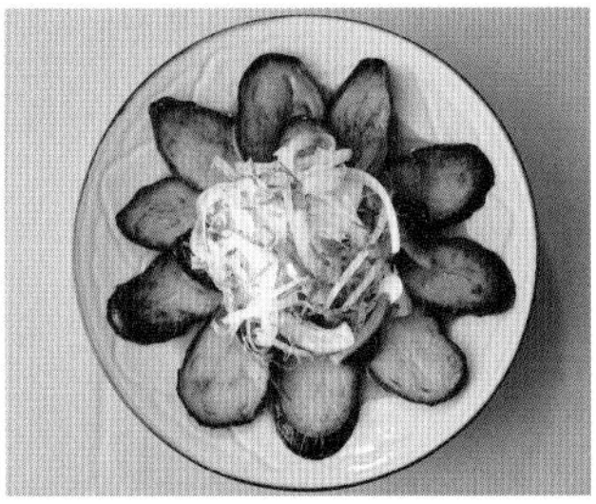

なすを薄切りにして焼いた

「なすのたたき」

➜102ページ

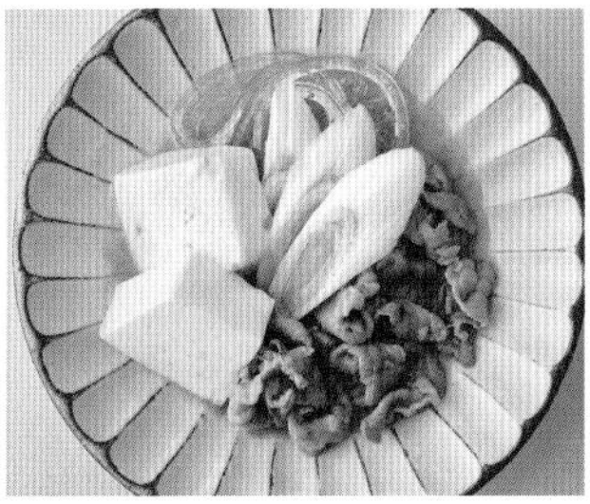

くずきりが入った

「肉豆腐」

➜80ページ

油分

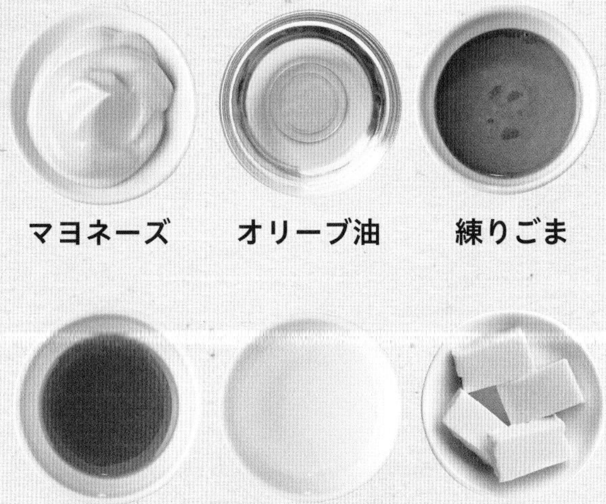

マヨネーズ　オリーブ油　練りごま

ラー油　MTC オイル　バター

糖分

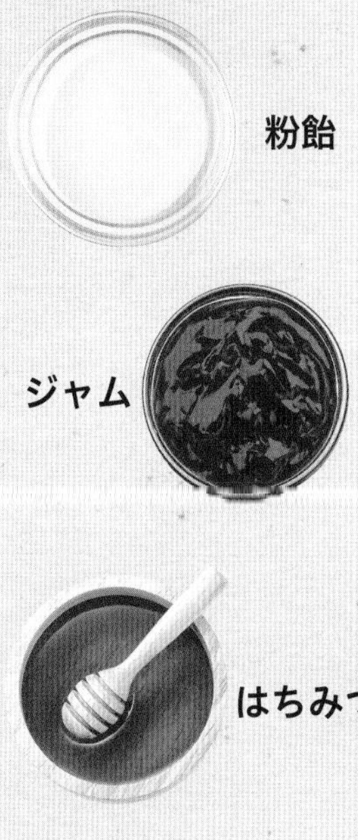

粉飴

ジャム

はちみつ

おやつ時間を活用する

糖分を上手に摂って おいしくエネルギー補給

一度にエネルギー補給できないときや少食の人は、空き時間におやつを取り入れましょう。コンビニエンスストアなどでは、わらびもちやくずもち、水ようかんなど、原料がでんぷんや砂糖のものを選んでください。より効率よく摂りたいときは栄養調整されたおやつにすると、少量でエネルギーを補給できます。

　時間があるときは、ぜひ本書で紹介しているデザートを作って楽しんでください。砂糖を使っているものは、粉飴に代えるとさらにエネルギー量がアップします。

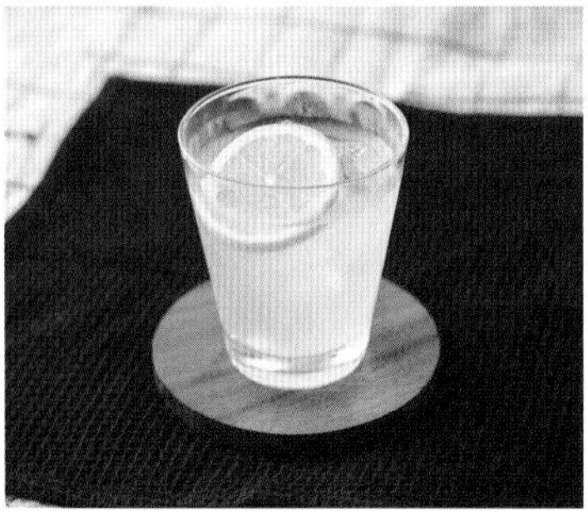

粉飴を使ってエネルギー増量
「簡単レモネード」
➡148ページ

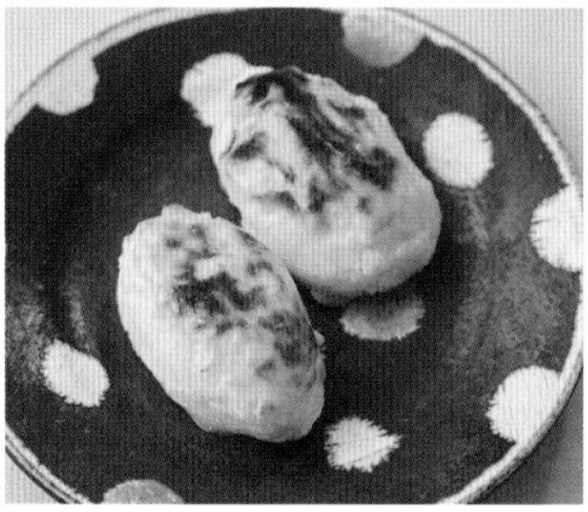

いもと砂糖を合わせた
「スイートポテト」
➡146ページ

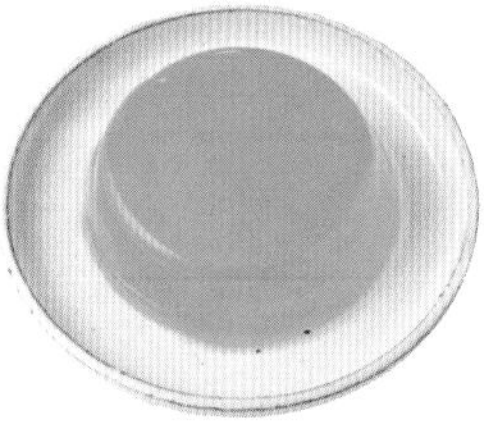

1個150kcalの
エネルギー調整ゼリー
➡詳しくは72ページ参照

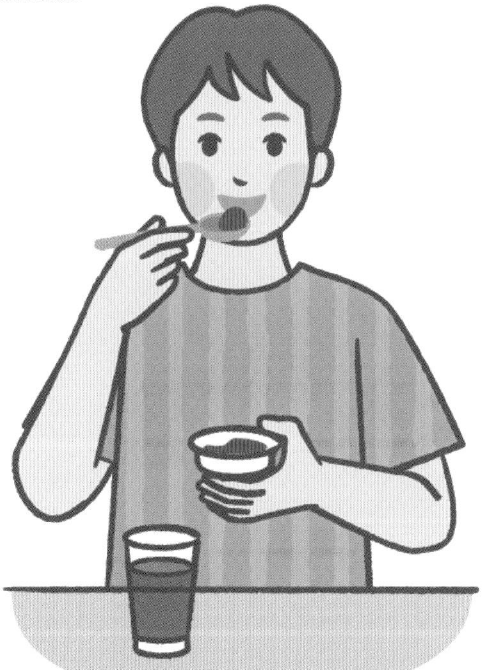

基礎 3

カリウム制限のある場合

たんぱく質を減らすことでカリウムも自然に減る

カリウムは、野菜類やいも類、きのこ類、果物類、海藻類など、植物性の食品に多く、肉類や魚介類、乳製品、豆類にも含まれています。これらの食材にはたんぱく質も含まれているため、たんぱく質を制限することによってカリウムの摂取量も自然に減っていきます。

気をつけたいのは調味料で、減塩しおなどは、減塩加工の過程で塩化カリウムが添加されていることがあるため、栄養成分表示をしっかり見ることが大切です。また、野菜ジュースや果汁比率が高めの果物ジュース、豆乳、牛乳、緑茶などにも含まれるので、飲み過ぎに注意してください。

水溶性の性質をいかしてカリウムを減らす

カリウムは水溶性なので、水にさらしたり、ゆでこぼしたりすると水に溶け出します。野菜は生で食べるより、調理するのがおすすめ（詳しくは44ページ参照）。

果物も生ではなく加工された缶詰のほうが、カリウムが少なめです。ただしカリウムがなくなるわけではないので量は控えめに、シロップにも溶け出しているので飲まずに残してください。

カリウムを控えるためのコツ

- 果物はフレッシュより缶詰 ➡p.43
- 水さらし、ゆでこぼしで減らす ➡p.44
- 飲み物のカリウムにも注意 ➡p.43

野菜のカリウムは水に流す

水溶性の特徴をいかして カリウムを減らす

カリウムは、調理法によって減らすことができます。水溶性のため、水にさらしたり、ゆでこぼしたりすることで水に溶け出し、食材内のカリウムが減少します。電子レンジによる加熱では減らないため、食材の下ゆではゆでこぼすのがベター。生で食べる場合も、水にさらすことで軽減できます。また、冷凍の調理済み野菜は、ゆでてから冷凍しているためカリウムが少なめのものが多くおすすめです。少量ずつ使えて保存もきくので、ぜひ活用してください。

水さらし、ゆでこぼしの方法

カリウムはできるだけ長く水（または湯）に浸すことで、溶け出していきます。調理のはじめにこの作業をして、ほかの工程に入ると効率よく進められます。

水さらしの方法

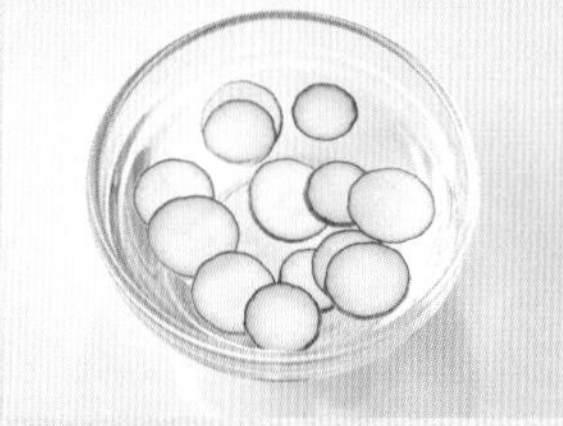

輪切りやせん切りなど水に浸る面が多い切り方にし、たっぷりの水にさらす。10～15分おいて水を変え、さらに10～15分おき、洗い流してしっかり絞る。

ゆでこぼしの方法

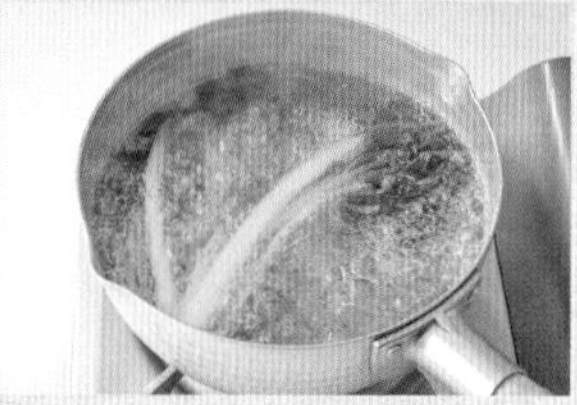

1 葉野菜は茎部分に十字の切り込みを入れ、たっぷりの熱湯でゆでる。

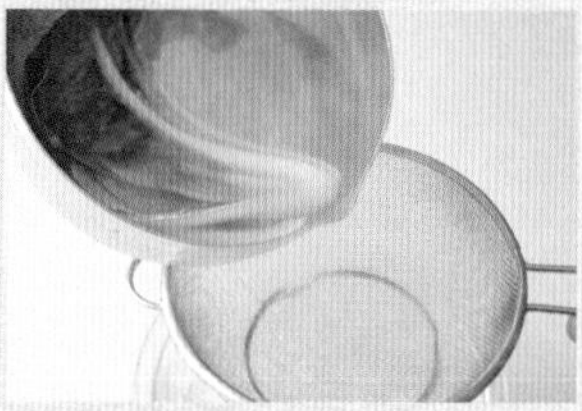

2 ものにより10～20分、くったりするまでゆでたらざるにあげる。

仕上がりはコチラ

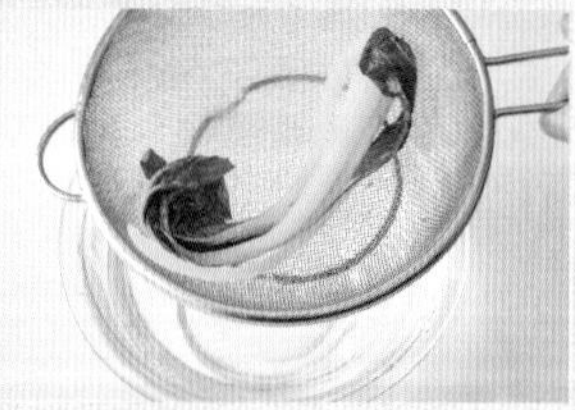

3 しっかり絞ってから使う。お浸しなどは切ってからゆでてもOK。

ゆでこぼすと、どのくらいカリウムが減る？

カリウムの含有量は食材によって異なり、また減少率も変わります。使う野菜に迷ったら、カリウムの減少率が高めのものを選ぶとよいでしょう。

カリウムの減少率が高い食材

■ 小松菜 1株（50g）

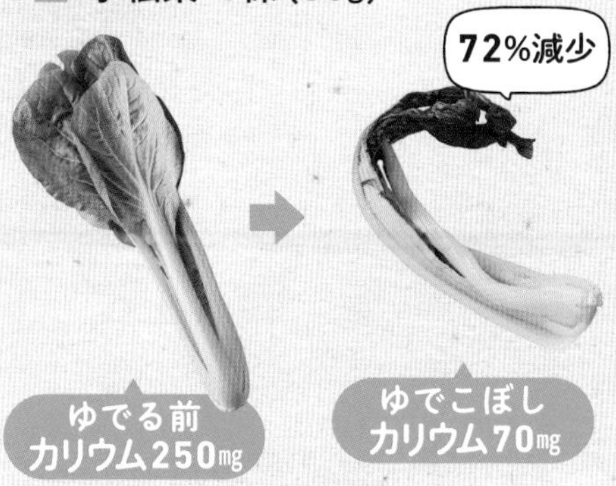
72%減少
ゆでる前
カリウム250mg
ゆでこぼし
カリウム70mg

■ ほうれん草 1株（30g）

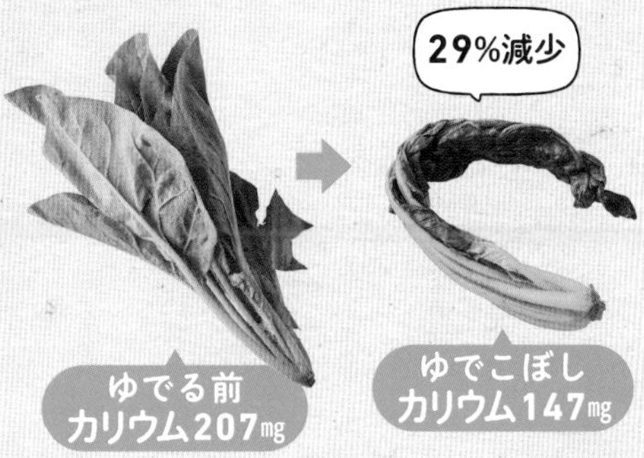
29%減少
ゆでる前
カリウム207mg
ゆでこぼし
カリウム147mg

■ キャベツ 1／6個（100g）

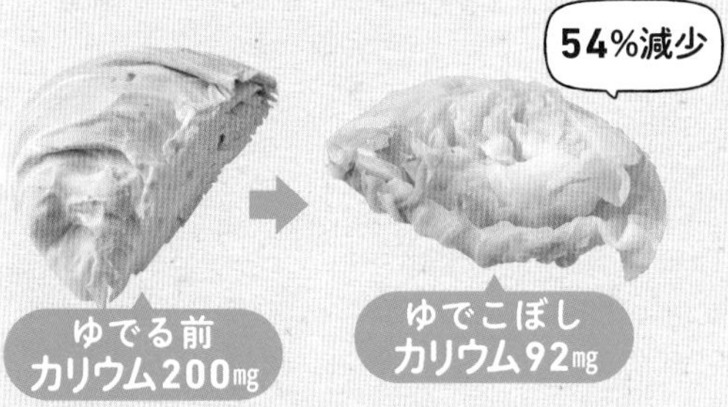
54%減少
ゆでる前
カリウム200mg
ゆでこぼし
カリウム92mg

■ 豆もやし 1株（200g）

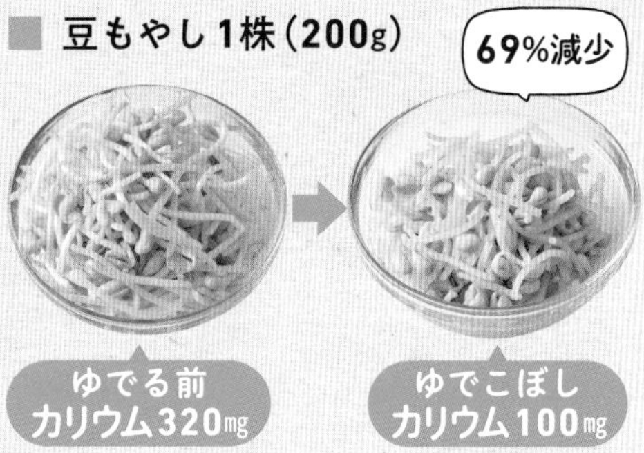
69%減少
ゆでる前
カリウム320mg
ゆでこぼし
カリウム100mg

カリウムの減少率が低い食材

■ かぼちゃ（100g）

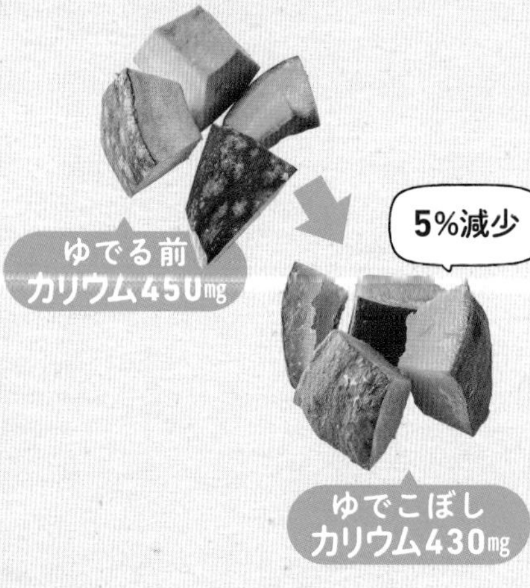
ゆでる前
カリウム450mg
5%減少
ゆでこぼし
カリウム430mg

■ゆでこぼしのカリウム減少率

（100g あたり）

にんじん → **10%**
大根 → **9%**
春菊 → **42%**
ブロッコリー → **55%**
グリーンアスパラガス → **4%**
ごぼう → **35%**
たけのこ → **10%**
えのきだけ → **21%**
しいたけ（生） → **32%**
塩蔵わかめ（塩抜き） → **80%**

カロリー計算の仕方

［用意する物］
・食品成分表（八訂以降のもの）
・ノート、筆記具　・電卓

最新の食品成分表と計りがあれば、栄養計算は誰でもできます。
やってみると仕組みや成分量がわかり、食材やメニュー選びに役立ちます。

「鮭のムニエル」
(81ページ)の
カロリー計算

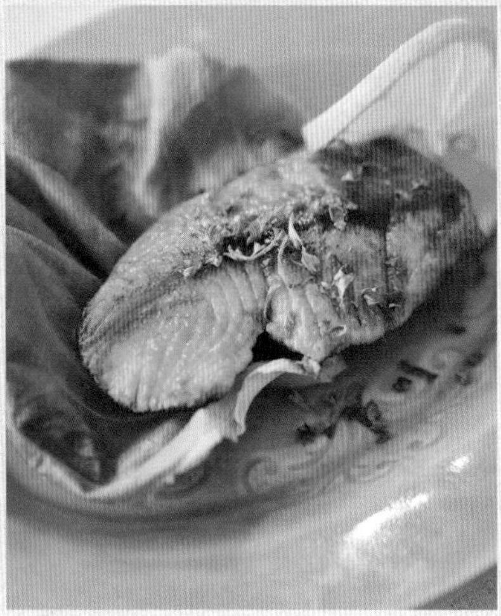

1 材料個々の、実際に食べる量（＝可食部）を確認する

魚は骨や皮をはずして余分な水分は拭き、野菜は皮などをむいた正味量を計量します。

2 食品成分表で100gあたりのエネルギー、たんぱく質、食塩相当量を確認する

鮭の場合：食品成分表で確認（該当部分のみ抽出しています）。

食品番号	食品名	エネルギー (kcal)	たんぱく質 (g)	食塩相当量 (g)
10438	<魚類>（さけ・ます類）たいせいようさけ　養殖　皮なし　生	223	19.6	0.1

3 実際の数値を計算する

鮭の場合：使用量は50gなので、100gあたりの数値に0.5をかけて算出。エネルギーは小数点第一位以下、たんぱく質と塩分は小数点第二位以下を四捨五入します。

エネルギー量　**223kcal×0.5=112kcal**
たんぱく質量　**19.6g×0.5=9.8g**
塩分量（食塩相当量）　**0.1g×0.5=0.1g**

4 使用量の数値を合算する

個々の材料の分量からエネルギー量、たんぱく質量、塩分量を算出し、合算します。

食材名	分量	エネルギー量	たんぱく質量	塩分量
鮭	50g	112kcal	9.8g	0.1g
薄力粉	3.5g	12kcal	0.3g	0g
しょうゆ	2g	1kcal	0.2g	0.3g
サラダ油	6g	53kcal	0g	0g
バター	1g	7kcal	0g	0g
サラダ菜	1枚(8g)	1kcal	0.1g	0g
レモン(輪切り)	1枚(10g)	4kcal	0.1g	0g
パセリ(みじん切り)	少々	0kcal	0g	0g
計		190kcal	10.5g	0.4g

揚げ物は食材によってエネルギー量が変わる

調理工程中に油を吸収する揚げ物は、食材や切り方によってエネルギー量が変わります。食材で油を吸いやすいのはなすやきのこ類など。また、丸ごとより薄切りなど油と接する面が増えると、エネルギー量がアップします。

衣は実際の使用量で計算

揚げ物の衣づけやソテーなどで粉をまぶすという工程では、適量を計量スケールで計りながらバットに入れ、食材に薄くまぶしたあと、残りの粉の量を計ります。最初の量から残りを差し引いて使用量を出し、栄養計算します。

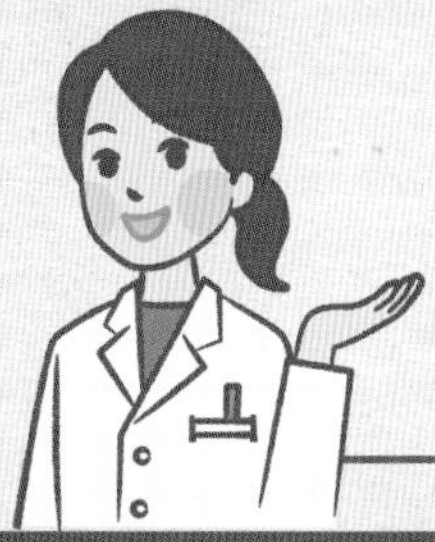

Part 3

まずはここから 栄養価をクリアする 1日3食の理想献立

慢性腎臓病の食事は、エネルギー量、たんぱく質量、塩分量など、考えなければいけないことがたくさん。1日3食の中でどうバランスを取るか、献立の考え方と組み合わせ法、おすすめの食材を覚えていきましょう。

1日の献立の考え方

エネルギー量、たんぱく質量、塩分量を整えた3食献立にチャレンジ。考え方がわかると、ふだんの献立作りに応用できます。

組み立ての項目

主食　主菜　副菜　デザート

- A 1食　約 600kcal の朝食例……P50
- B 1食　約 500kcal の朝食例……P52
- C 1食　約 400kcal の朝食例……P54
- D 1食　約 600kcal の昼食例……P56
- E 1食　約 500kcal の昼食例……P58
- F 1食　約 400kcal の昼食例……P60
- G 1食　約 700kcal の夕食例……P62
- H 1食　約 600kcal の夕食例……P64
- I 1食　約 500kcal の夕食例……P66

※たんぱく質制限はそれぞれの献立で20g、10gを設定しています。

1日のエネルギー別組み合わせ例

●1日の制限が1800kcalの人の場合

A＋D＋H＝1800kcal　　B＋D＋G＝1800kcal

●1日の制限が1600kcalの人の場合

A＋F＋H＝1600kcal　　B＋E＋I＝1600kcal

●1日の制限が1400kcalの人の場合

B＋F＋I＝1400kcal　　C＋E＋I＝1400kcal

1日の食事を考えるときは、まず朝・昼・夕の3食をエネルギー量で分けると考えやすいです。1日の摂取エネルギー量を算出したら3等分し、日中の活動量が多い人は昼食を多くして夕食を控えめにするなど、日頃の活動パターンに合わせるとよいでしょう。

そのうえで、たんぱく質と塩分を考えていきます。A～Iの献立はたんぱく質が20g、10gの2パターンあるので、1日60gの人はすべて20gのものを、50gの人は1食を10gのものにして選択するなど、1日の総計が適量になるようにします。塩分は2g前後なので、1日の合算で6g未満になるように組み合わせると、すべてがバランスよく収まります。まずは自分に合った組み合わせにチャレンジして、適量を知りましょう。

献立の組み合わせ例①

主食 + 主菜 + 副菜１ + 副菜２ + 副菜３ + デザート

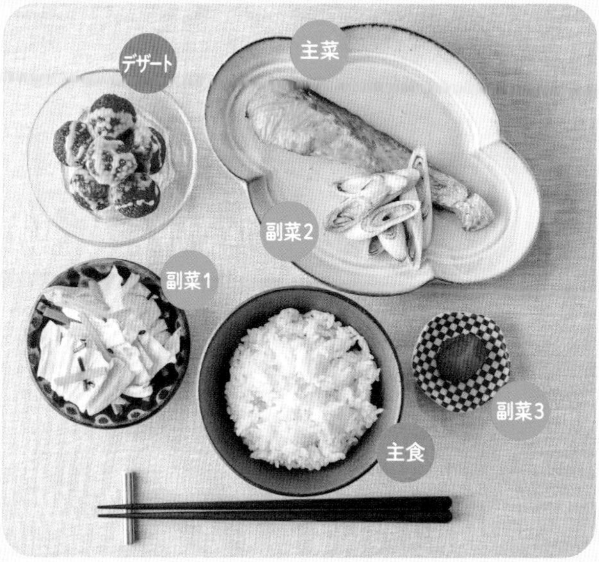

■1食あたり

エネルギー

400~700 Kcal

たんぱく質

10g、20g

塩分

約**2g**

献立の組み合わせ例②

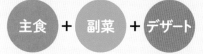

主食 + 副菜 + デザート

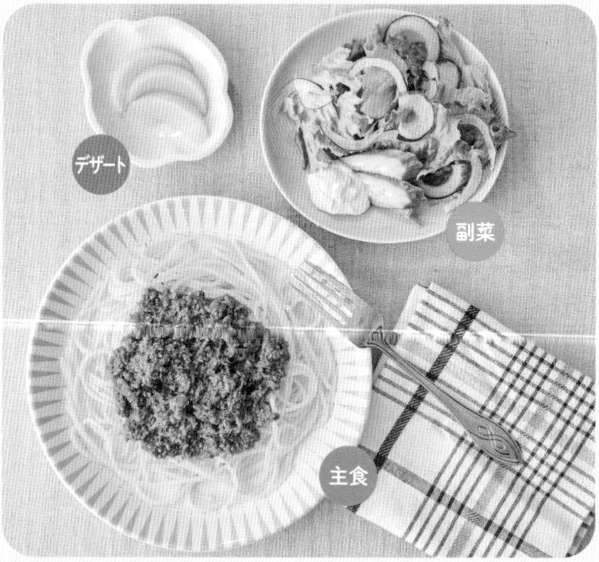

紹介している献立は、パスタやサンドイッチなど主食をアレンジして副菜を1つにしたものもあります。また、デザートでエネルギーの調整をしています。使っている野菜や果物の缶詰などは、家にあるもの、お好みのものを使ってOK。分量は守りながら自分流に楽しんでください。

A 約600kcalの朝食献立

たんぱく質量別 20g 10g

主食のパンにおかずを2品、果物をつけて、栄養バランスよくボリュームのある朝食メニュー。パンやハムをアレンジしてたんぱく質量を調整します。

たんぱく質量20g　1人分　塩分量1.5g

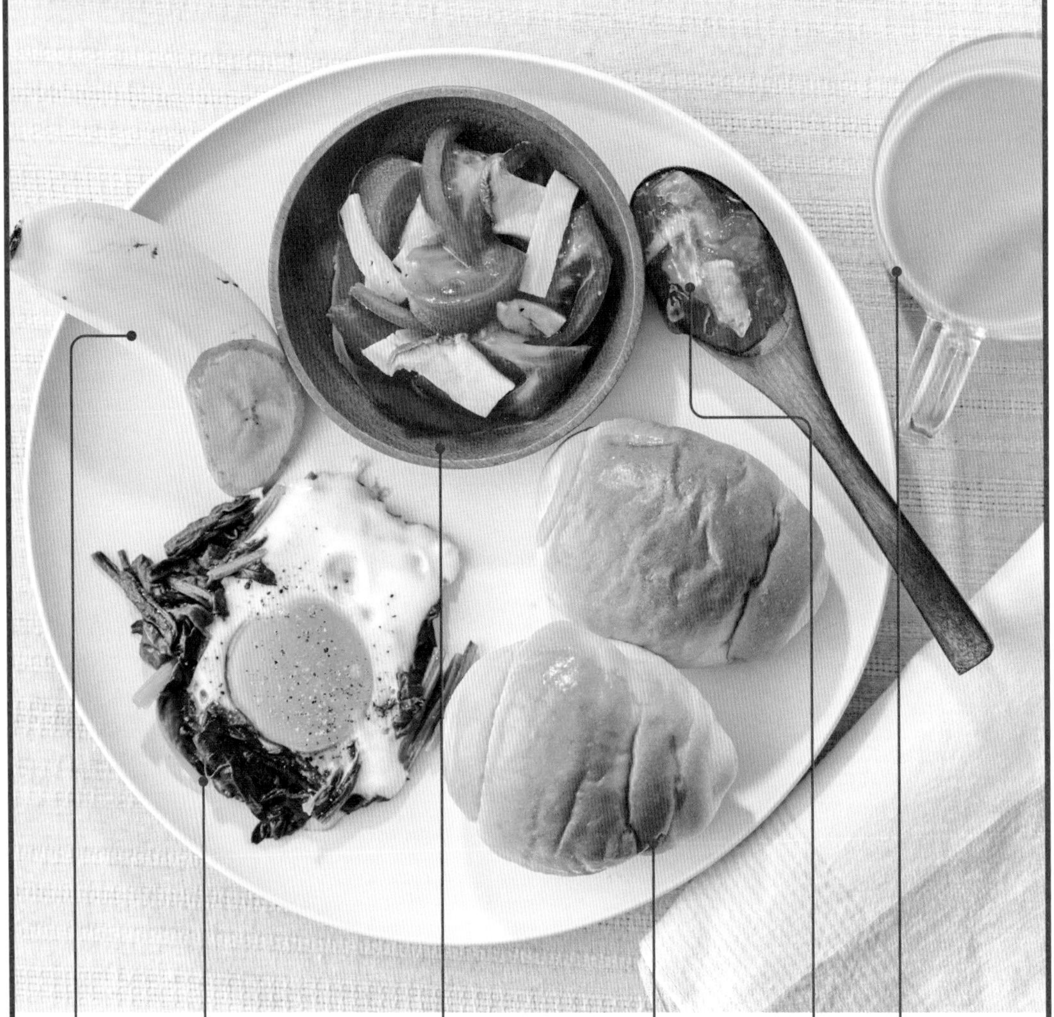

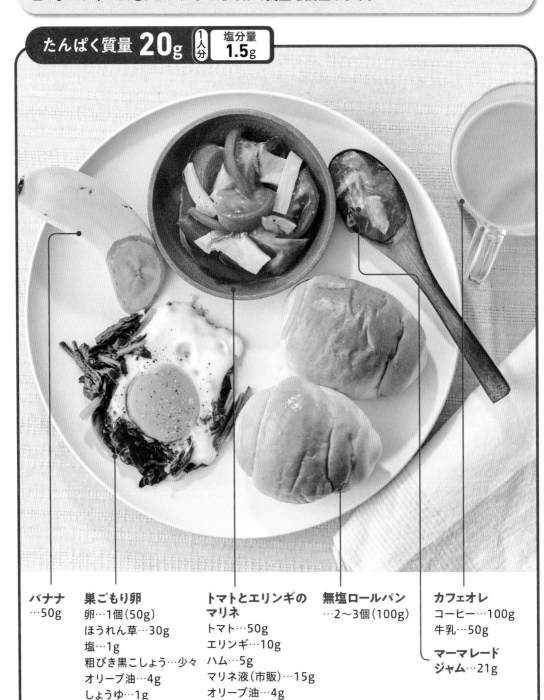

バナナ
…50g

巣ごもり卵
卵…1個（50g）
ほうれん草…30g
塩…1g
粗びき黒こしょう…少々
オリーブ油…4g
しょうゆ…1g

トマトとエリンギのマリネ
トマト…50g
エリンギ…10g
ハム…5g
マリネ液（市販）…15g
オリーブ油…4g

無塩ロールパン
…2～3個（100g）

カフェオレ
コーヒー…100g
牛乳…50g

マーマレードジャム…21g

たんぱく質量 10g 1人分 塩分量 1.5g

パンをたんぱく質調整パンにし マリネのハムをアスパラに

パンをたんぱく質調整パンに変更することで、量はそのままでたんぱく質を減らせます。また、マリネのハムをアスパラガスに代えてたんぱく質を軽減しつつエネルギー量をキープします。

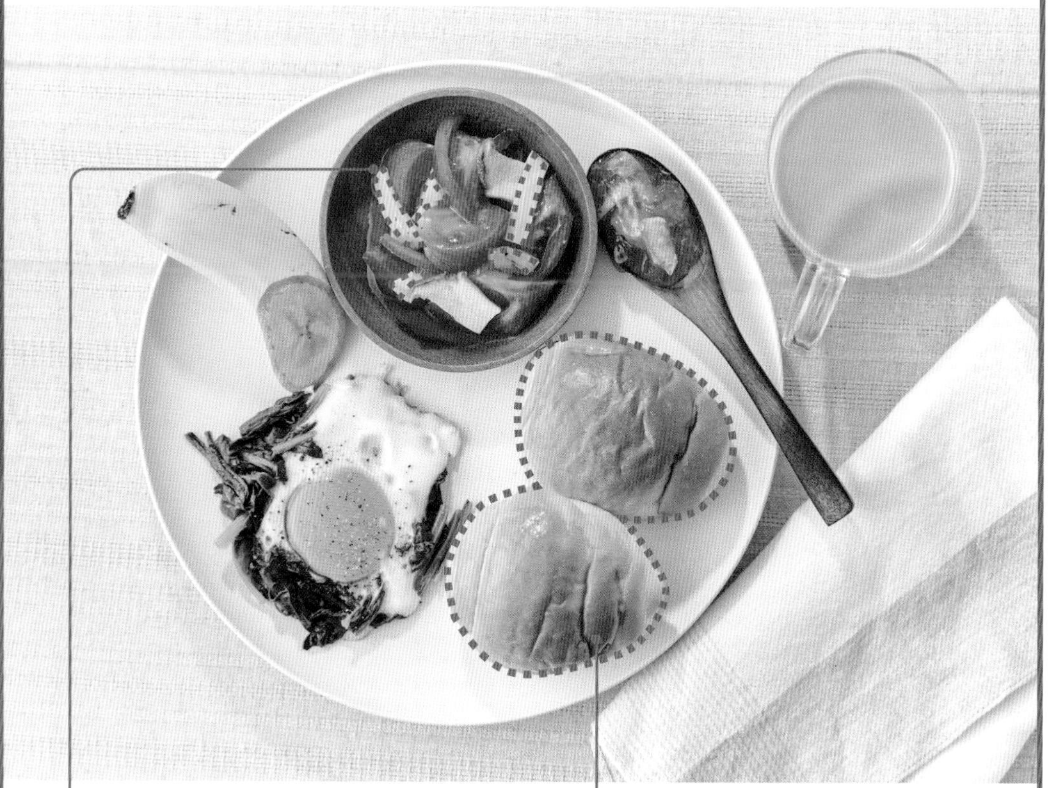

変更
トマトとエリンギのマリネ
トマト…50g
エリンギ…10g
グリーンアスパラガス…10g
マリネ液（市販）…15g
オリーブ油…4g

グリーンアスパラガスは斜め薄切りにし、エリンギといっしょにゆでる。

変更
たんぱく質調整食パン
…1枚（80g）

たんぱく質20gと同じ
マーマレードジャム
巣ごもり卵
バナナ
カフェオレ

作り方

巣ごもり卵

ほうれん草は下ゆでして冷水に取り、3㎝幅に切って絞る。フライパンにオリーブ油を中火で熱してほうれん草を広げて入れ、真ん中を空けて卵を割り落とす。塩、黒こしょうを振り、ふたをして好みの卵の固さまで焼く。器に盛り、ほうれん草にしょうゆをかける。

トマトとエリンギのマリネ

トマトはくし形に切ってから斜め半分に切る。エリンギは縦に薄切りしてから横2～3等分に切ってゆでる。ハムはエリンギと同じくらいの大きさの短冊切りにする。すべてボウルに入れ、マリネ液とオリーブ油を加えてあえる。

B 約500kcalの朝食献立

たんぱく質量別 20g 10g

塩分が高くなりがちな和食も、しっかり軽量すれば食べられます。漬け物は減塩されている商品を選ぶのがコツです。

たんぱく質量 20g 1人分 塩分量 1.4g

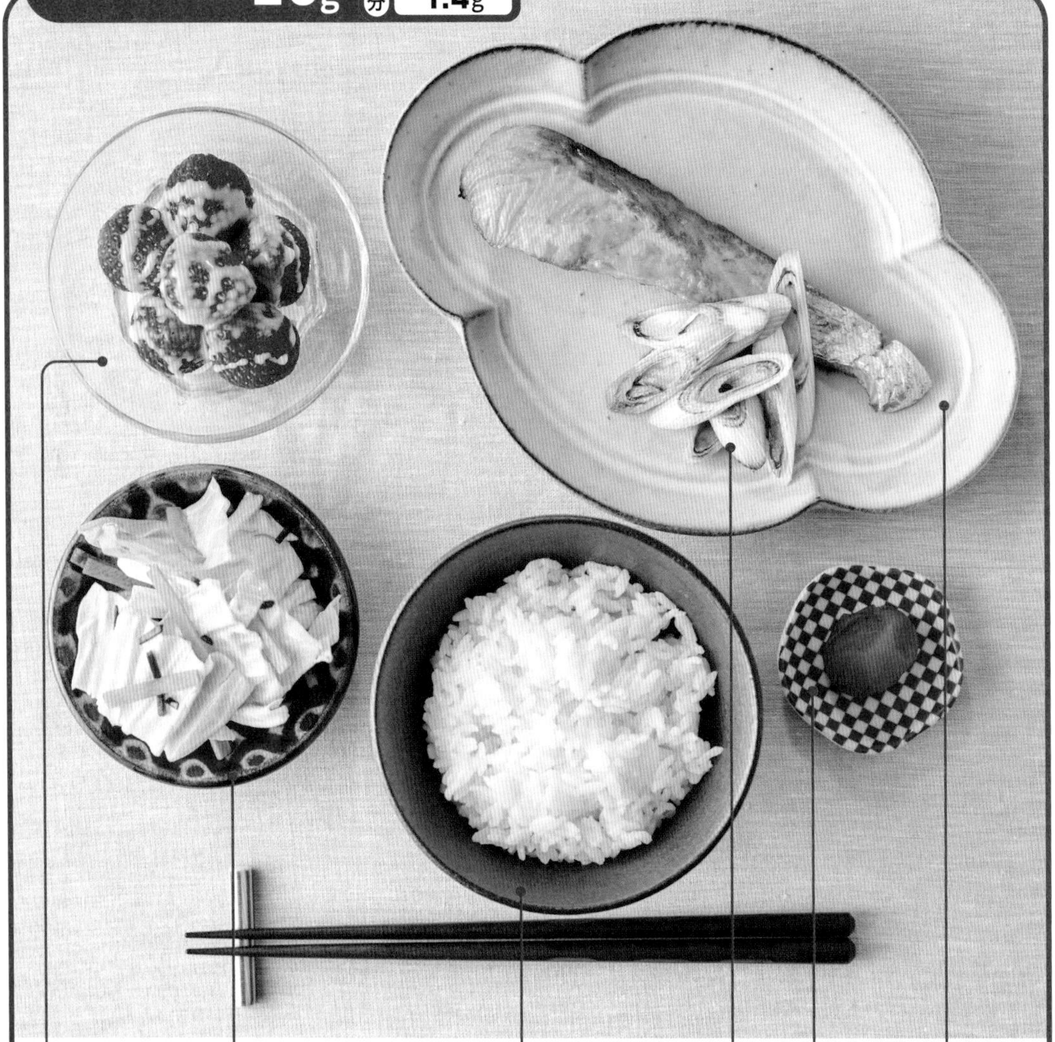

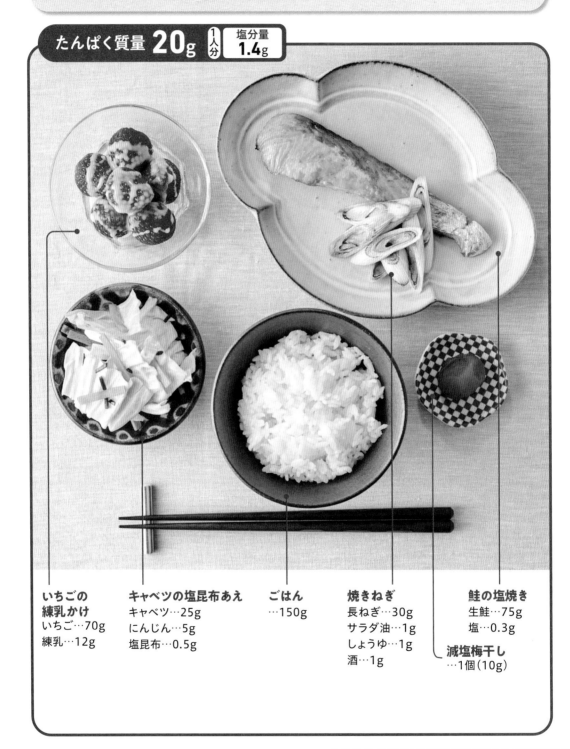

いちごの練乳かけ
いちご…70g
練乳…12g

キャベツの塩昆布あえ
キャベツ…25g
にんじん…5g
塩昆布…0.5g

ごはん
…150g

焼きねぎ
長ねぎ…30g
サラダ油…1g
しょうゆ…1g
酒…1g

鮭の塩焼き
生鮭…75g
塩…0.3g

減塩梅干し
…1個(10g)

たんぱく質量 **10g** 1人分 塩分量 **1.4g**

低たんぱくごはんにして鮭をバター焼きに

ごはんを低たんぱくごはんに変更することで、量はそのままでたんぱく質を減らせます。また、鮭の分量を減らしてたんぱく質量をダウン。バター焼きにしてカロリーをアップし、ねぎではなくサラダ菜を添えます。足りないエネルギーは、ゼリーで調整します。

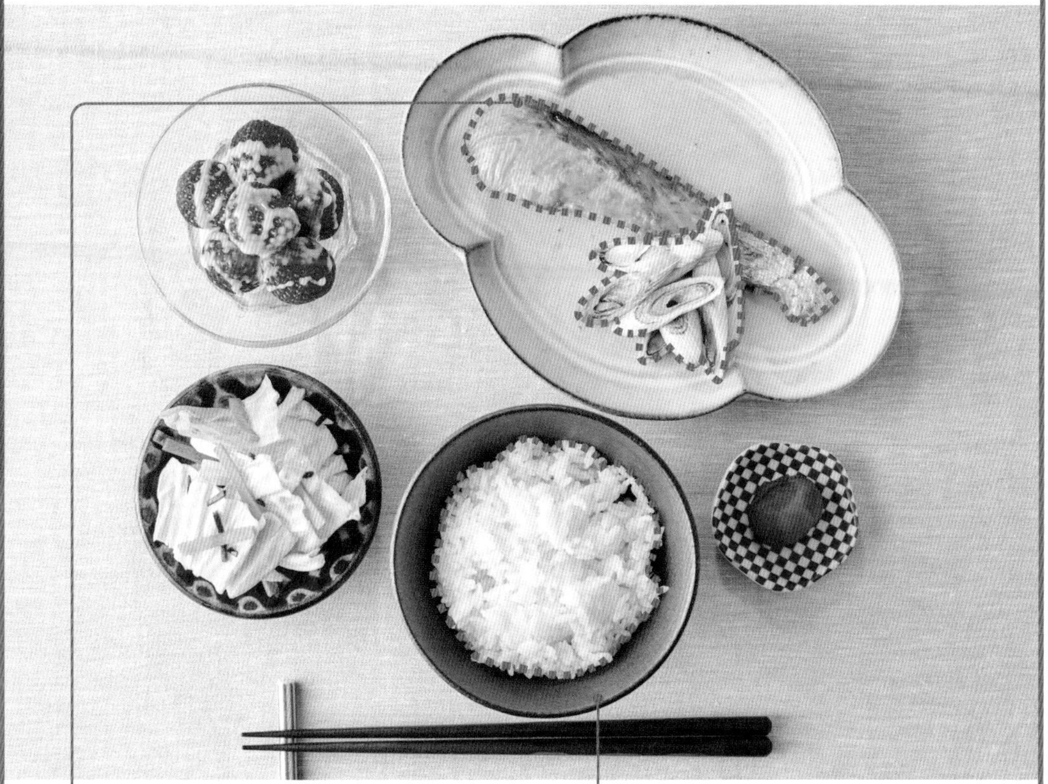

変更

鮭のバター焼き

生鮭…40g
塩…0.2g
レモン汁…1g
バター…8g
サラダ菜…1/2枚(4g)

鮭に塩を振る。フライパンを中火にかけてバターを溶かし、鮭を焼く。火が通ったら器に盛ってレモン汁をかけ、サラダ菜を添える。

変更

低たんぱくごはん 1/25

…140g

たんぱく質20gと同じ

キャベツの塩昆布あえ
減塩梅干し
いちごの練乳かけ

追加

エネルギー調整ゼリー

…小1個(25g)

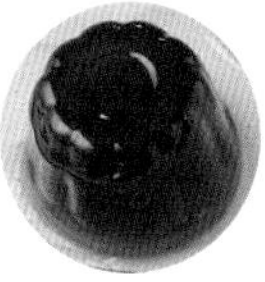

作り方

鮭の塩焼き

鮭の水気を拭き、塩を振って魚焼きグリルで焼く。

焼きねぎ

長ねぎは5㎜幅の斜め切りにし、サラダ油を中火で熱したフライパンで焼き、酒としょうゆを振る。

キャベツの塩昆布あえ

キャベツはざく切りに、にんじんは短冊切りにしてポリ袋に入れ、塩昆布を加えて揉み、空気を抜いて袋を閉じ、5分ほどおく。

C 約400kcalの朝食献立

たんぱく質量別 20g 10g

肉や魚だけでなく、大豆製品からもたんぱく質を摂取しましょう。
不足分はプレーンヨーグルトなどの乳製品で補うと手軽です。

たんぱく質量 20g 1人分 塩分量 0.9g

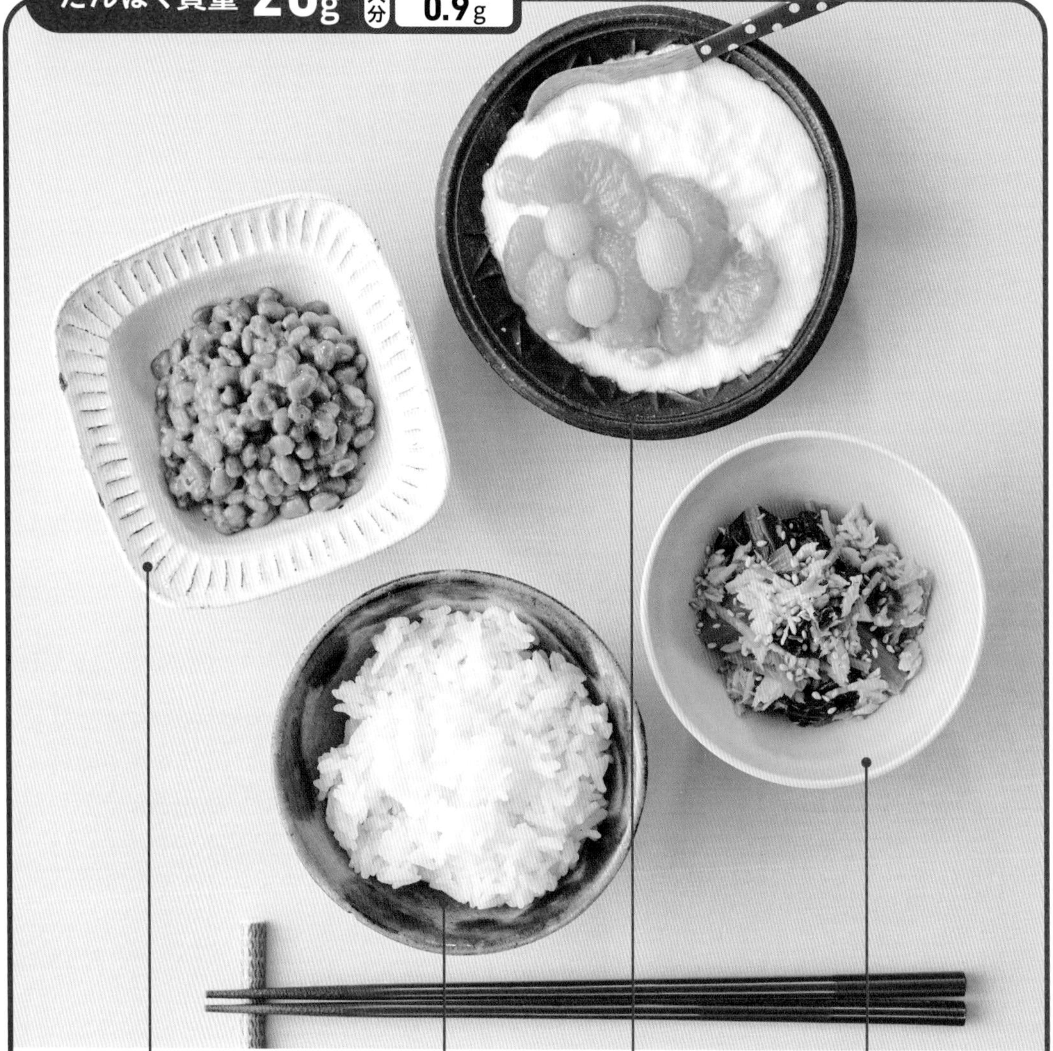

納豆
納豆…50g
しょうゆ…3g
練りからし
…0.2g

ごはん
…120g

デザート
プレーンヨーグルト
…100g
みかん（缶詰）
…7粒（39g）
ぶどう（缶詰）
…4粒（15g）

小松菜のお浸し
小松菜…15g
にんじん…5g
ツナ缶…25g
めんつゆ
（ストレート）…6g
いり白ごま…0.5g

たんぱく質量 10g　1人分 塩分量 0.6g

低たんぱくごはんにして副菜やデザートをアレンジ

ごはんを低たんぱくごはんに変更することで、エネルギー量を確保しつつたんぱく質を減らします。また、デザートのヨーグルトをやめてたんぱく質量をダウン。お浸しはツナを豆もやしに変更して食べごたえはそのままにたんぱく質量を軽減し、ごま油で風味をつけカロリーをアップします。

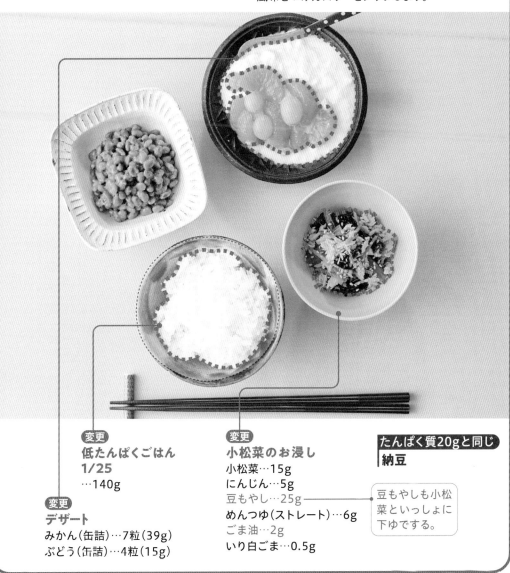

変更
低たんぱくごはん1/25
…140g

変更
デザート
みかん（缶詰）…7粒（39g）
ぶどう（缶詰）…4粒（15g）

変更
小松菜のお浸し
小松菜…15g
にんじん…5g
豆もやし…25g
めんつゆ（ストレート）…6g
ごま油…2g
いり白ごま…0.5g

豆もやしも小松菜といっしょに下ゆでする。

たんぱく質20gと同じ
納豆

作り方

小松菜のお浸し

小松菜は4㎝幅に切り、にんじんはせん切りにしてともに下ゆでし、絞ってボウルに入れ、汁気を切ったツナ、めんつゆを加えてあえる。器に盛り、ごまを振る。

D 約 600kcal の昼食献立

たんぱく質量別 20g 10g

ミートソースはトマト缶やケチャップ、ブイヨンの旨味で塩分を補い、バターでコクを出します。煮ている間にサラダとデザートを準備しましょう。

たんぱく質量 20g （1人分）塩分量 1.6g

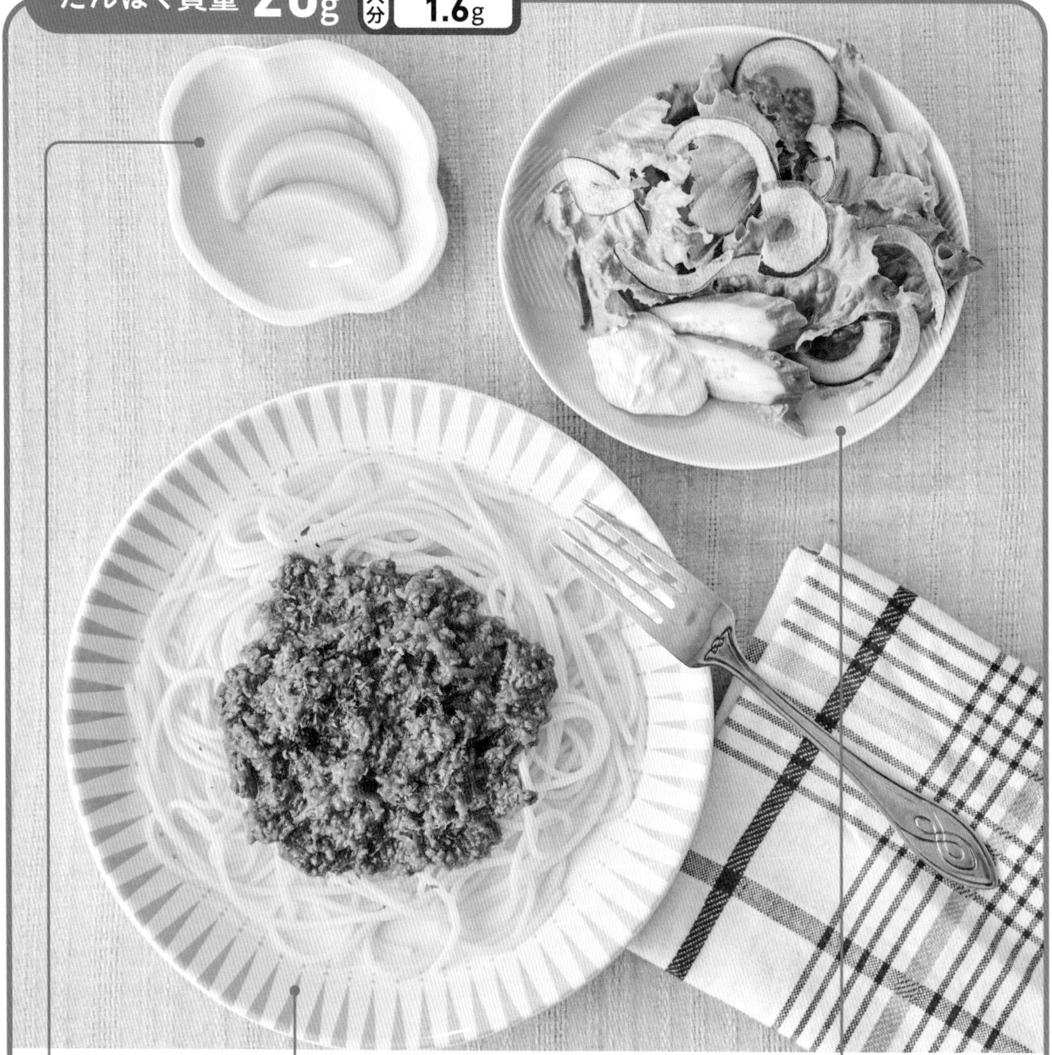

もも(缶詰)
…3切れ
(25g)

ミートソーススパゲティ
スパゲッティ…80g
A ｜玉ねぎ…30g
　｜にんじん…15g
牛ひき肉…50g
塩…0.5g
こしょう…少々
小麦粉…2g
B ｜ホールトマト缶(食塩無添加)…60g
　｜トマトケチャップ…10g
　｜ブイヨン(固形)…1g
　｜砂糖…0.5g
オリーブ油…2.5g
バター…0.5g
パセリ(乾燥)…少々

野菜サラダ
リーフレタス…20g
きゅうり…10g
赤玉ねぎ…5g
マヨネーズ…12g

たんぱく質量 10g　1人分 塩分量 1.6g

パスタをたんぱく質調整スパゲッティにして大幅ダウン

たんぱく質調整されている主食にするだけで、たんぱく質量を10g減らすことができます。食べごたえはそのまま、エネルギー量もしっかりキープ。

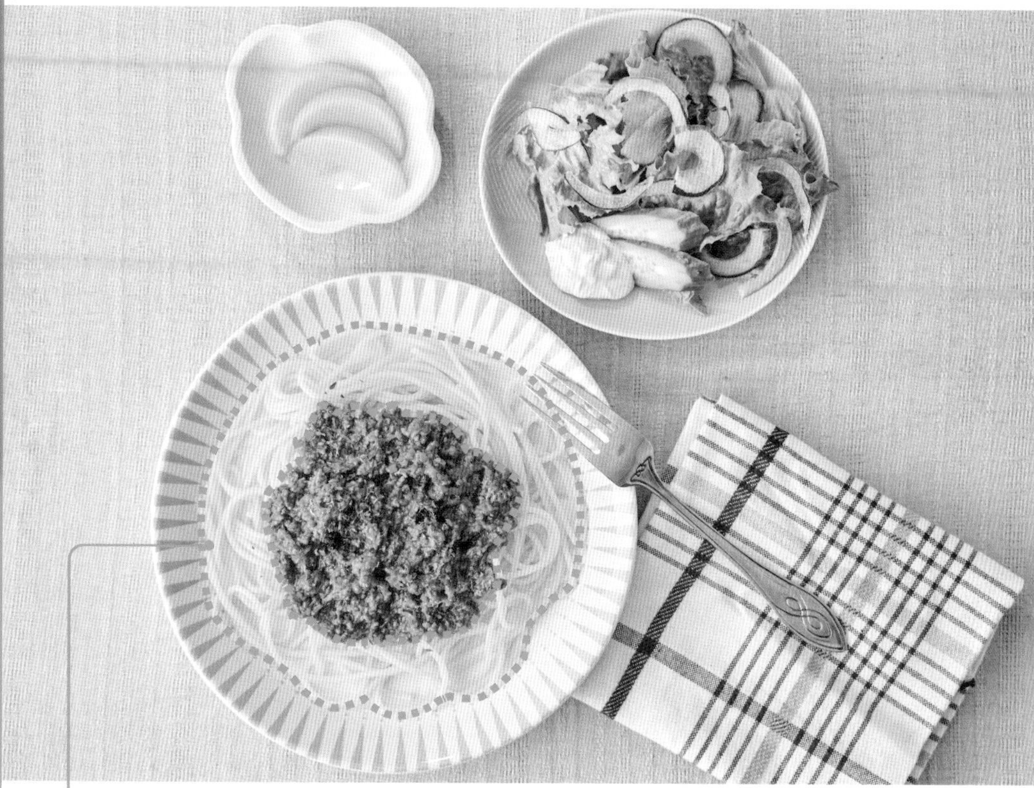

変更

ミートソーススパゲティ

低たんぱく調整スパゲッティ…80g

A
- 玉ねぎ…30g
- にんじん…15g

牛ひき肉…50g

塩…0.5g

こしょう…少々

小麦粉…2g

B
- ホールトマト缶（食塩無添加）…60g
- トマトケチャップ…10g
- ブイヨン（固形）…1g
- 砂糖…0.5g

オリーブ油…2.5g

バター…0.5g

パセリ（乾燥）…少々

たんぱく質20gと同じ

野菜サラダ

もも（缶詰）

作り方

ミートソーススパゲティ

鍋に湯を沸かし、塩を入れずにスパゲッティを袋の表示時間通りゆでて、ざるにあげて器に盛る。Aはみじん切りにする。フライパンにオリーブ油を熱してAとひき肉を炒めて塩、こしょうを振る。肉の色が変わったら小麦粉を振り入れて混ぜ、粉っぽさがなくなったらBを加えて煮る。汁気が少なくなってきたらバターを加えて溶かし混ぜる。スパゲッティにかけ、パセリを振る。

野菜サラダ

リーフレタスはちぎる。きゅうりは斜め薄切りにする。赤玉ねぎは薄切りにして水にさらし、水気を絞る。器に盛り合わせ、マヨネーズを添える。

E 約500kcalの昼食献立

たんぱく質量別 20g 10g

ランチはフライパンひとつでできるカレーも便利。
たんぱく質は豚肉でしっかりとり、サラダはめんつゆ味でシンプルに仕上げます。

たんぱく質量 20g 1人分 塩分量 2.3g

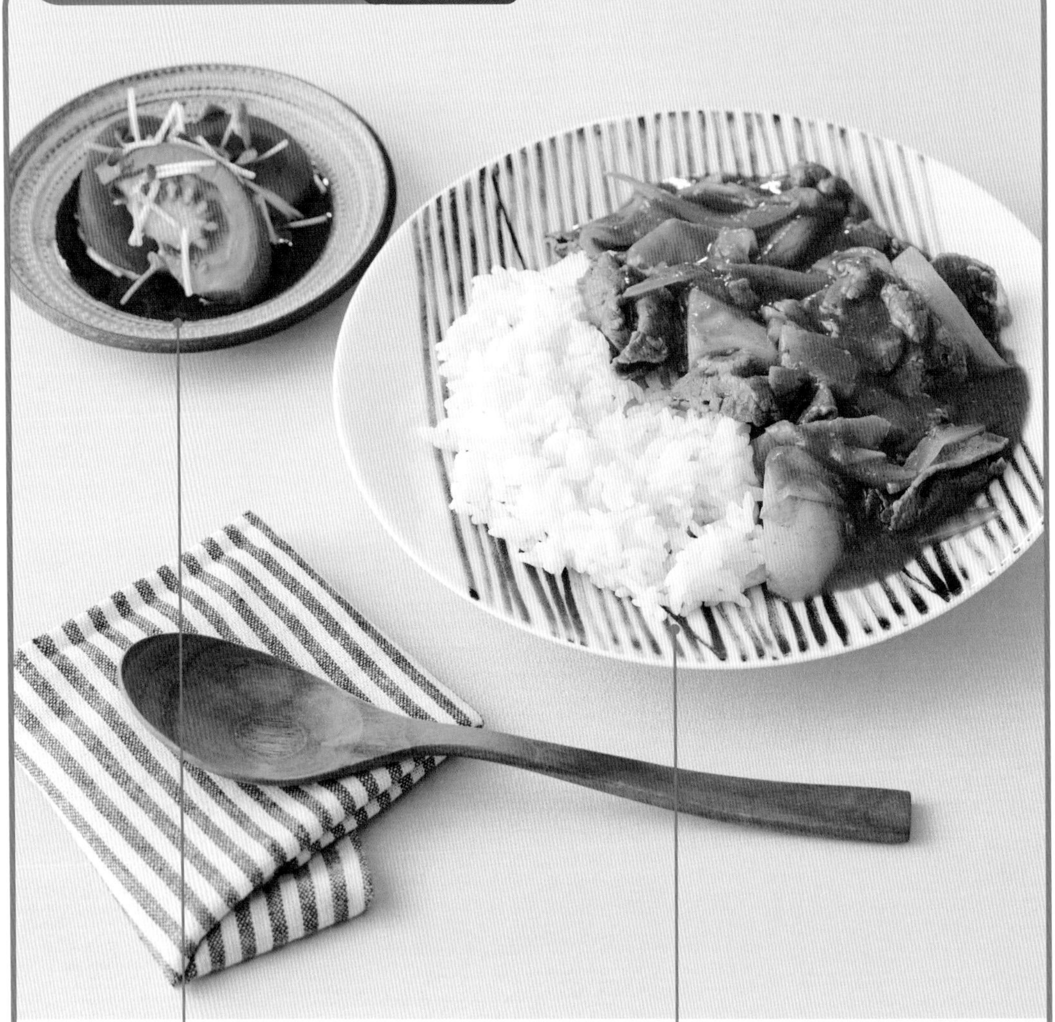

トマトサラダ
トマト…50g
かいわれ大根…1g
めんつゆ(ストレート)…6g

カレーライス
ごはん…120g
豚もも薄切り肉…70g
じゃがいも…35g
にんじん…15g
玉ねぎ…50g
水…140g
カレールウ…19g
サラダ油…2g

たんぱく質量 10g 1人分 塩分量 2.2g

ごはんは低たんぱくごはんに変更。サラダはオイルを加えてエネルギー量アップ

低たんぱくごはんにすることで肉を使うことができます。肉が少なくなった分、野菜を増量してボリュームアップ。エネルギーが足りない分は、サラダのオイルで補填します。

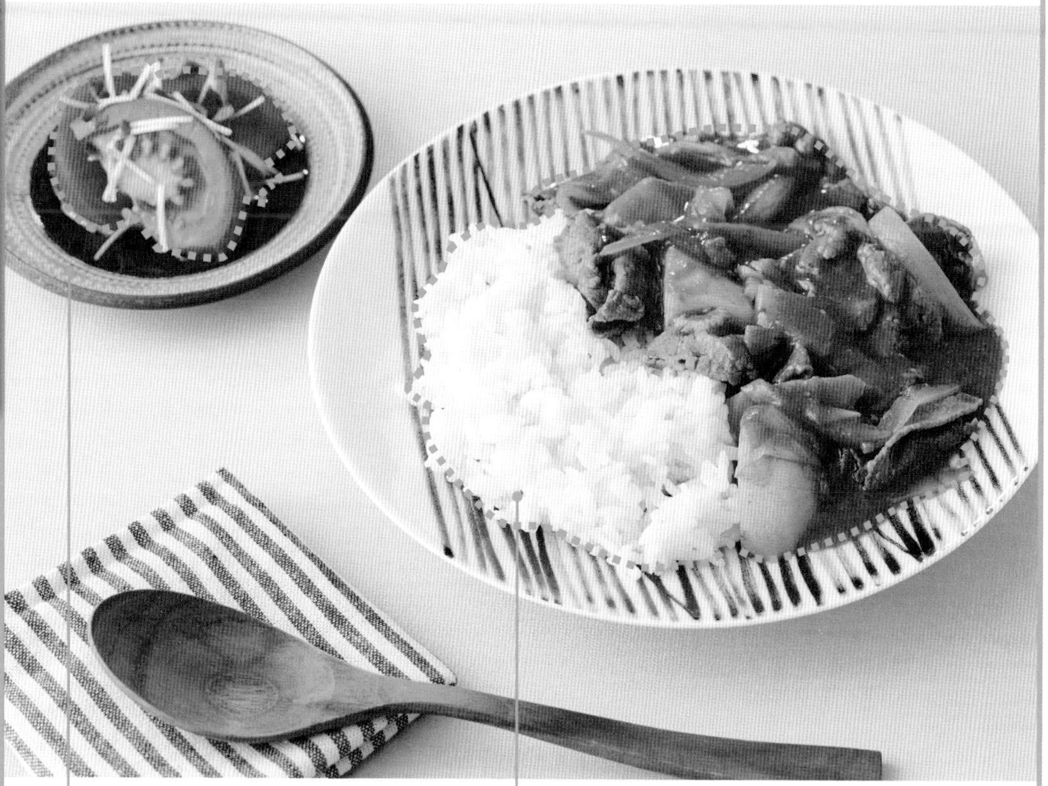

変更
トマトサラダ
トマト…50g
かいわれ大根…1g
オリーブ油…2g
めんつゆ(ストレート)…6g

変更
カレーライス
低たんぱくごはん1/25…140g
豚もも薄切り肉…35g
じゃがいも…50g
にんじん…20g
玉ねぎ…50g
水…140g
カレールウ…19g
サラダ油…2g

作り方

カレーライス

豚肉は4㎝幅に切る。じゃがいもとにんじんは乱切り、玉ねぎは1㎝幅のくし形切りにする。フライパンにサラダ油を熱して豚肉と玉ねぎを炒め、肉の色が変わったらじゃがいもとにんじんを加えて炒める。油がまわったら水を加えて煮る。火が通ったらカレールウを加えて溶かし、ごはんとともに器に盛る。

トマトサラダ

トマトはくし形切り、かいわれは2㎝長さに切ってボウルに入れ、めんつゆを加えてあえる。

F 約400kcalの昼食献立

たんぱく質量別 20g 10g

パンにはたんぱく質だけでなく塩分も含まれるので、薄めのサンドイッチ用食パンを使用。
具は卵にするとたんぱく質が増えるのでポテトとツナにします。

たんぱく質量 20g 1人分 塩分量 2.2g

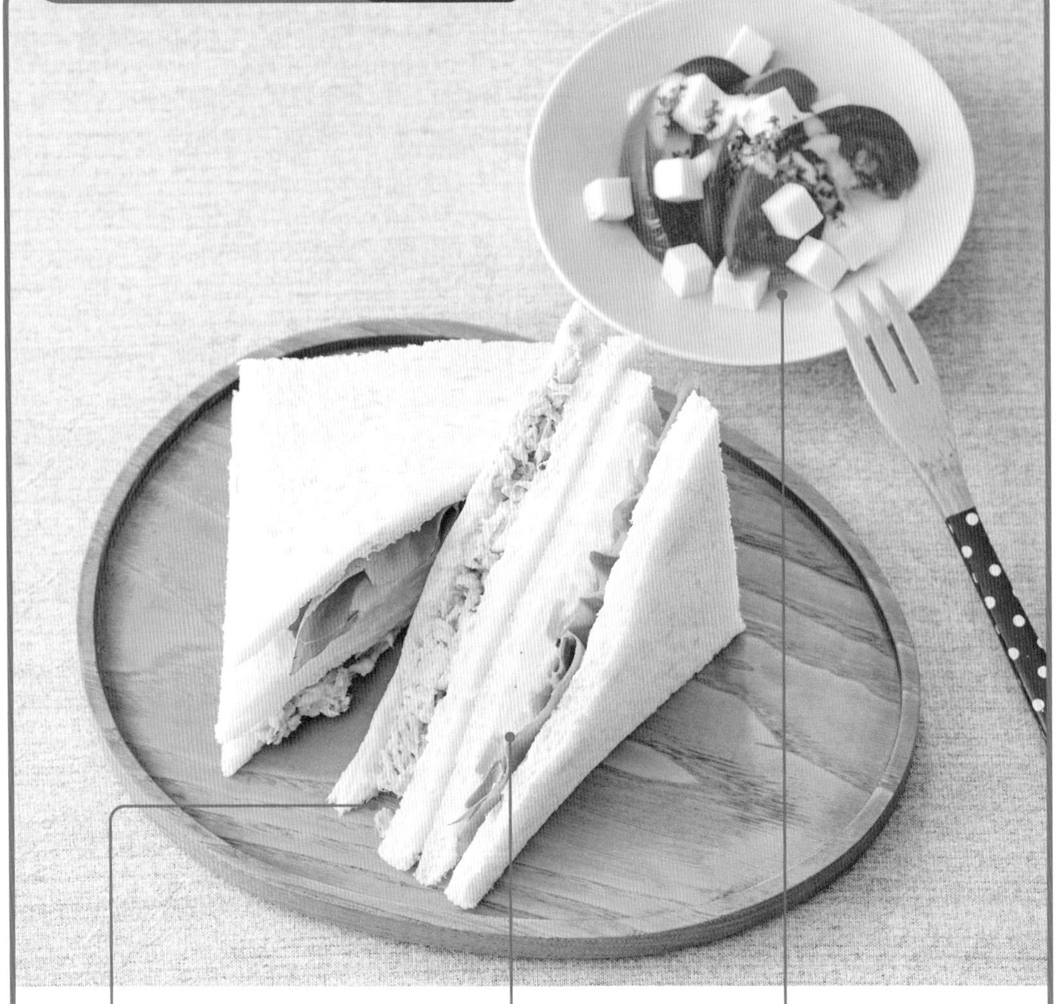

ツナサンドイッチ
サンドイッチ用食パン(12枚切り)
…2枚(36g)
ツナ水煮缶…60g
玉ねぎ…3g
マヨネーズ…10g
きゅうり(斜め薄切り)
…2枚(3g)

ポテトサンドイッチ
サンドイッチ用食パン(12枚切り)
…2枚(36g)
じゃがいも…30g
にんじん…5g
A 塩…0.2g
A 粗びき黒こしょう…少々
A マヨネーズ…10g
サラダ菜…1枚(4g)

トマトとチーズのサラダ
トマト…50g
プロセスチーズ…10g
パセリ(みじん切り)…少々
フレンチドレッシング…3g

たんぱく質量 **10g**（1人分） 塩分量 **1.6g**

たんぱく質調整パンにして ツナマヨトーストに

サンドイッチ用食パンはたんぱく質を含むのでたんぱく質調整食パンに変更。サンドイッチではなく、香ばしいトーストにして食べごたえを出します。サラダはチーズをやめてたんぱく質を軽減。

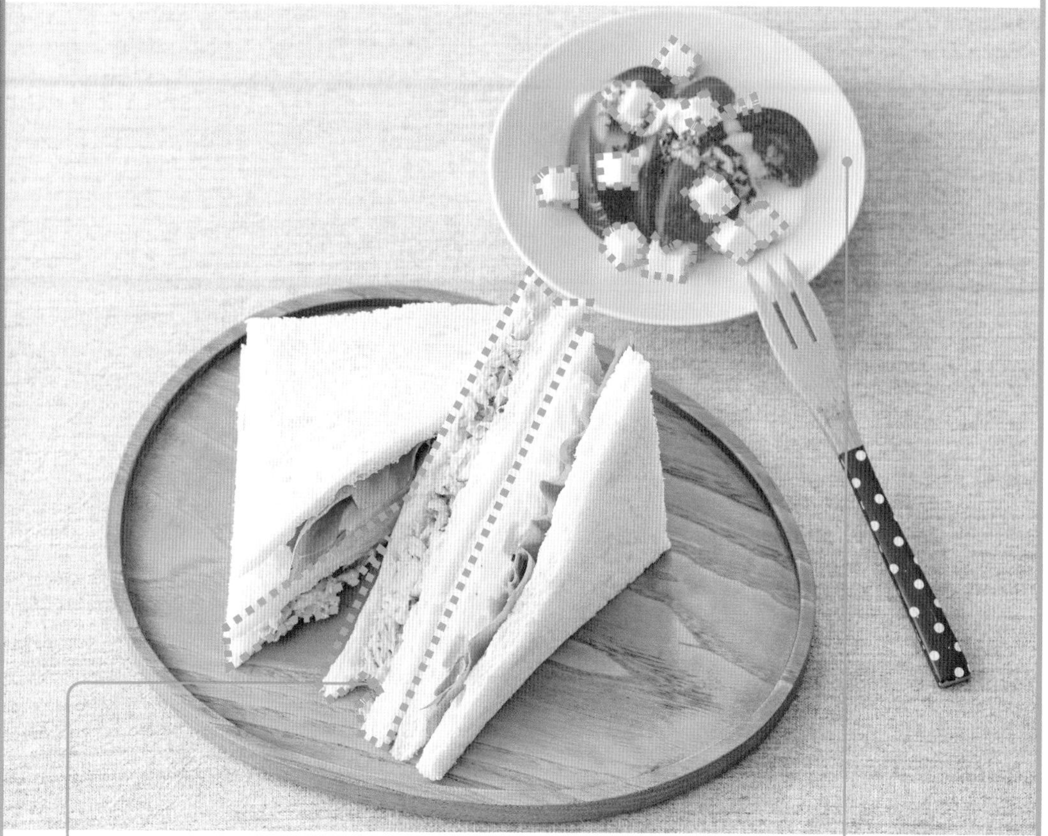

変更
ツナマヨトースト

低たんぱく食パン…1枚(80g)
ツナ水煮缶…30g
玉ねぎ…6g
マヨネーズ…15g
きゅうり(斜め薄切り)…2枚(3g)
パルメザンチーズ…5g

玉ねぎはみじん切りにして水にさらし、水気を絞ってボウルに入れ、ツナ、マヨネーズを加えてあえる。トーストした食パンにきゅうり、ツナサラダの順にのせて、チーズをかける。

変更
トマトのサラダ

トマト…50g
フレンチドレッシング…5g
パセリ(みじん切り)…少々

作り方

ポテトサンドイッチ

じゃがいもは乱切り、にんじんはいちょう切りにしてやわらかくなるまでゆでる。湯を切ってボウルに入れてフォークなどでつぶし、Aを加えて混ぜる。サンドイッチ食パンにサラダ菜、ポテトサラダの順にのせて、もう1枚のパンで挟む。

ツナサンドイッチ

玉ねぎはみじん切りにして水にさらし、水気を絞ってボウルに入れ、ツナ、マヨネーズを加えてあえる。サンドイッチ食パンにきゅうり、ツナサラダの順にのせて、もう1枚のパンで挟む。

トマトとチーズのサラダ

トマトはくし形切り、チーズはさいの目切りにして器に盛り、ドレッシングをかけ、パセリを散らす。

G 約700kcalの夕食献立

たんぱく質量別 20g 10g

たんぱく質は主に鶏肉と牛乳から。不足しがちなエネルギーは、ごはんをしっかりとりつつ、サラダの春雨と牛乳寒天の粉飴で補います。

たんぱく質量 20g（1人分） 塩分量 1.5g

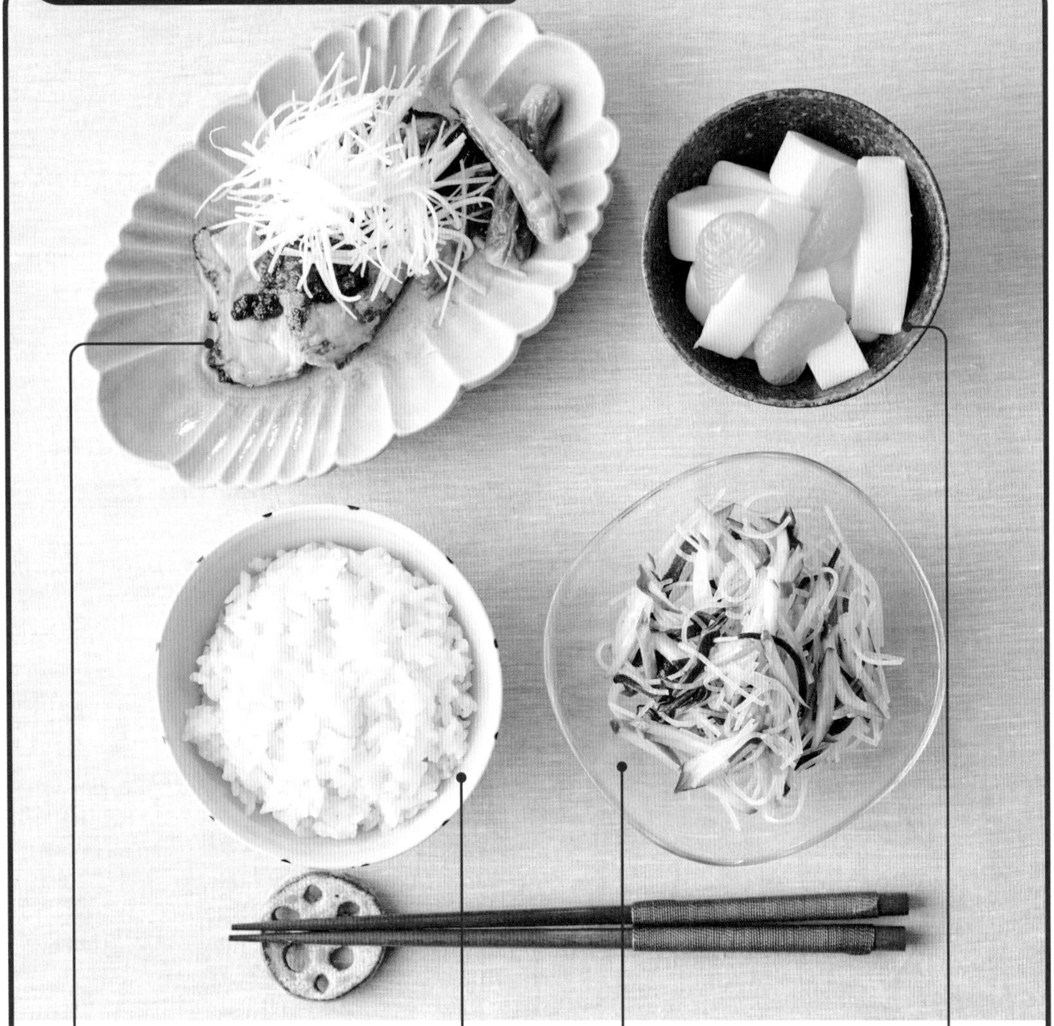

中華風鶏肉のロースト

鶏もも肉…75g　ししとうがらし…2個(6g)

A
- テンメンジャン…7g
- 酒…5g
- しょうが(すりおろし)…5g
- にんにく(すりおろし)…2.5g
- しょうゆ…1g

サラダ油…0.5g　ごま油…4g

白髪ねぎ…10g

ごはん

…150g

春雨サラダ

春雨…15g　きくらげ…1g

きゅうり…25g　にんじん…1.2g

A
- 酢…3g
- 砂糖…1g
- しょうゆ…1g
- ごま油…1g
- 鶏ガラスープのもと…0.6g

いり白ごま…0.5g

牛乳寒天

牛乳…50g

水…50g

粉寒天…1g

粉飴…25g

みかん(缶詰)

…3切れ(15g)

たんぱく質量 10g 1人分 塩分量 1.5g

ごはんは低たんぱくごはんに。おかずやデザートでエネルギー量を調整

低たんぱくごはん、鶏肉の量、牛乳寒天を果物に変更することでたんぱく質量を減らします。鶏肉は味つけはそのままいかしてから揚げにし、ボリュームアップ。みかん缶やエネルギー調整ゼリーで不足エネルギーを補います。

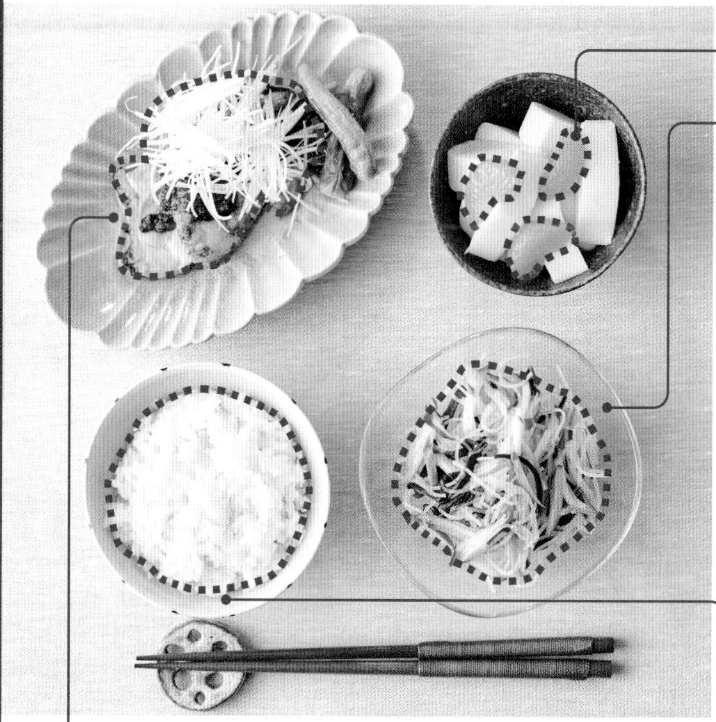

変更
みかん缶…30g

変更
春雨サラダ
春雨…15g
きくらげ…1g
きゅうり…25g
にんじん…5g
A
酢…3g
砂糖…1g
しょうゆ…1g
ごま油…1g
鶏がらスープのもと…0.6g
いり白ごま…0.5g

追加
エネルギー調整ゼリー
(MCTゼリー)…小2個(50g)

変更
低たんぱくごはん1/25
…140g

変更
鶏肉のから揚げ
鶏もも肉…50g
ししとうがらし…2個(6g)
なす…15g
A
テンメンジャン…7g
酒…5g
しょうが(すりおろし)…5g
にんにく(すりおろし)…2.5g
しょうゆ…1g
片栗粉…4g
サラダ油…4g
ごま油…8g

なすは一口大に切り、ししとうといっしょに焼く。鶏肉は一口大に切ってAを揉み込み、片栗粉を薄くまぶして、ごま油を熱したフライパンで揚げ焼きにする。

作り方

中華風鶏肉のロースト
ししとうは包丁の切っ先で数カ所穴を開け、サラダ油を熱したフライパンで香ばしく焼いて器に盛る。フライパンにごま油を足して熱し、鶏肉を皮目から焼く。香ばしく焼けたら返し、ふたをして弱火で4～5分焼く。火が通ったらAを加えて中火で煮絡める。食べやすく切って器に盛り、白髪ねぎをのせる。

春雨サラダ
春雨はゆでて戻し、ざるにあげてはさみで食べやすい長さに切る。きくらげはぬるま湯などに浸して戻し、せん切りにする。きゅうりとにんじんもせん切りにする。ボウルにAを混ぜ合わせ、具を入れてあえる。器に盛り、ごまを振る。

牛乳寒天
小鍋に水を入れ、粉寒天を振り入れて混ぜ、弱火にかける。小さめの泡立て器で混ぜながら煮溶かし(ふつふつしたらごく弱火にする)、粉飴を加えて、よく混ぜて溶かす。火を止めて牛乳を加え混ぜる。小さめのバットなどに移し、粗熱が取れたら冷蔵庫で冷やし固める。取り出して食べやすく切り、みかんとともに器に盛る。

H 約600kcalの夕食献立

たんぱく質量別 20g 10g

メインを和食にして、肉や魚など良質なたんぱく質が摂れるおかずを作ります。
デザートに低たんぱく調整ゼリーをつけてエネルギー量をアップ。

たんぱく質量 20g 1人分 塩分量 2.2g

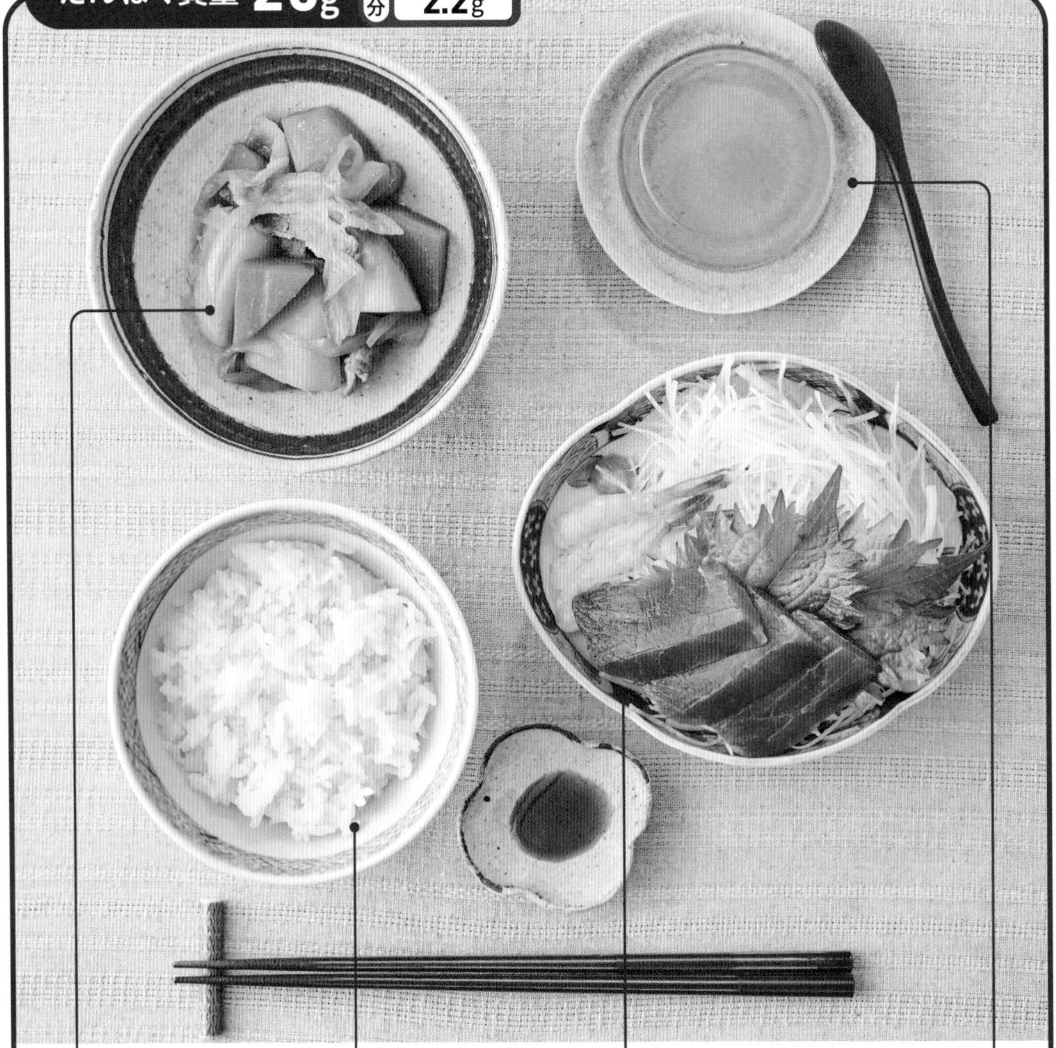

肉じゃが
豚バラ薄切り肉…20g
じゃがいも…50g
にんじん…25g
玉ねぎ…15g
酒…2g　だし汁…50g
砂糖…2g
しょうゆ…10g
サラダ油…1.5g

ごはん
…150g

刺身盛り合わせ
まぐろ（赤身）…3切れ（36g）
甘えび…3尾（10g）
青じそ…2枚（1g）
大根（せん切り）…50g
しょうゆ…6g
練りわさび…1g

低たんぱく調整食品
（カップアガロリーゼリー うめ味）
…1カップ（83g）

たんぱく質量 **10g** 1人分 塩分量 **2.2g**

ごはんは低たんぱくに変更。刺身の量を調整し、肉はこんにゃくに

刺身はたんぱく質量の多いまぐろを減らし甘えびを追加。えびや貝類は比較的低たんぱくでミネラルを含むので上手に摂り入れましょう。肉じゃがは味付けはそのままでたんぱく質を減らします。

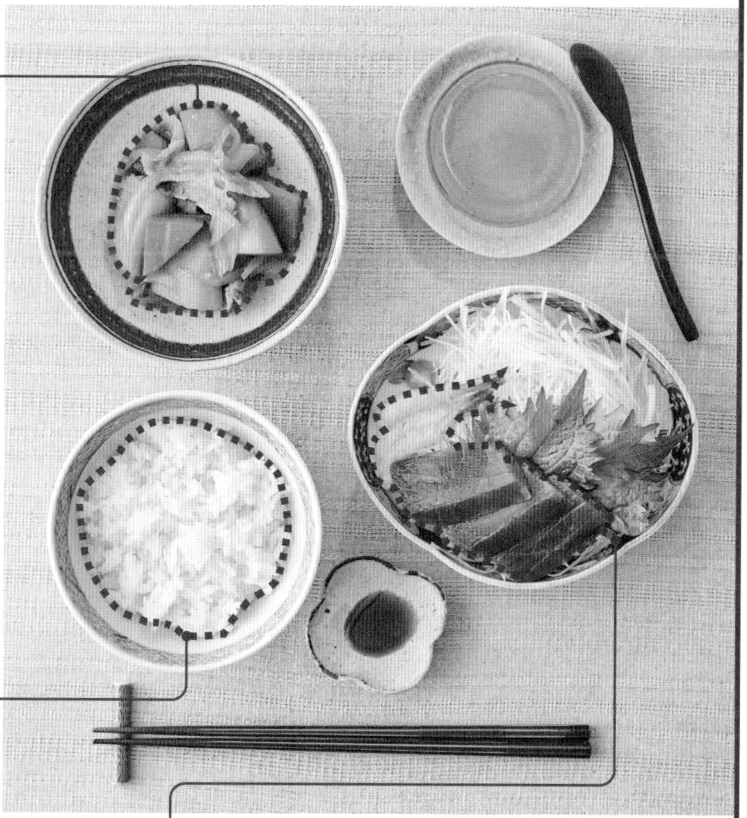

変更
煮物
じゃがいも…50g
にんじん…25g
玉ねぎ…25g
こんにゃく
（アク抜き済み）…15g
酒…2g
だし汁…50g
砂糖…2g
しょうゆ…10g
サラダ油…1.5g

こんにゃくは食べやすい大きさにちぎり、根菜と同じタイミングで加える。

変更
低たんぱくごはん1/25
…180g

変更
刺身盛り合わせ
まぐろ（赤身）…2切れ（24g）
甘えび…3尾（15g）
青じそ…2枚（1g）
大根（せん切り）…50g
しょうゆ…6g
練りわさび…1g

たんぱく質20gと同じ
低たんぱく調整食品
（カップアガロリーゼリーうめ味）

作り方

肉じゃが

豚肉は4㎝幅に切る。じゃがいもとにんじんは乱切り、玉ねぎは1㎝幅のくし形切りにする。鍋に油を熱し、肉と玉ねぎを炒める。肉の色が変わったらじゃがいもとにんじんを加えて炒め、油がまわったら酒とだし汁を加えて弱火にし、ふたをして煮る。根菜に火が通ったら砂糖としょうゆを加えて、少し煮含める。

I 約500kcalの夕食献立

たんぱく質量別 20g 10g

低たんぱく質の「げんたそば」を使うことで鶏肉もしっかり食べられます。
片栗粉でとろみをつけ、減塩を感じさせない味わいに。

たんぱく質量 20g

1人分 塩分量 1.9g

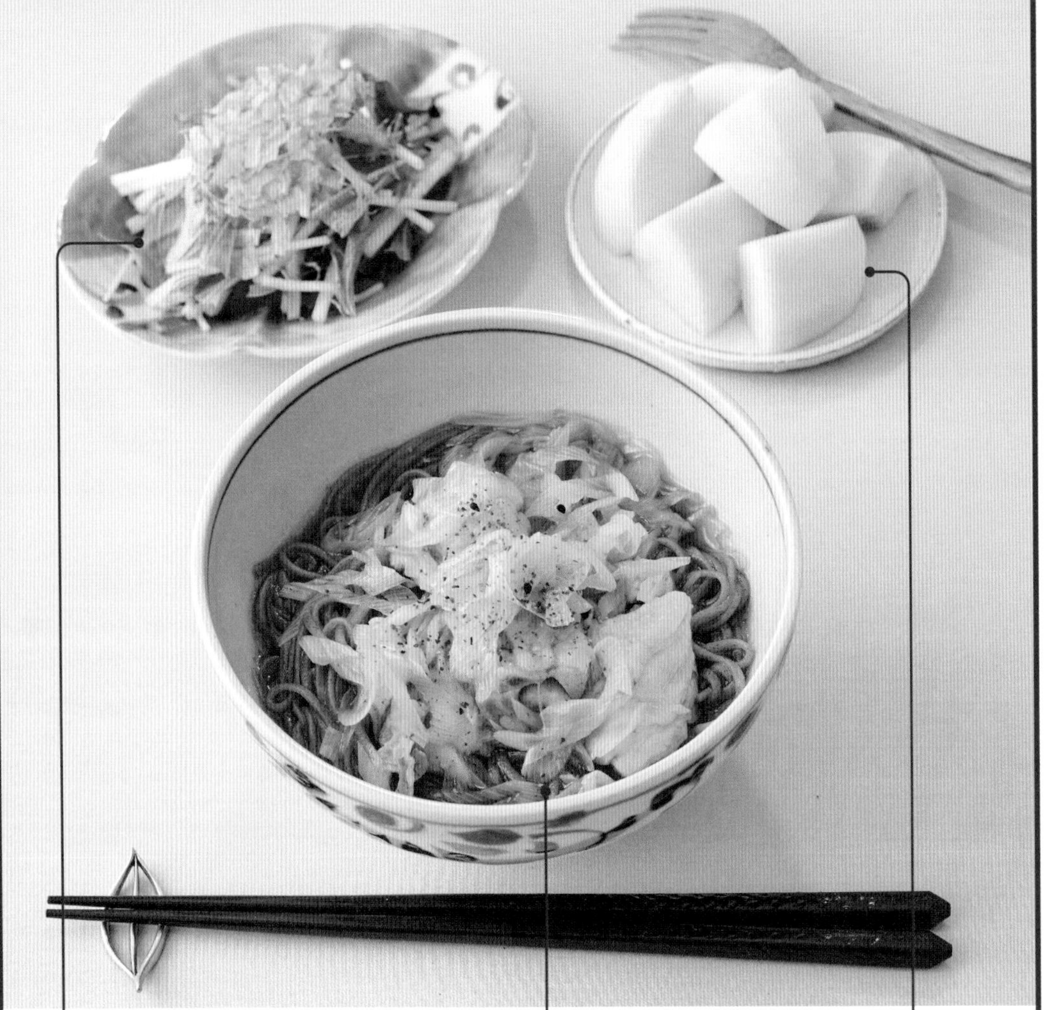

大根と水菜のサラダ
大根…25g
水菜…20g
和風ドレッシング（市販）…6g
かつお節…0.5g

鶏そば
げんたそば…80g
鶏もも肉…100g
長ねぎ…30g
A げんたつゆ…15g
A 水…150g
A 片栗粉…2g
七味唐辛子…少々

りんご
…100g

たんぱく質量 10g（1人分）塩分量 2.0g

鶏肉の量を減らしてたんぱく質量をダウン。デザートに変化を持たせ、満足度をアップ

鶏肉は半分以下になるので、小麦粉をまぶして油で揚げ焼きすることでカロリーアップ。デザートのりんごをバターと砂糖で香ばしくソテーし、さらにエネルギーを補います。

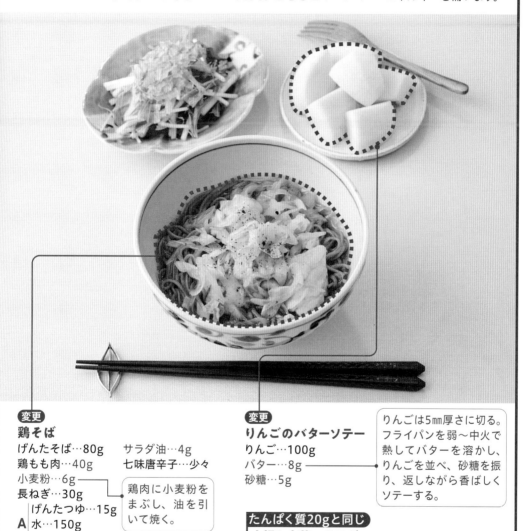

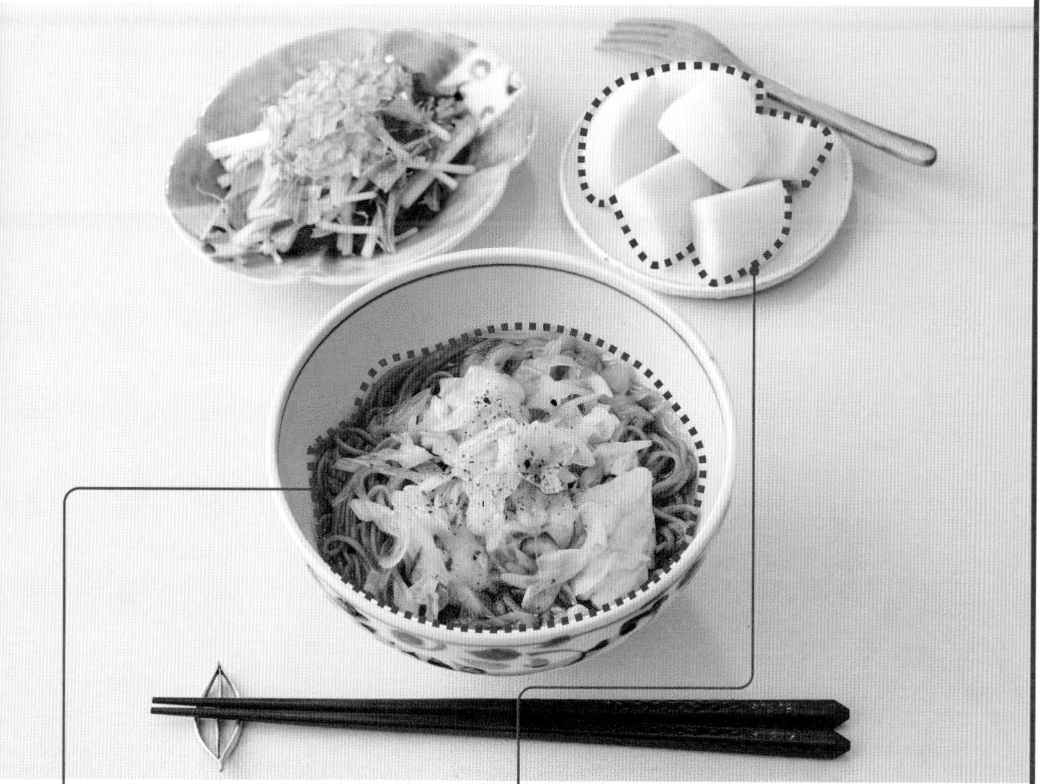

変更

鶏そば

げんたそば…80g
鶏もも肉…40g
小麦粉…6g
長ねぎ…30g
A げんたつゆ…15g
A 水…150g
A 片栗粉…2g
サラダ油…4g
七味唐辛子…少々

鶏肉に小麦粉をまぶし、油を引いて焼く。

変更

りんごのバターソテー

りんご…100g
バター…8g
砂糖…5g

りんごは5㎜厚さに切る。フライパンを弱〜中火で熱してバターを溶かし、りんごを並べ、砂糖を振り、返しながら香ばしくソテーする。

たんぱく質20gと同じ

大根と水菜のサラダ

作り方

鶏そば

げんたそばは袋の表示通りゆでて湯を切り、よく水洗いして水気を切り、器に盛る。鶏肉は4等分に切り、長ねぎは斜め薄切りにする。フライパンを熱して（油は引かず）鶏肉を皮目から焼く。香ばしく焼けたら返し、表面の色が変わったら長ねぎを加えて炒め合わせ、混ぜたAを加えて2〜3分煮る。そばにかけ、七味を振る。

大根と水菜のサラダ

大根はせん切り、水菜は4㎝長さに切る。ボウルに入れてドレッシングを加えてあえ、器に盛り、かつお節をかける。

A～Iの献立を参考にして自分の摂取カロリーを計算しながら組み立てる

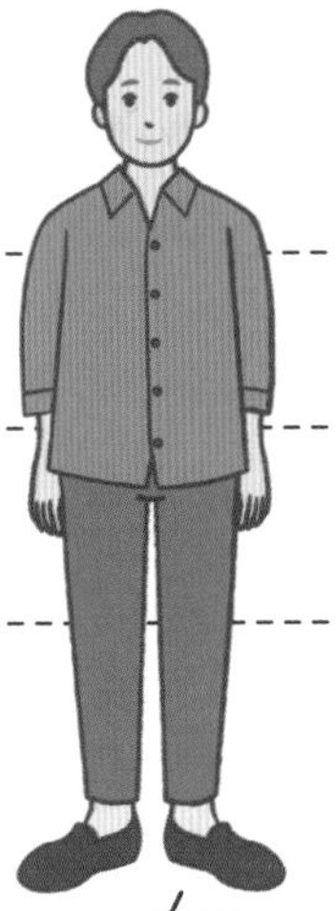

朝・昼・夕を足して1日のエネルギー量になるように組み合わせ、たんぱく質量は10gと20gから選んで1日の制限値に抑えます。

参考例

1日の摂取カロリー 1800kcal たんぱく質 60g の食事組み合わせ例

1日の食事例①

朝食 B 500kcal ＋昼食 D 600kcal ＋夕食 G 700kcal

＝ 1800kcal （たんぱく質はそれぞれ20gのものを選択）

1日の食事例②

朝食 A 600kcal ＋昼食 D 600kcal ＋夕食 H 600kcal

＝ 1800kcal （たんぱく質はそれぞれ20gのものを選択）

※昼や夜に外食が入るとわかっているときは朝食を控えめにして、1日の中で調整していきます。外食が続いたり、塩分がどうしてもオーバーしたりする場合は、3日間くらいの平均値で調整していくとよいでしょう。

A～Iの献立を、自分のステージに合わせて3食献立にし、実践していくと、1日に必要なエネルギー量やたんぱく質量、塩分量が分かってきます。しかし、仕事や付き合いなどで1食が外食になってしまうこともあります。元々ラーメンが好きなら、たまには食べたくなることもあるでしょう。そういうときに我慢をすると却ってストレスになるので、前後の食事で調整していきます。

69ページの場合は、朝は同じで昼にチャーシューメンを食べた場合の比較です。一般的な外食のチャーシューメンは一杯あたり700kcal、肉の量も多いためたんぱく質は約30gになります。ですから夜は600kcalの献立にし、たんぱく質量10gのものを選択すると1日の中でバランスが取れます。

1日の食事パターン①

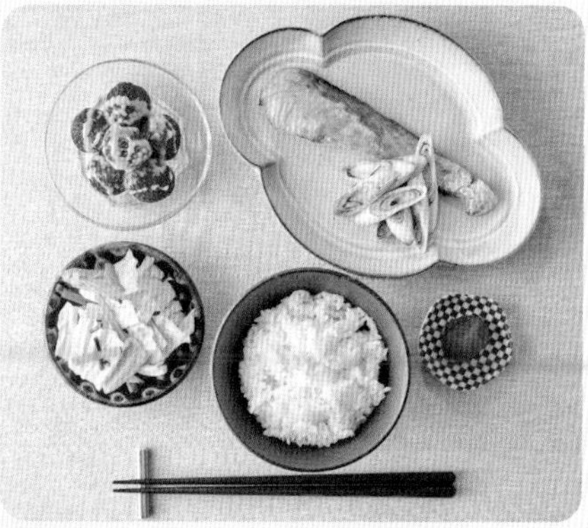

B 500kcal の朝食

たんぱく質20gの献立で、ごはんや練乳などでエネルギーもしっかり。

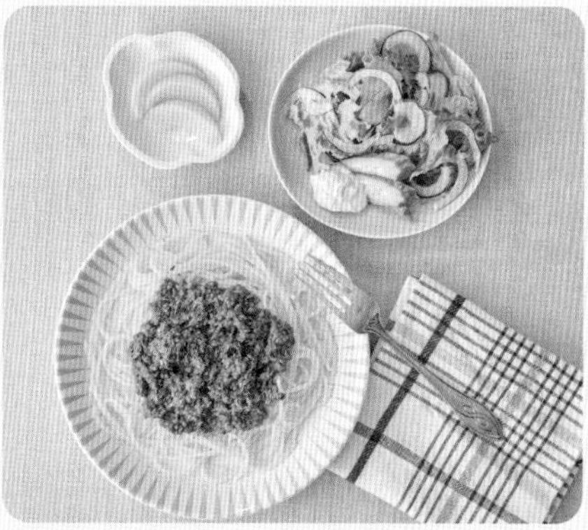

D 600kcal の昼食

家で作るランチはパスタと簡単サラダで、たんぱく質は20gを選択します。

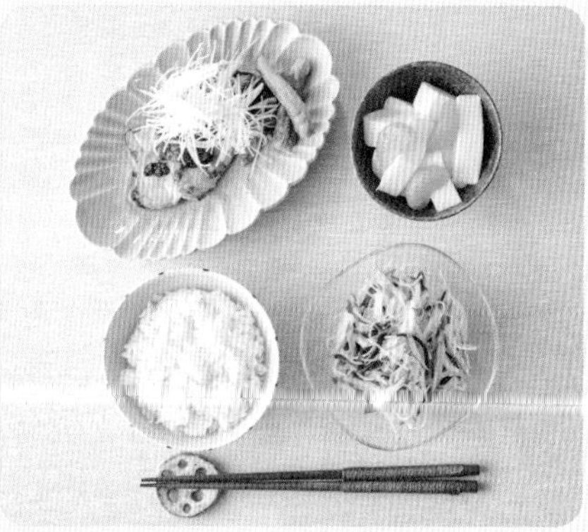

G 700kcal の夕食

たんぱく質20gで1日60gにし、カロリーは粉飴を使って高めにします。

1日の食事パターン②

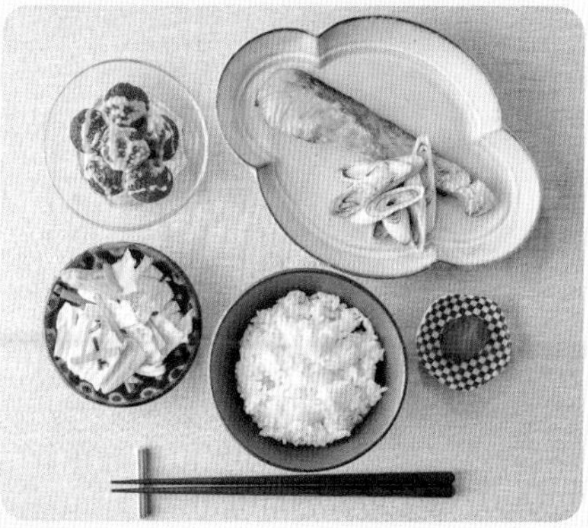

B 500kcal の朝食

夕食で調整できる時は、パターン①同様のエネルギー量の献立でOK。

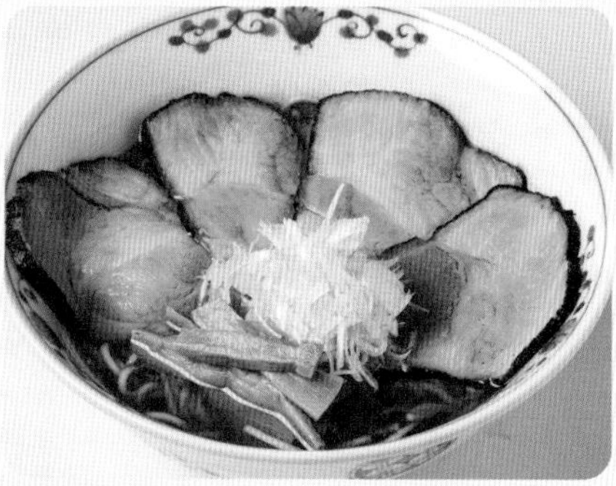

外食 700kcal の昼食

チャーシューメンはたんぱく質約30g、塩分約7g。汁は残して塩分量を極力少なめにしましょう。

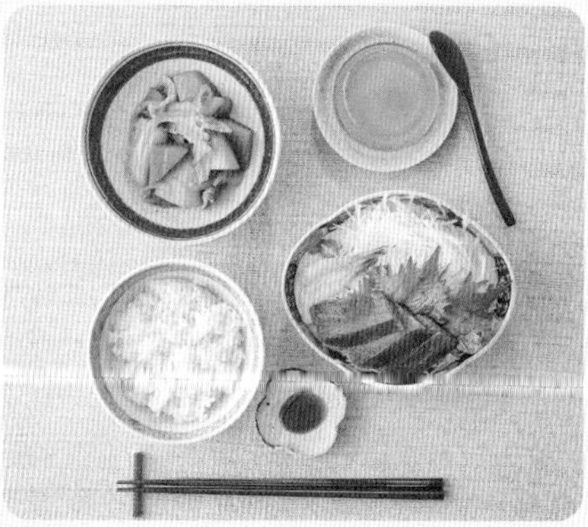

H 600kcal の夕食

たんぱく質10gの献立にし、栄養調整ゼリーでエネルギーを補填します。

たんぱく質制限が厳しくなったら必須!

低たんぱく食品を利用して食事をコントロール

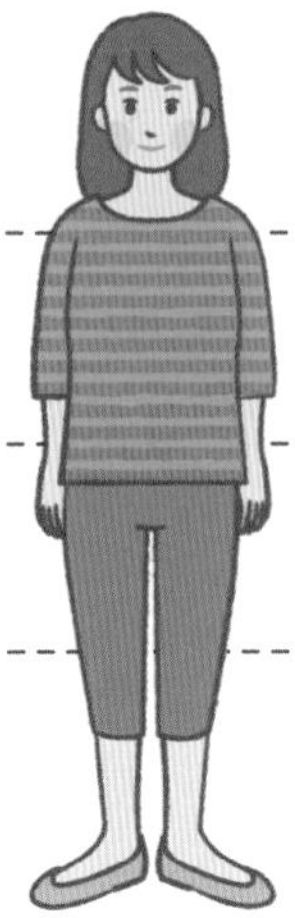

主食のごはんやパン、めんを低たんぱく食品に置き換えることで
家族と共通のおかずが楽しめ、エネルギー量が確保できます。

参考例

1日の摂取カロリー 1800kcal
たんぱく質 40g の食事組み合わせ例

	低たんぱく食品不使用			低たんぱく食品使用		
	エネルギー	たんぱく質	塩分	エネルギー	たんぱく質	塩分
朝食	354kcal	13.8g	1.0g	506kcal	10.8g	0.4g
昼食	491kcal	12.4g	1.7g	677kcal	9.0g	2.4g
夕食	367kcal	13.5g	1.5g	621kcal	20.4g	1.6g
1日計	1212kcal	39.7g	4.2g	1804kcal	40.2g	4.5g

慢性腎臓病のステージが進むと、たんぱく質の制限が厳しくなっていきます。必須アミノ酸を摂るためにも、38ページで紹介したように「効率よくたんぱく質を摂る」ことが求められます。そこで活躍するのが低たんぱく食品です。

違いがよくわかるのが71ページの献立比較で、栄養価で換算したものが上の表になります。いずれもたんぱく質量と塩分量は守れているものの、低たんぱく食品不使用の場合はごはんやパンに含まれるたんぱく質が加算されるため、全体の量を減らさなければなりません。それではお腹も満たされず、体重が減って栄養不足になり、免疫力も落ちてしまいます。主食を低たんぱく食品にすれば肉や魚など良質なたんぱく質食材が使えてエネルギーも目標値に届きます。何より、献立が充実して食事が楽しくなることでしょう。

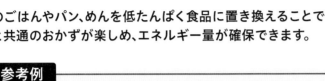

低たんぱく食品不使用

朝食

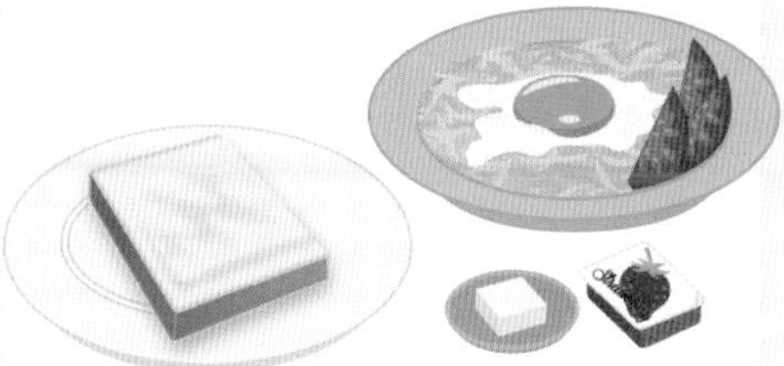

食パンは60g、ヨーグルトを控えて、たんぱく質量を抑える。

昼食

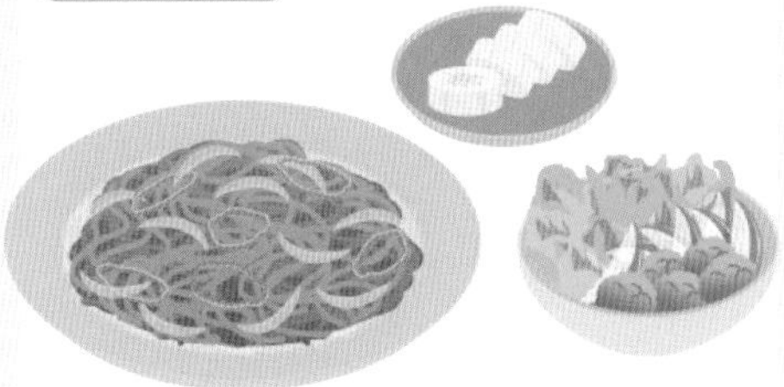

スパゲッティは70g、具は野菜のみにして、サラダもシンプルな野菜サラダに。

夕食

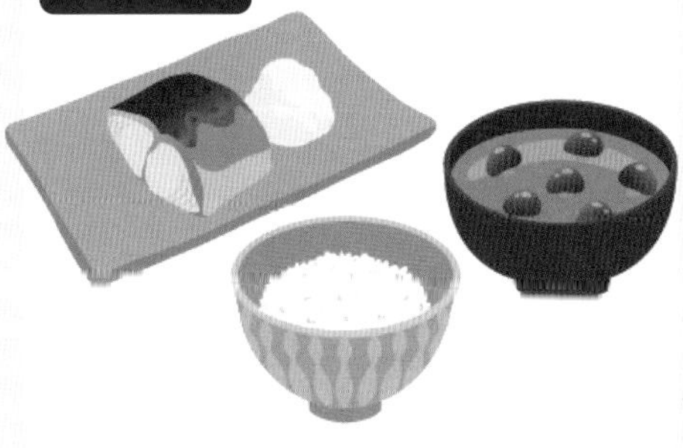

ごはん120g、さばは50g、みそ汁はなめこだけ。やや物足りない献立に。

低たんぱく食品使用

朝食

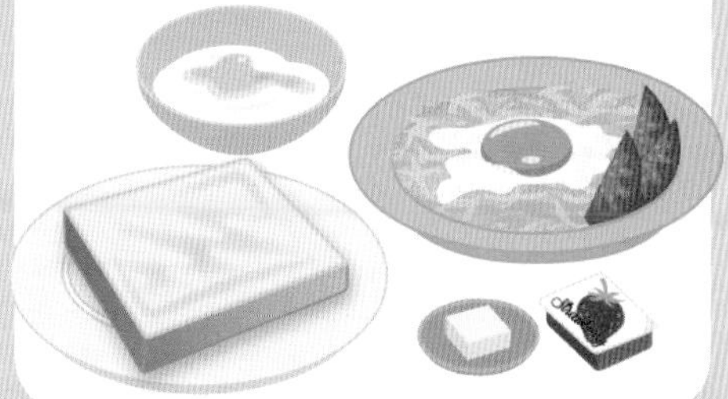

低たんぱく食パン1枚(100g)を使用し、デザートにヨーグルトもつけられる。

昼食

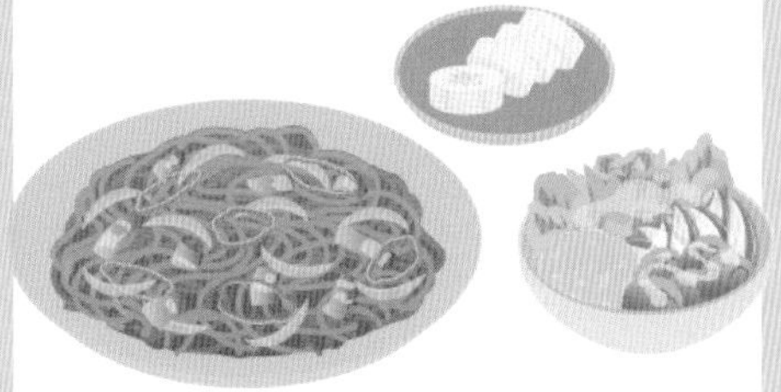

低たんぱくスパゲティ100gを使って具にベーコンをプラス。サラダにツナもOK。

夕食

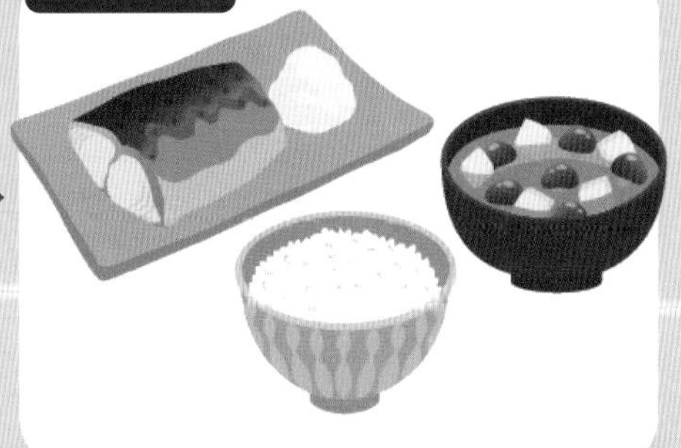

低たんぱくごはん1/25 (1パック180g)、さば100g、豆腐入りのみそ汁で大満足。

治療用特殊食品って どんなもの？

見た目は同じだけど、栄養価が違う!?
慢性腎臓病の食事で大活躍する特殊食品とは

食事管理をしやすくする腎臓病の人のための食品

71ページで比較したように、たんぱく質制限の食事で重宝するのが低たんぱく質食品や低たんぱくかつ高エネルギーの食品です。これらは慢性腎臓病や腎不全などたんぱく質制限を必要とする腎疾患などの食事療法に適していて、商品パッケージに「消費者庁許可 特別用途食品」のマークや、「腎疾患患者用」「腎不全患者用」など用途が表示されているものもあります。一般的なドラッグストアやスーパーマーケットでは販売していないため、医師や管理栄養士に相談し、通信販売などで購入しましょう。

「消費者庁許可特別用途食品」を示すマーク

どんな種類があるの？

塩分調整食品

腎臓病や高血圧など、食塩の摂取制限がある人に便利な塩分を調整した食品です。

塩分を控えるうえで気をつけたいのが調味料で、食塩以外にも塩分を多く含むものがあるため減塩タイプが各種あり、スーパーマーケットで手軽に購入できます。

でんぷん製品

原料にでんぷんを使用した食品。一般的な小麦粉や米に含まれるたんぱく質（グルテン）はほとんど含まないため、エネルギー量がほぼ変わらず、たんぱく質量が少ないのが特徴。

手に入りやすいのは春雨やくずきりなど。でんぷんで作られる主食やおやつもあります。

たんぱく質調整食品

たんぱく質制限では「いかに効率よくたんぱく質を摂取するか」が悩みの種。そこを解消するのが低たんぱくのごはん、パン、めん類です。

特殊な加工により、たんぱく質量は1食あたり0.1gなどごくわずか。摂取エネルギーを確保しつつたんぱく質量を抑えることができます。

エネルギー調整食品

たんぱく質制限をすると、エネルギー不足が懸念されます。その際は「エネルギー調整食品」を補助食におすすめします。

一般的な油と比べ消化吸収が早くエネルギーになりやすいMCTオイル、でんぷんを主成分とした甘味料、ハイカロリーのゼリーなどがあります。

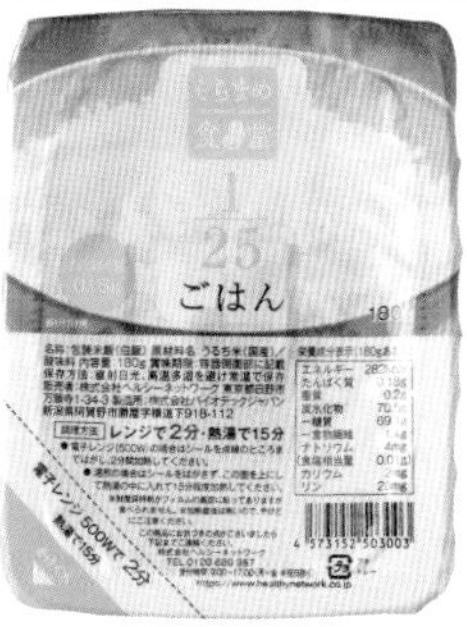

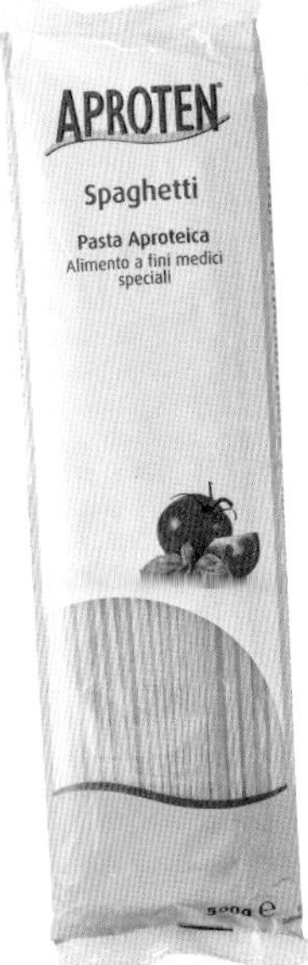

低たんぱく調整スパゲッティ

でんぷんを主原料とした低たんぱくのスパゲッティ。見た目、食感とも違和感なく食べられます。パスタ類は、ゆでるときに塩を入れないのも重要な減塩のポイント。マカロニタイプもあります。

低たんぱくごはん

米粒のたんぱく質を低減させたごはんで、米とレトルトタイプがあります。やや透明感がありモチモチとした食感。たんぱく質の量は商品によって異なり、本書では普通のごはんと比べて1/25まで調整したレトルト品（1パック180gあたりのたんぱく質量0.18g）を使用しています。

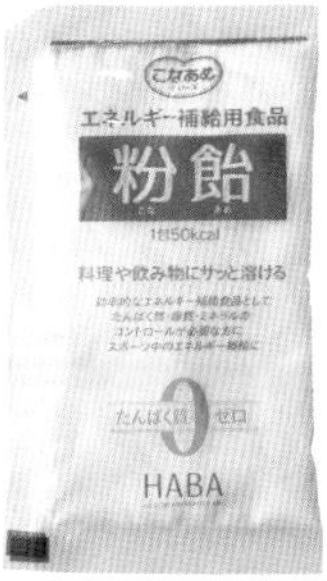

粉飴

でんぷんが主成分の甘味料。100gあたりのエネルギー量は砂糖と同じで、甘さは1/8程度のため、たくさん使うことができます。煮物などの味付けのほか、スイーツにもおすすめ。

いろいろある 治療用特殊食材

たんぱく質調整パン

たんぱく質を調整した米粉で作ったパンで、食パンや丸パンがあります。そのままだと固めなので、レンジなどで温めます。ほんのり甘く、焼くとサクッともっちりします。

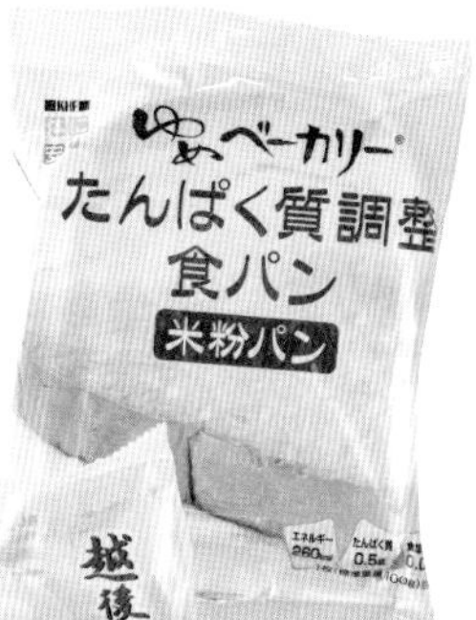

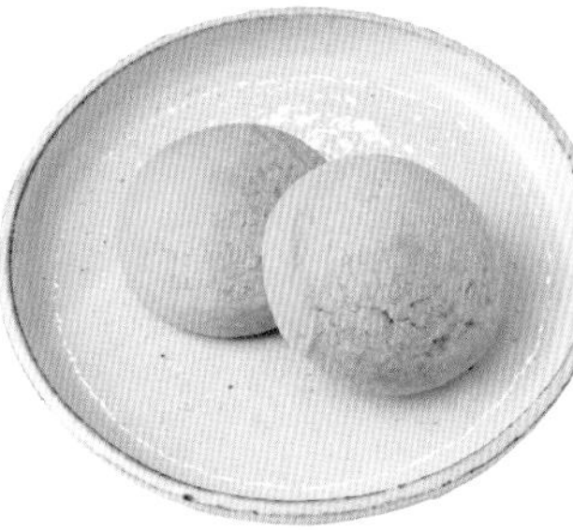

マクトンクッキー

直径3～4cmのミニサイズながら1個50kcalと高カロリーのクッキー。バナナ風味やシナモン風味があります。持ち歩きに便利。

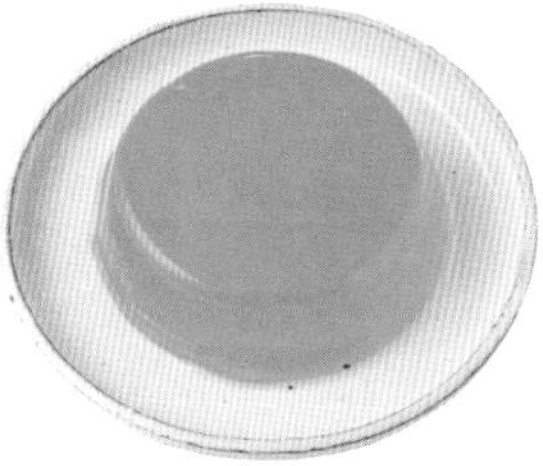

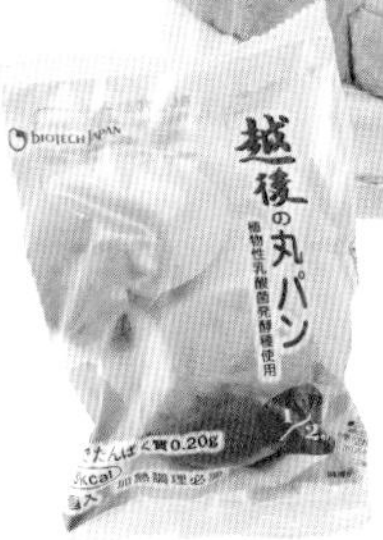

アガロリーゼリー

フルーツ味で食べやすいエネルギー調整ゼリーで、1個（83g）あたり150kcalあります。オレンジ、マスカット、ストロベリー、ブルーベリーなどいろいろな種類があります。

げんたそば、うどん

でんぷんが主成分で、ゆでるとおよそ倍量になります。ゆで汁にでんぷんが溶け出るので、ゆでたあと冷水でしっかり洗ってぬめりを取ってから使うとよいでしょう。

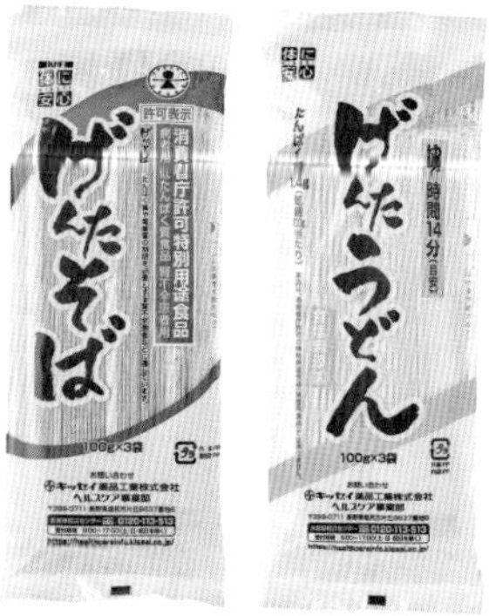

商品の詳細ページはこちらから➡
https://www.shin-sei.co.jp/jinzou/

市販の減塩調味料
減塩食品

高血圧や腎臓病など塩分に制限のある人におすすめ。
塩分控えめながら、味はほぼ違和感なく便利です。

減塩の調味料を活用して料理の塩分量を下げる

健康診断などで血圧の上昇を知り、加齢とともに減塩を気にかけている人が増えています。その影響もあり、現在はスーパーマーケットやコンビニエンスストアなど身近な店舗でさまざまな減塩タイプの調味料が販売されています。どれも企業努力が見られ、違和感なく楽しめます。

調味料全体の塩分量が減ると料理の塩分量も抑えられるので、ぜひ取り入れたいのですが減塩だからといって使い過ぎには注意しましょう。31ページのように使い方にも工夫が必要です。また、味のバランスを補うためにカリウムやリンを添加している調味料もあるので、制限のある人は気をつけてください。

どんな種類があるの？

減塩ソース
減塩トマトケチャップ

ソースも塩分50%や80%カットなどさまざま。具体的な数値を見て判断しましょう。トマトケチャップは食塩不使用のものもあります。厳密には0ではありませんが、限りなく少なめです。

減塩コンソメスープの素
減塩和風だしの素

コンソメは40%カットなど通常商品との比率で減塩をうたったものが多いので、成分表示を確認してから選びましょう。リンやカリウムも配慮した減塩コンソメもあります。和風だしは無塩タイプもあります。

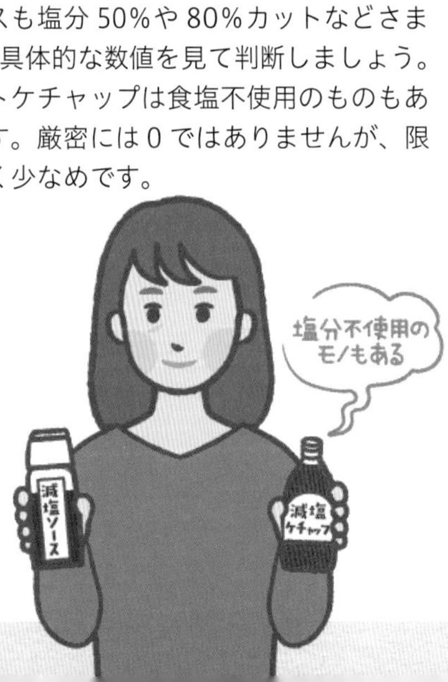

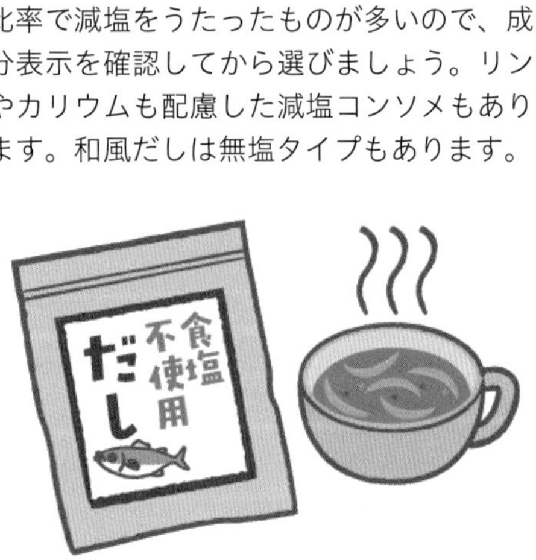

減塩みそ

みそも塩分50%や70%カットなどさまざま。具体的な数値を見て判断しましょう。みそ汁にする場合は、旨味のあるだし汁を活用し、液量を少なくしてみその使用量も抑えます。

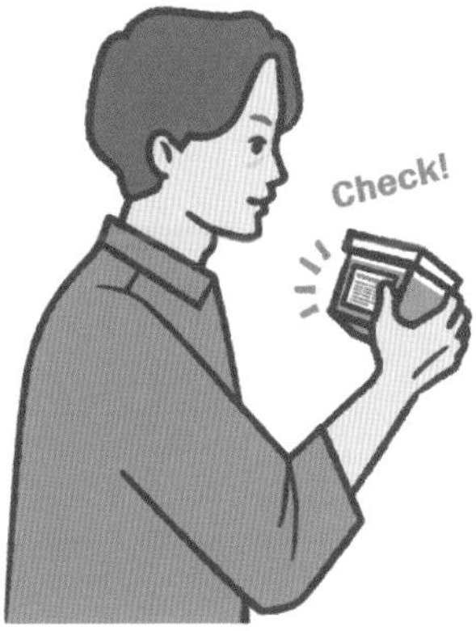

減塩しお

塩分を半分にカットしたタイプや、ミネラルを組み合わせたものがあります。ただ、食塩（塩化ナトリウム）の代わりに塩化カリウムが添加されているものも多いので、カリウム制限のある人は避けてください。

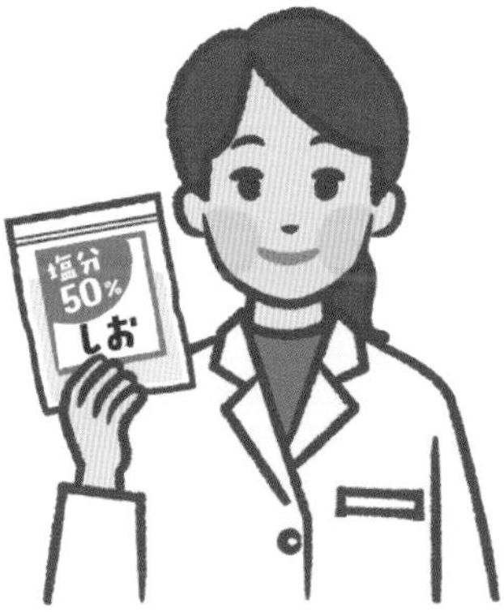

減塩パン
減塩うどん

ごはん以外の主食は、塩が含まれていることが多いです。特にパンは多めなので減塩タイプのものを選んで。うどんやそうめんはゆでることで減りますが、ゼロではないのでできれば無塩のものを。

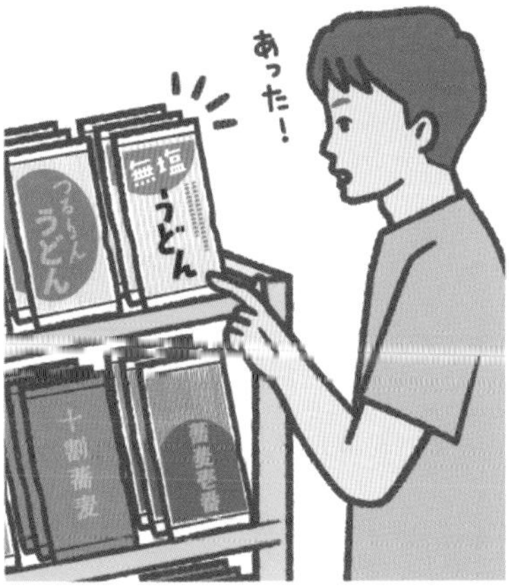

減塩しょうゆ

さまざまなメーカーから減塩タイプのしょうゆが出ています。煮物など使用量が多くなりがちな料理は、減塩がおすすめです。色の薄い「薄口」は一般的な「濃口」よりも塩分量が高いので要注意。

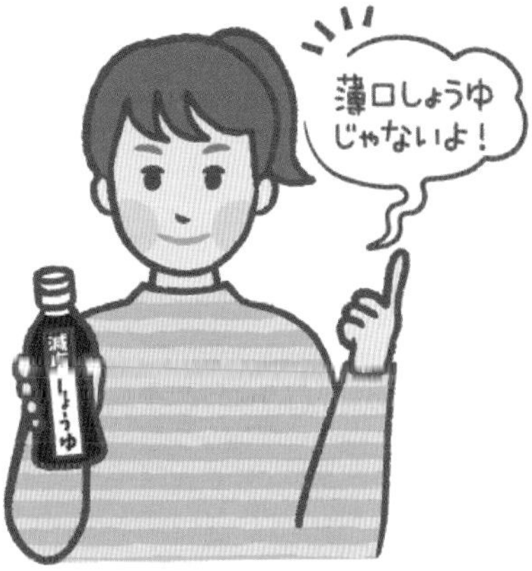

商品の詳細ページはこちらから➡
https://www.shin-sei.co.jp/jinzou/

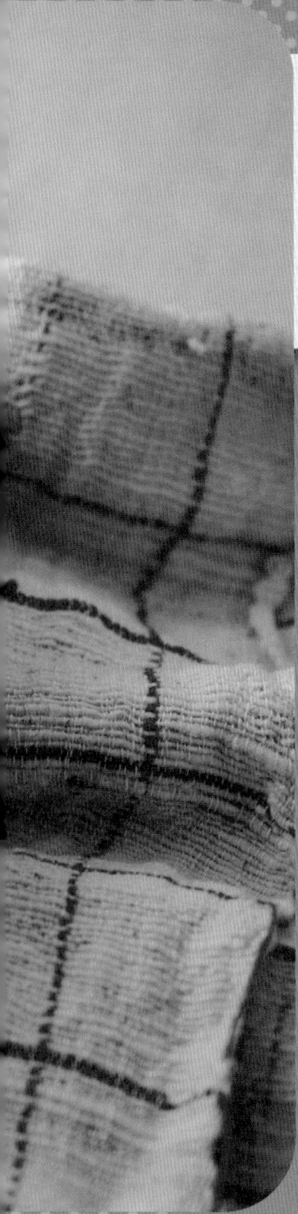

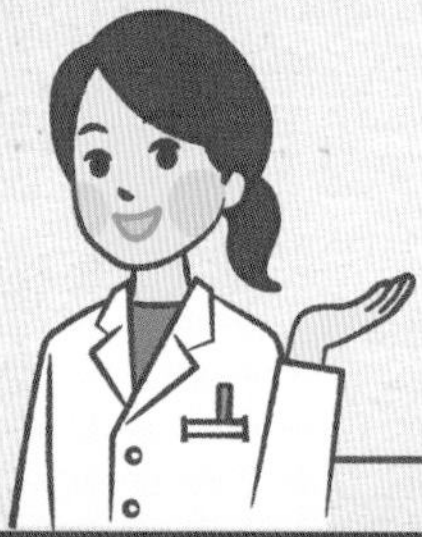

Part 4

塩分控えめでもおいしい
低たんぱくの主菜レシピ

肉や魚、卵を主役に、トマトやだしを合わせて旨味しっかり。香味野菜やスパイスなども使って、変化をもたせたたんぱく質10g前後のメインおかずレシピを紹介します。

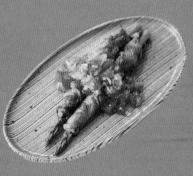

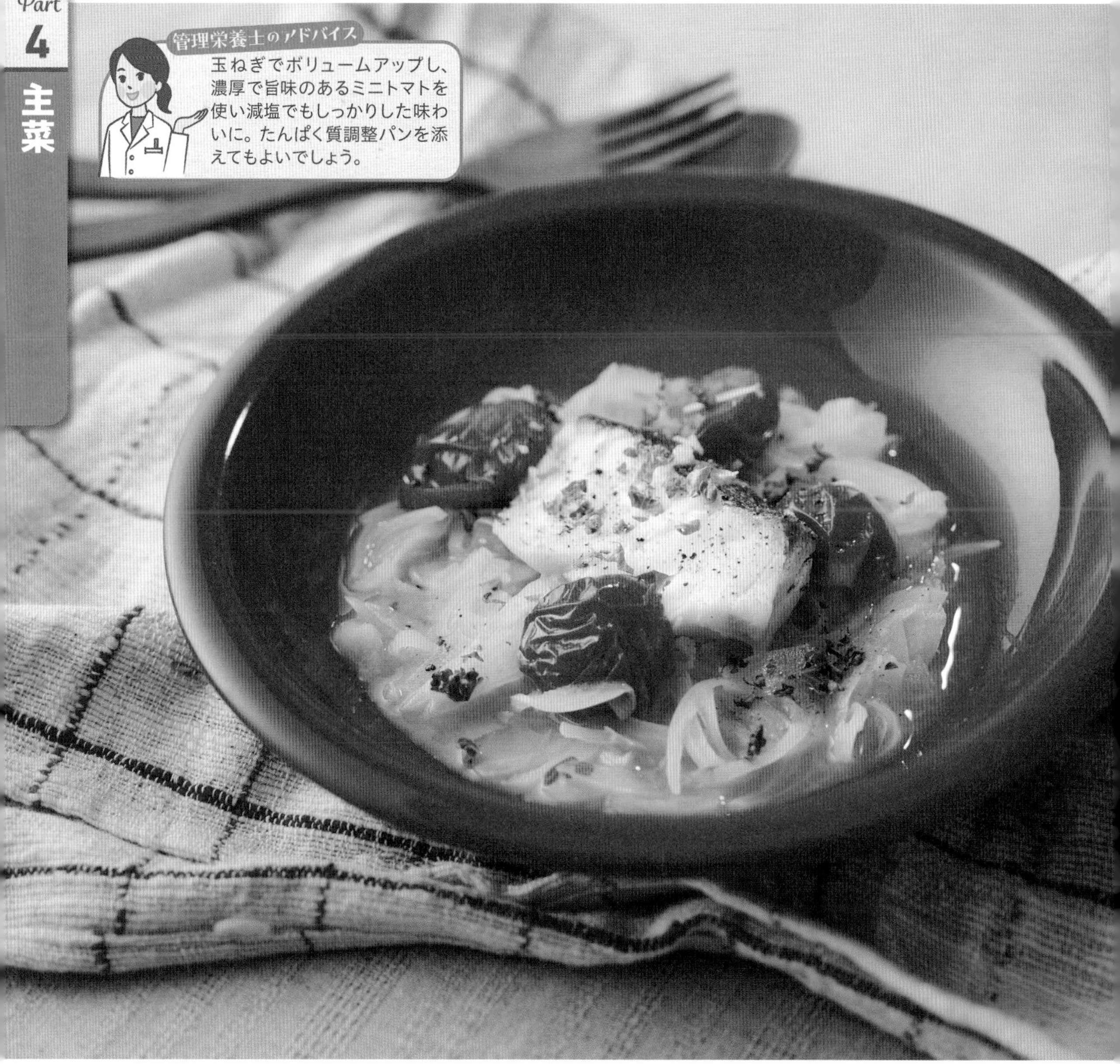

管理栄養士のアドバイス

玉ねぎでボリュームアップし、濃厚で旨味のあるミニトマトを使い減塩でもしっかりした味わいに。たんぱく質調整パンを添えてもよいでしょう。

白身魚のアクアパッツァ

材料(1人分)

白身魚(たら)…50g
玉ねぎ…50g
ミニトマト…2個(40g)

A
- にんにく(みじん切り)…1g
- 白ワイン…50g
- 水…50g

塩…1g
粗びき黒こしょう…少々
オリーブ油…8g
パセリ(みじん切り)…少々

作り方

1 玉ねぎは薄切り、ミニトマトは半分に切る。

2 たらは水気をよく拭き取り、オリーブ油を中火で熱したフライパンに入れて焼く。途中返して両面焼き色がついたら弱火にし、1、Aを加えて再び中火にする。

3 ふつふつしてきたらふたをして、ごく弱火で5分蒸し煮する。塩、黒こしょうで味を調え、器に盛り、パセリを散らす。

1人分
塩分量 1.1g
たんぱく質量 10.1g
エネルギー 177kcal

豚肉のアップルソース焼き

材料（1人分）

豚肩ロース肉…40g
りんご…30g
A はちみつ…7g
　しょうゆ…3g
　酒…3g
バター…10g
キャベツ（せん切り）…60g
マヨネーズ…10g

作り方

1 豚肉はたたいて筋切りする。

2 りんごは皮をむいてすりおろし、ポリ袋に入れてAを加え混ぜ、1を入れて揉み込み、空気を抜いて口をしばって10分ほど漬ける。

3 フライパンを中火で熱してバターを溶かし、2の豚肉を焼く。途中返して火を通し、残りのたれを加えて絡める。

4 器にキャベツと3を盛り、マヨネーズを添える。

1人分
塩分量 0.9g
たんぱく質量 8.1g
エネルギー 289 kcal

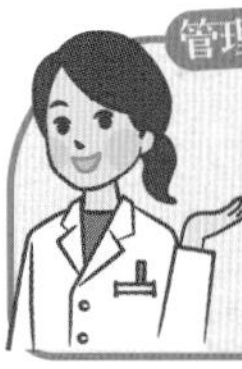

管理栄養士のアドバイス
りんごをすりおろすことで、少ない調味料でも豚肉全体に味が絡まります。りんごとはちみつの甘味、バターのコクで食べごたえアップ。たれをキャベツにからませて食べるとおいしいです。

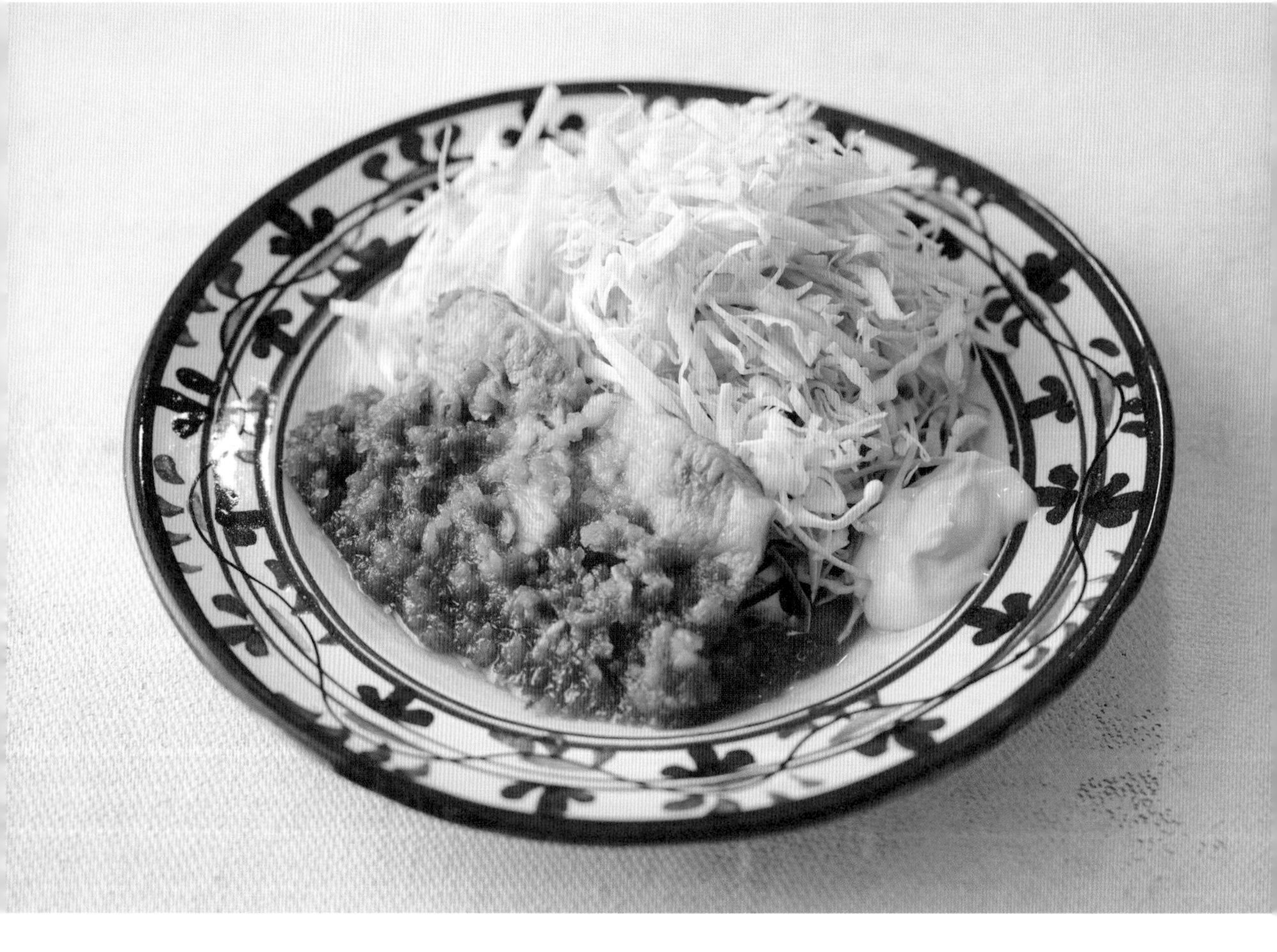

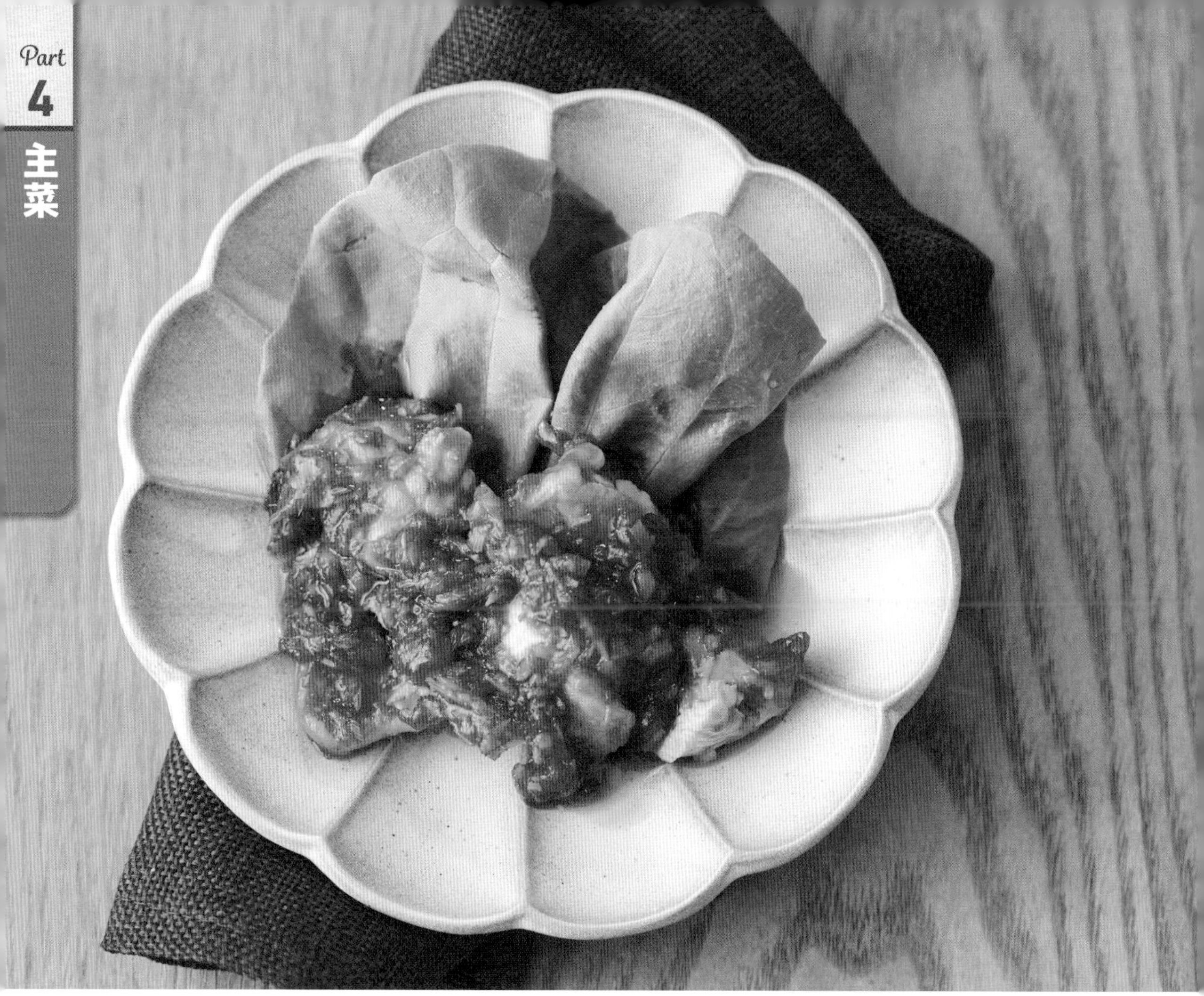

鶏肉のチリソース炒め

材料（1人分）

鶏もも肉…40g

A
- にんにく（みじん切り）…5g
- しょうが（みじん切り）…5g
- 長ねぎ（みじん切り）…10g

B
- トマトケチャップ…15g
- 豆板醤…1g
- 酢…2g
- ごま油…2g
- 砂糖…2g
- 鶏ガラスープのもと…1g

C
- 片栗粉…2g
- 水…2g

サラダ油…8g

サラダ菜…1枚（8g）

作り方

1 鶏肉は食べやすい大きさに切る。B、Cはそれぞれ合わせておく。

2 フライパンにサラダ油を中火で熱し、Aを炒める。香りが立ったら鶏肉を加えて炒める。

3 肉の色が変わったらAを加え、ふつふつとしてきたらCの水溶き片栗粉を加え、とろみがついたらサラダ菜を敷いた器に盛る。

1人分
塩分量 1.2g
たんぱく質量 7.9g
エネルギー 263kcal

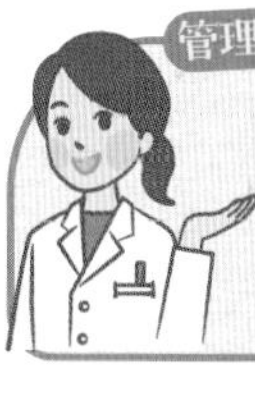

管理栄養士のアドバイス

にんにく、しょうが、長ねぎといった香味野菜を組み合わせることで味に深みが出て、酢で味が締まります。鶏肉をえびや厚揚げに代えても◎。

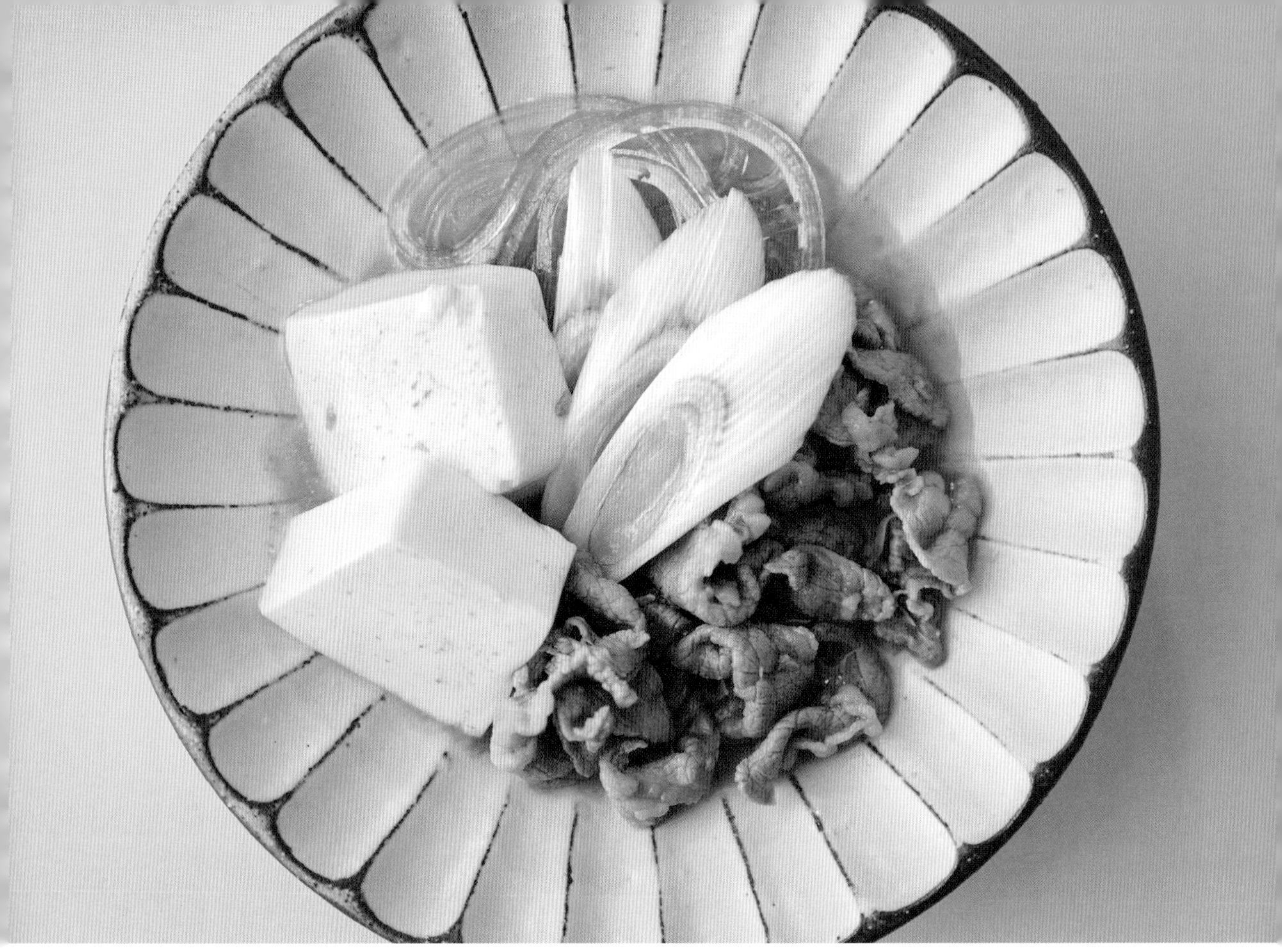

肉豆腐

材料（1人分）

牛バラ薄切り肉…40g
絹ごし豆腐…50g
長ねぎ…15g
くずきり…10g

A
- だし汁…150g
- しょうゆ…9g
- 砂糖…9g
- みりん…9g

サラダ油…4

作り方

1 豆腐は半分に切る。長ねぎは斜め切りにする。くずきりは袋の表示通りゆでて戻し、食べやすい長さに切る。

2 鍋にサラダ油を中火で熱し、長ねぎを並べ入れて全体に焼き目がつくまで焼き、一旦取り出す。続けて牛肉を加えて炒め、肉の色が変わってきたらAを加える。

3 ふつふつとしてきたら豆腐、くずきりを加える。ひと煮立ちしたら長ねぎを戻し入れ、長ねぎが好みの柔らかさになるまで煮る。

1人分
塩分量 1.5g
たんぱく質量 9.2g
エネルギー 320 kcal

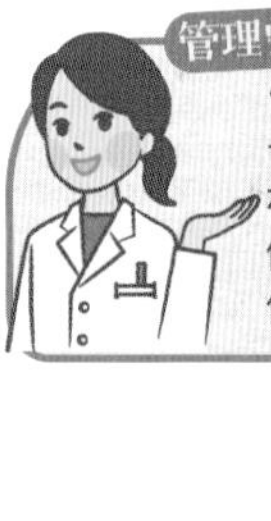

管理栄養士のアドバイス

くずきりは低たんぱくでボリュームのある優秀食材。いろいろな味に合うので常備しておくと便利です。煮汁はかつおだしを使って旨味アップ！

鮭のムニエル

材料(1人分)

生鮭…正味50g
薄力粉…3.5g
しょうゆ…2g
サラダ油…6g
バター…1g
サラダ菜…1枚(8g)
レモン(輪切り)…1枚(10g)
パセリ(みじん切り)…少々

作り方

1 鮭は水気をよく拭き取り、皮と骨を除いて分量分用意する。薄力粉をまぶし、サラダ油を中火で熱したフライパンで焼く。

2 途中返して両面焼き色がついたら弱火にし、バター、鍋肌からしょうゆを加えて絡め、風味を立たせる。サラダ菜を敷いた器に盛り、レモンを添え、パセリを散らす。

1人分
塩分量
0.4g
たんぱく質量
10.5g
エネルギー
190kcal

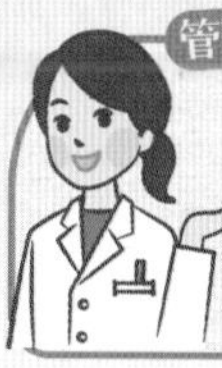

管理栄養士のアドバイス
しょうゆを鍋肌から入れることで香ばしさが加わり、減塩でもしっかりとした味わいに。サラダ油とバターを併用して、エネルギー量をアップします。

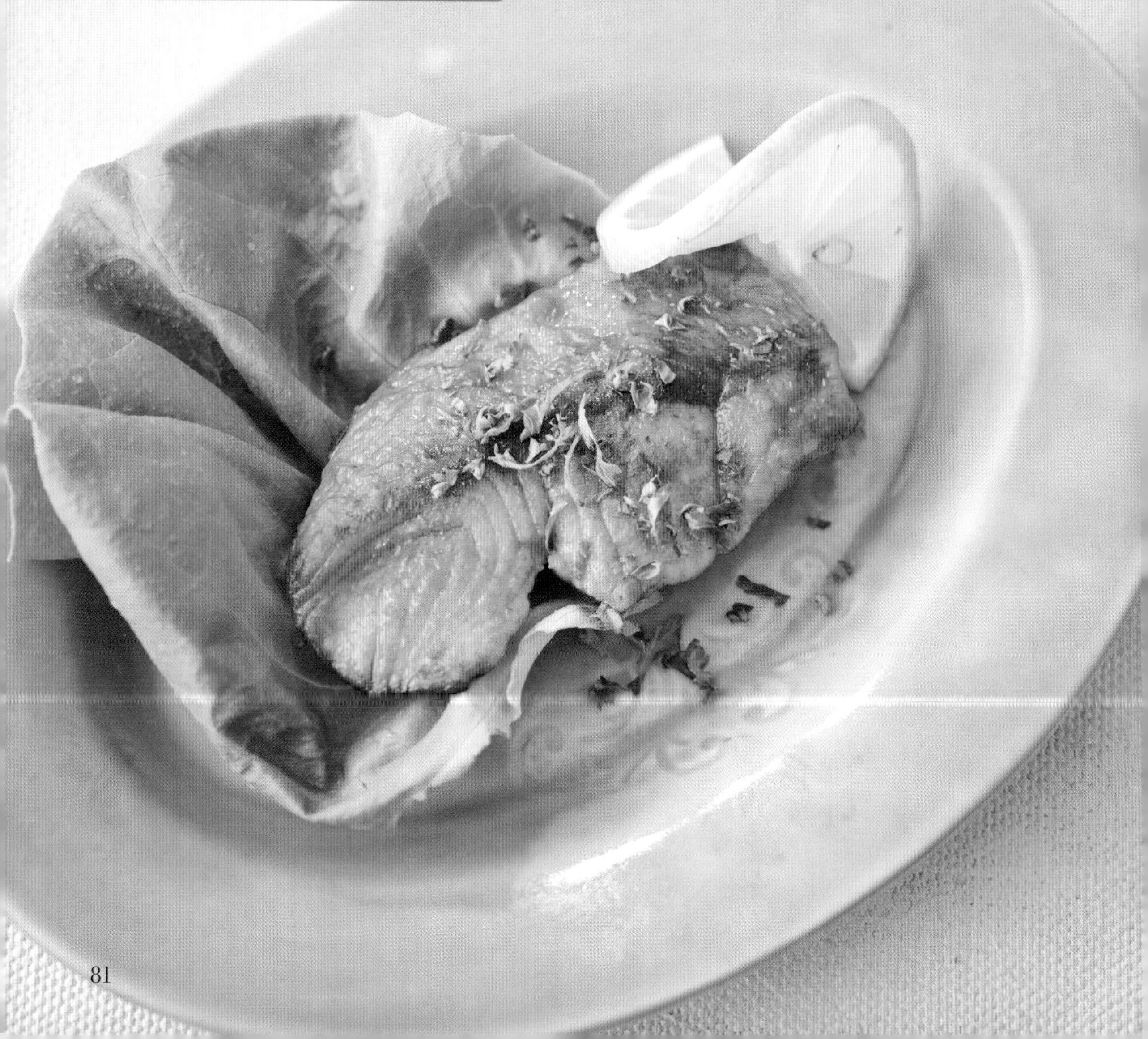

かじきのカレーマヨ揚げ

材料（1人分）

めかじき…40g

A
- しょうが（すりおろし）…1g
- 酒…3g
- カレー粉…3g
- マヨネーズ…4g
- 塩…0.5g

片栗粉…少々

揚げ油…適量

トマト（くし形切り）
…2切れ（30g）

サニーレタス…1/2枚（5g）

作り方

1 ポリ袋にAを混ぜ合わせ、水気をよく拭き取っためかじきを入れて空気を抜いて口をしばり、5分ほど漬ける。

2 めかじきを取り出して片栗粉を薄くまぶし、170℃に熱した揚げ油に入れてからりと揚げる。サニーレタスを敷いた器に盛り、トマトを添える。

1人分

塩分量
0.7g

たんぱく質量
8.4g

エネルギー
222 kcal

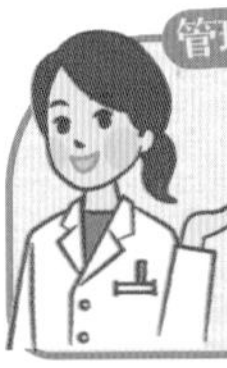

管理栄養士のアドバイス

スパイスは減塩を感じさせないおすすめ調味料。ミックススパイスのカレー粉は使い勝手抜群です。マヨネーズを加えることで魚に絡みやすくなり、卵液を使うよりたんぱく質量が抑えられます。

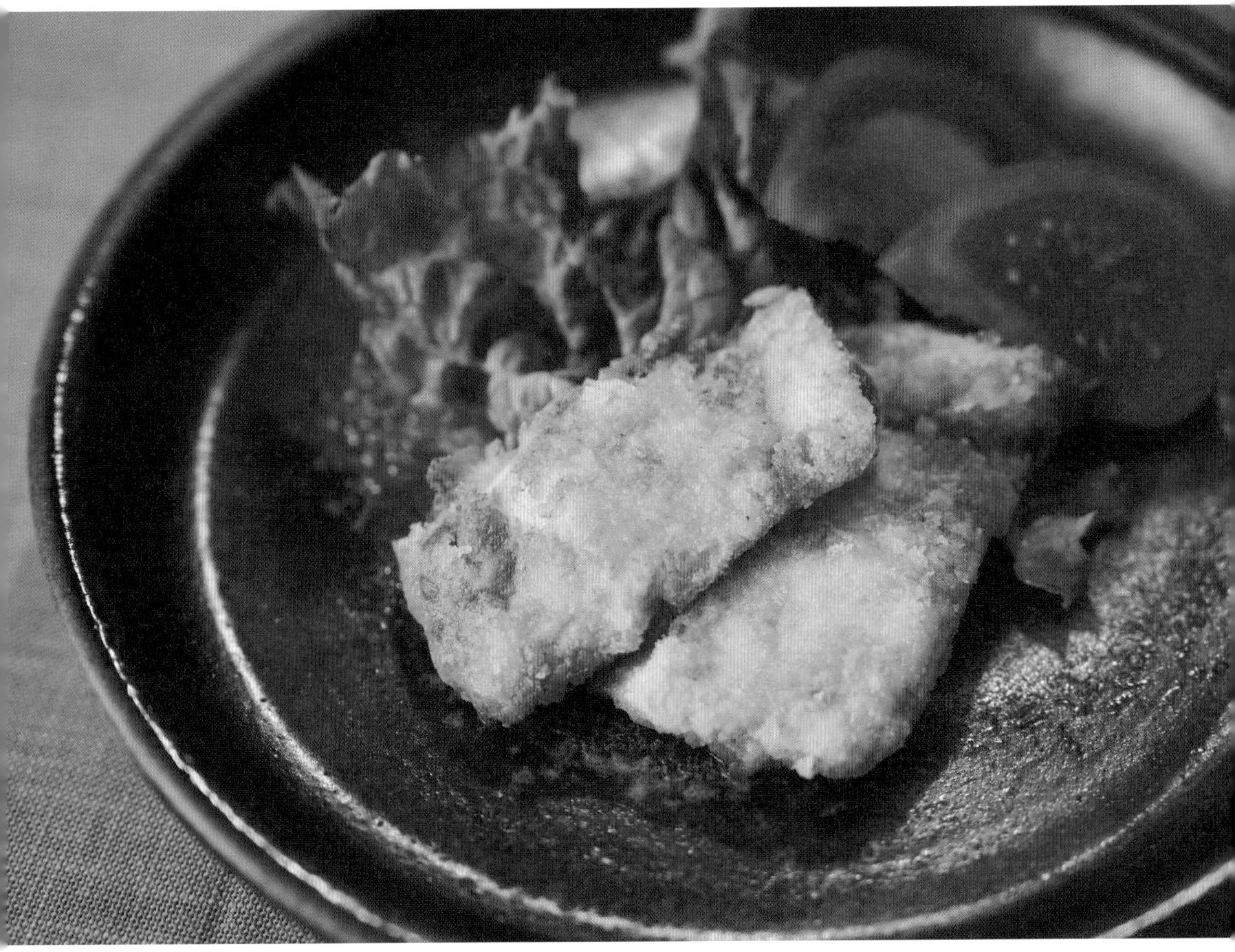

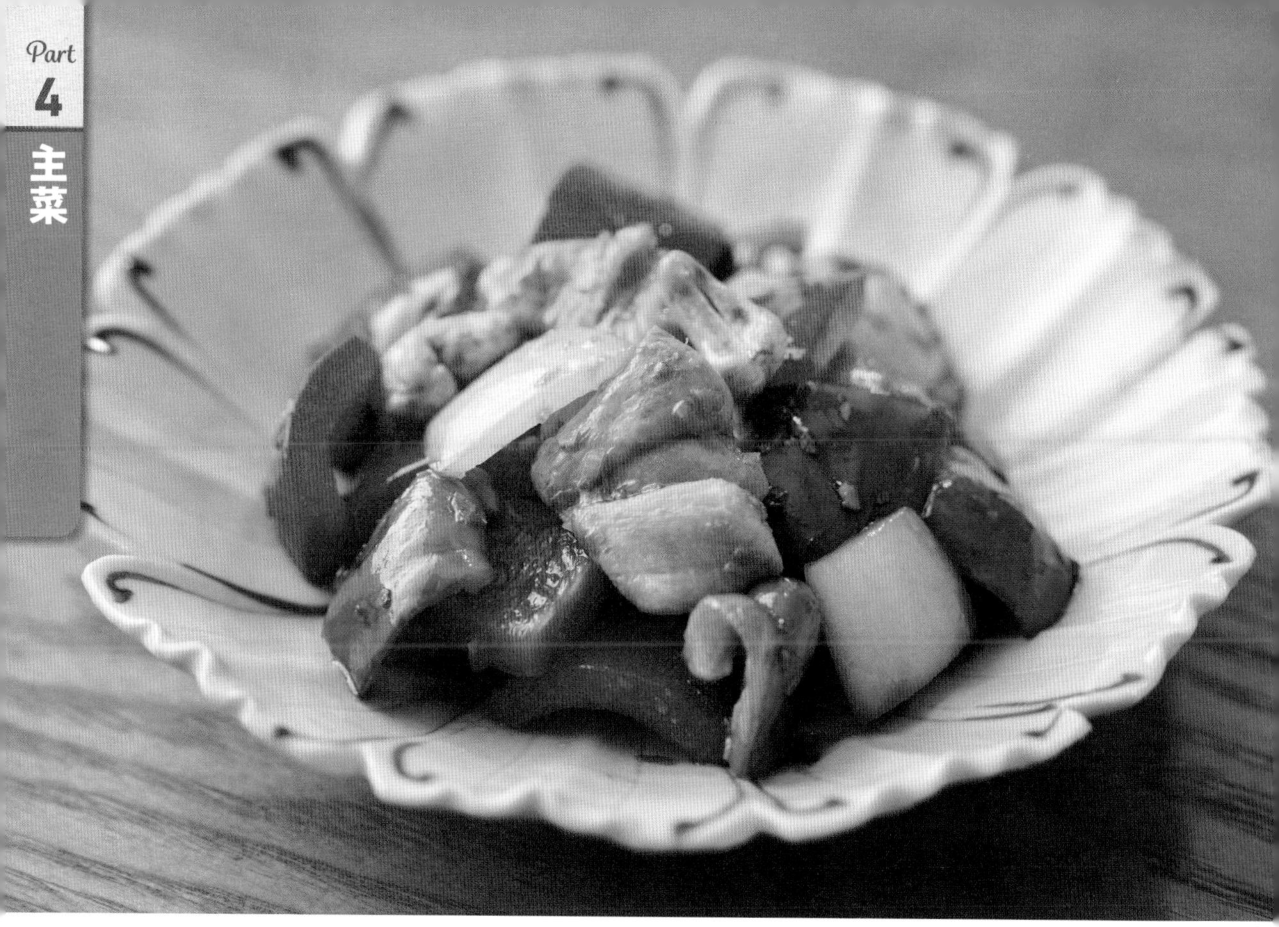

鶏肉のカシューナッツ炒め

材料（1人分）

鶏もも肉…40g
パプリカ（赤）…30g
ピーマン…15g
玉ねぎ…30g
しょうが（みじん切り）…3g
にんにく（みじん切り）…3g
カシューナッツ（無塩）…6g
A オイスターソース…6g
　砂糖…1g
　鶏ガラスープのもと…0.5g
サラダ油…3g

作り方

1 鶏肉、パプリカ、ピーマン、玉ねぎは2㎝角くらいに切る。Aは合わせておく。

2 フライパンにサラダ油を中火で熱し、しょうが、にんにく、カシューナッツを炒める。カシューナッツが香ばしくなったら焦げる前に取り出し、玉ねぎと鶏肉を加えて炒める。

3 肉の色が変わったらAを加えて炒め合わせ、パプリカとピーマンを加えてさっと炒める。しんなりする前に火を止めてカシューナッツを戻し入れて混ぜる。

1人分
塩分量 1.0g
たんぱく質量 9.3g
エネルギー 175kcal

管理栄養士のアドバイス

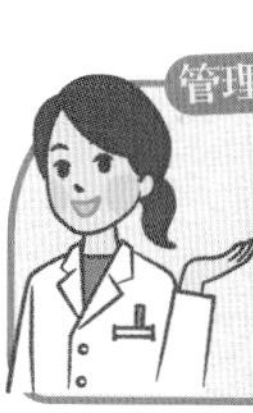

鶏肉、野菜、ナッツなどいろいろな食感があると満足度が増します。手早く炒め合わせて、食感を残すのがポイント！

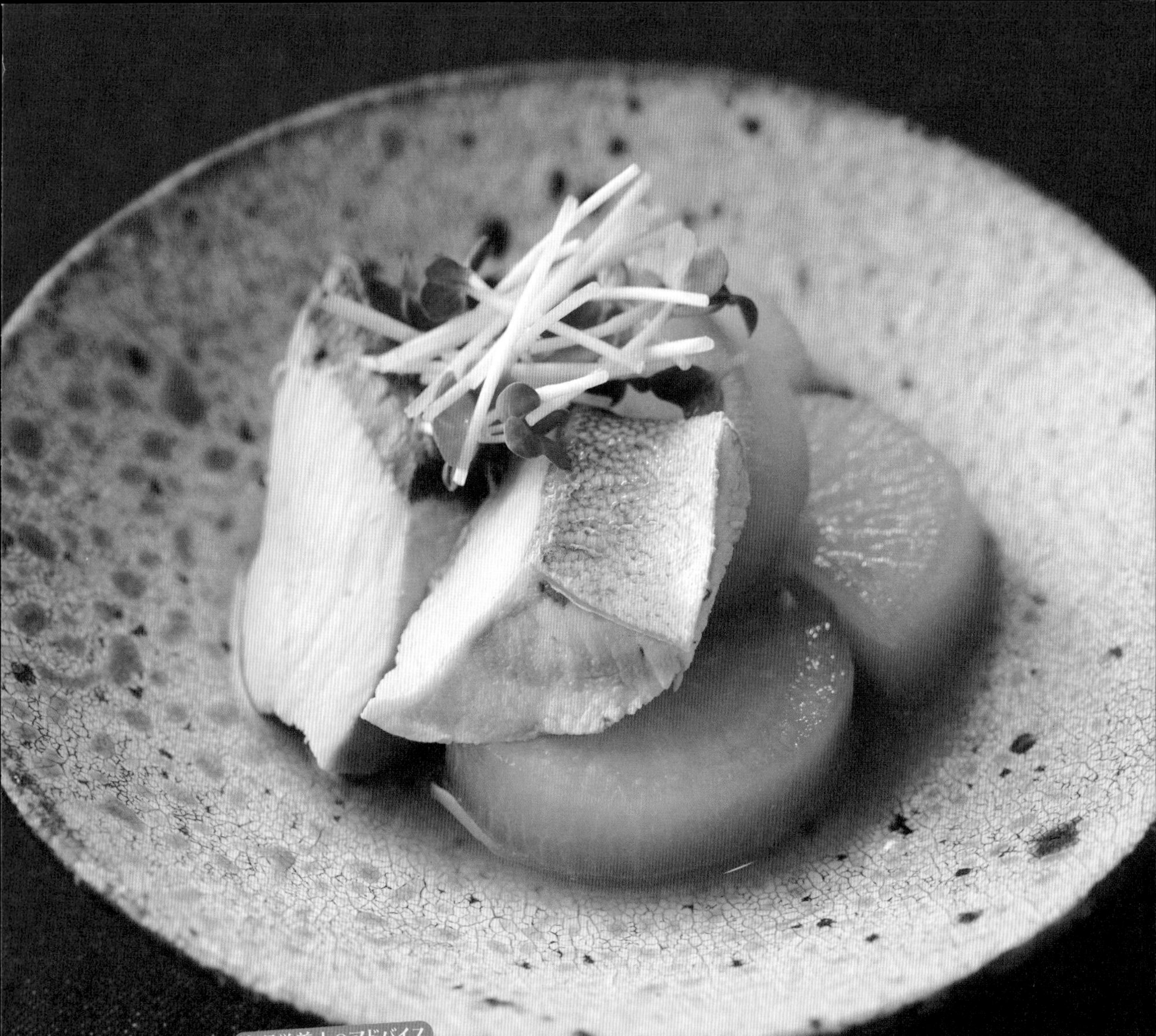

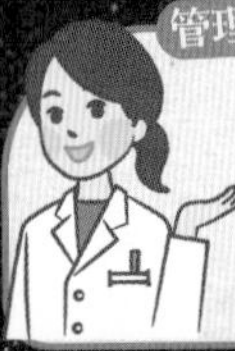

管理栄養士のアドバイス

煮物は最初から煮汁に味をつけ、だしをじっくり含ませながら煮ることで、塩分が少なくても味がしっかり入ります。お好みでしょうがを加えても。

ぶり大根

材料（1人分）

ぶり…40g
大根…100g
A
- だし汁…50g
- 酒…10g
- しょうゆ…6g
- みりん…2g

かいわれ大根…少々

作り方

1 ぶりは水気をよく拭き取り、食べやすい大きさに切る。大根は1㎝幅の半月切りにする。

2 鍋にAを入れて中火にかけ、煮立ったら1を加えて落としぶたをして煮る。煮汁が少なくなったら弱火にし、様子を見ながら水を少しずつ足し、大根がやわらかくなるまで煮る。

3 器に盛り、2〜3㎝長さに切ったかいわれ大根をのせる。

1人分
塩分量 1g
たんぱく質量 9.7g
エネルギー 125kcal

鶏肉の七味焼き

材料(1人分)

鶏もも肉…50g

A
- しょうゆ…6g
- みりん…6g
- 酒…5g
- 七味唐辛子…1〜1.5g

ごま油…4g

水菜…15g

作り方

1 ポリ袋にAを混ぜ合わせ、食べやすい大きさに切った鶏肉を入れて揉み込み、空気を抜いて口をしばり10分ほど漬ける。

2 フライパンにごま油を中火で熱し、1の鶏肉を並べ入れる。途中返して両面香ばしく焼けたら、残りのたれを加えて絡める。

3 5㎝長さに切った水菜を器に盛り、1をのせる。

1人分
- 塩分量 1.0g
- たんぱく質量 9.4g
- エネルギー 164kcal

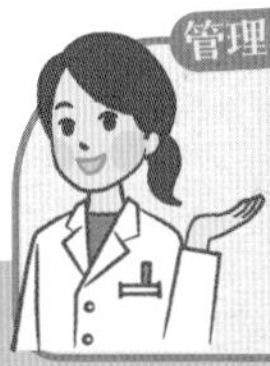

管理栄養士のアドバイス

たれに漬けてから焼くことで、味がしっかりつきます。また七味唐辛子など辛味を効かせると、風味が際立ちます。多めに作って、漬けた状態で冷凍保存もOK。

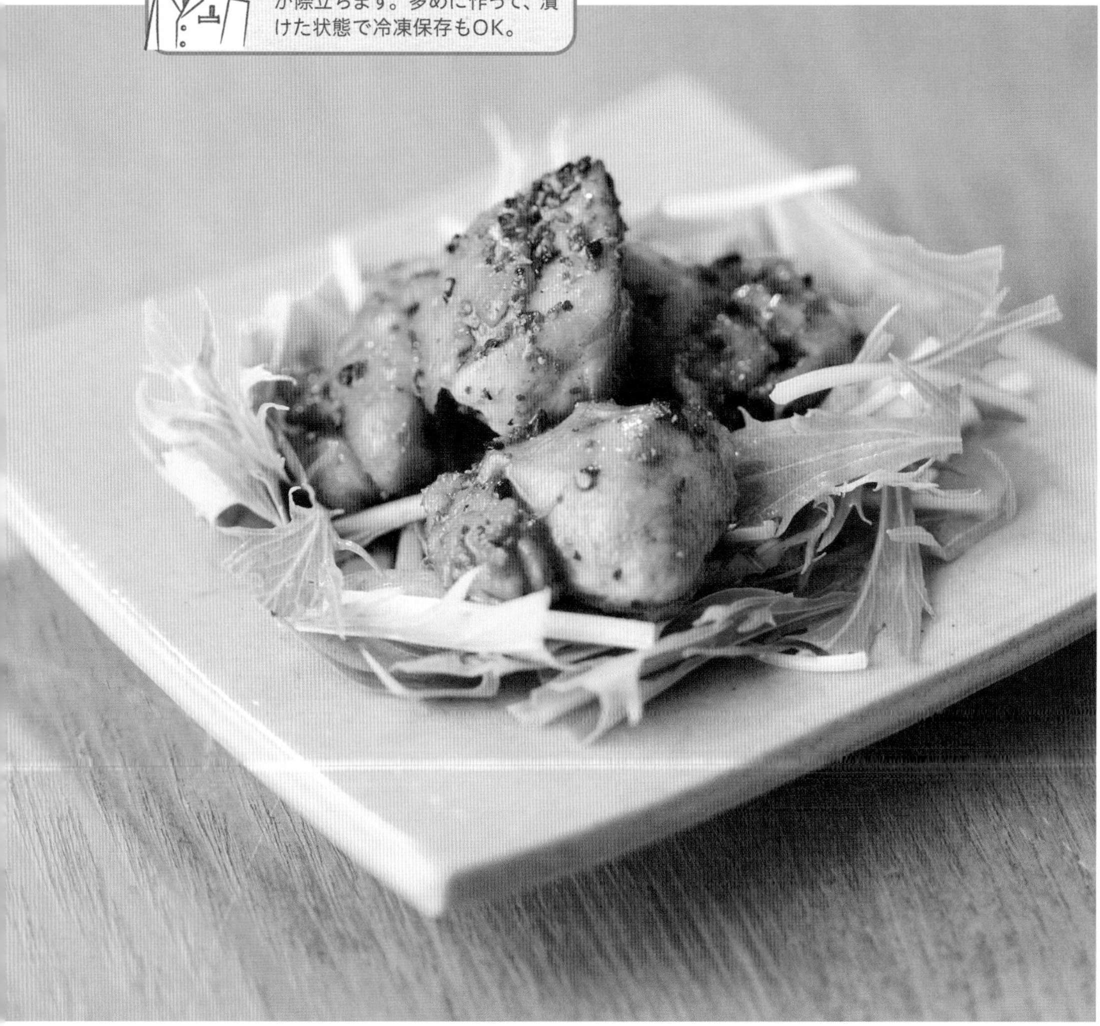

さばのおろし煮

材料（1人分）

生さば…50g
大根…100g
片栗粉…少々
A しょうゆ…6g
　みりん…4g
　和風だし（顆粒）…1g
サラダ油…4g
かいわれ大根…10g
レモン（くし形切り）
…1切れ（15g）

作り方

1 大根はすりおろしてAと混ぜる。

2 さばは水気をよく拭き取って片栗粉を薄くまぶし、サラダ油を中火で熱したフライパンで焼く。途中返して両面焼き色がついたら1を加える。

3 さばに火が通ったら器に盛り、煮汁をかける。3㎝長さに切ったかいわれ大根をのせ、レモンを添える。

1人分
塩分量 1.4g
たんぱく質量 10.2g
エネルギー 259kcal

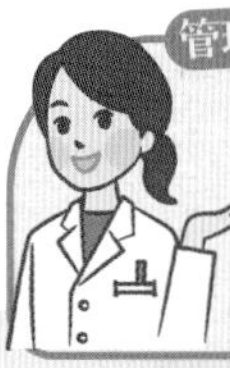

管理栄養士のアドバイス

大根おろしだれがたっぷりかかっているので食べごたえはしっかり。さばに粉をまぶすことで、旨味が閉じ込められ、たれがよく絡まります。

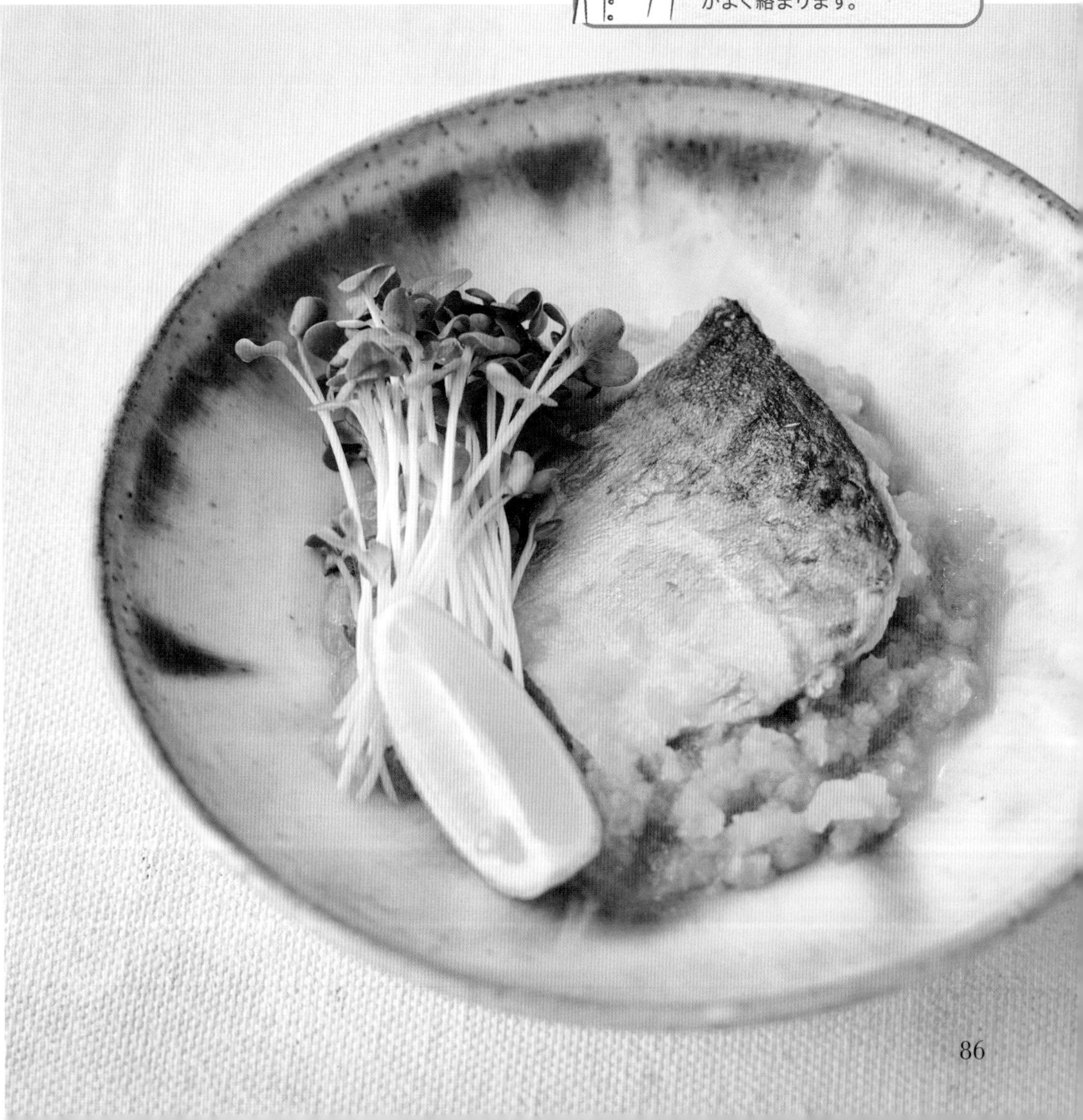

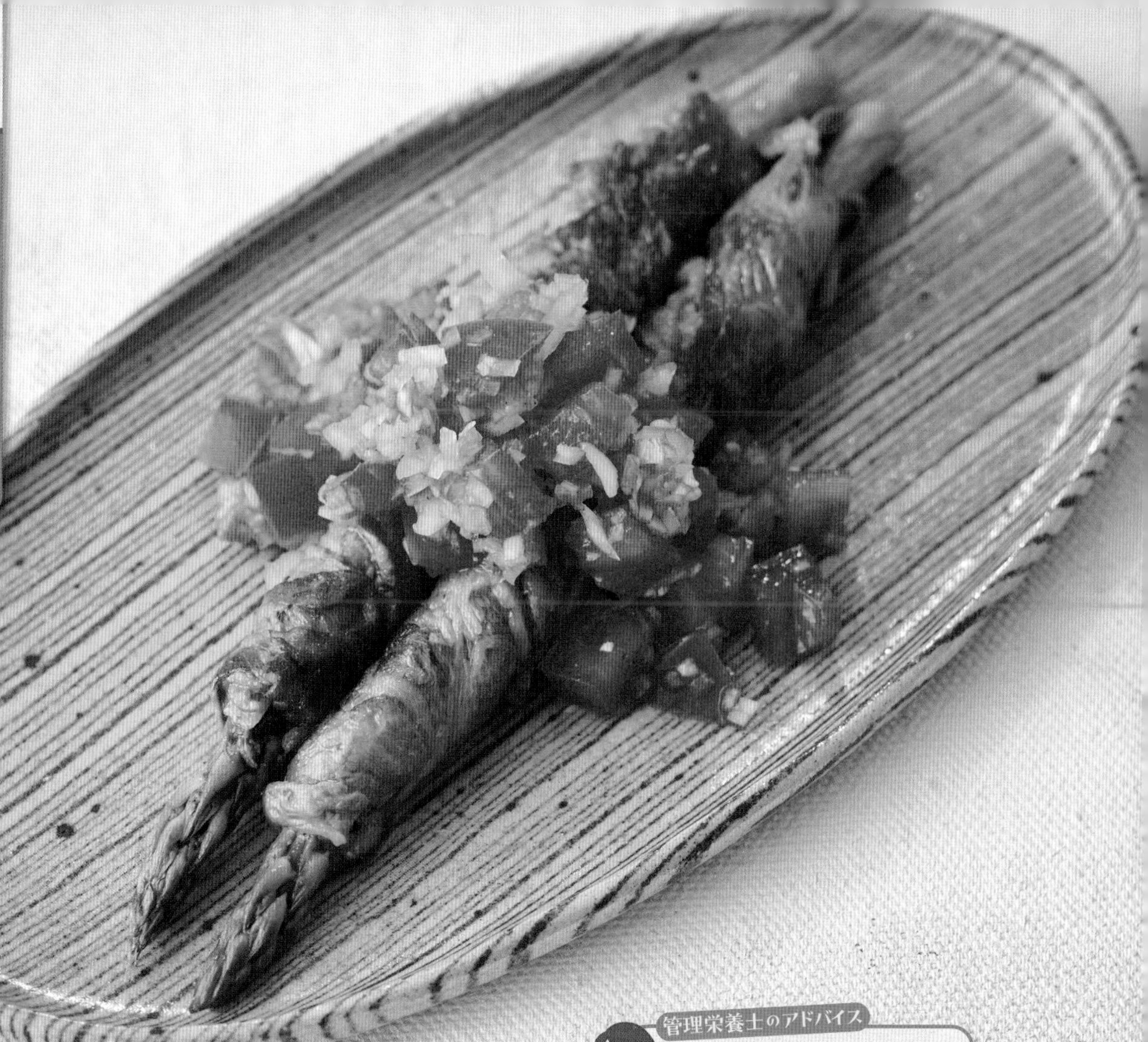

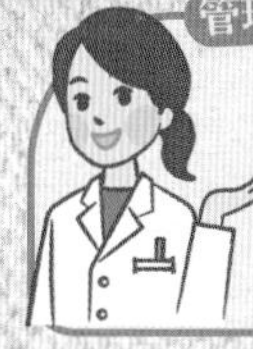

管理栄養士のアドバイス
牛肉には塩を振らず、生のトマトを使ったさっぱりソースでいただきます。牛肉を豚肉にしてもOK。このソースは魚にも合います。

アスパラの牛肉巻き トマトソース

材料(1人分)

牛肩ロース薄切り肉
…2枚(60g)
グリーンアスパラガス
…2本(20g)
トマト…30g
玉ねぎ…15g
A しょうゆ…3g
酢…1g
砂糖…1g
粗びき黒こしょう…少々
サラダ油…4g

作り方

1 アスパラは根元を落としてラップで包み、電子レンジで1分加熱して粗熱を取る。

2 トマトは1㎝の角切り、玉ねぎはみじん切りにしてボウルに入れ、Aを加えて混ぜる。

3 1のアスパラ1本に牛肉1枚を斜めにくるくると巻きつける。もう1本も同様に巻く。サラダ油を中火で熱したフライパンに並べて転がしながら焼き、火が通ったら器に盛り、2をかける。

1人分
塩分量 0.5g
たんぱく質量 9.4g
エネルギー 285kcal

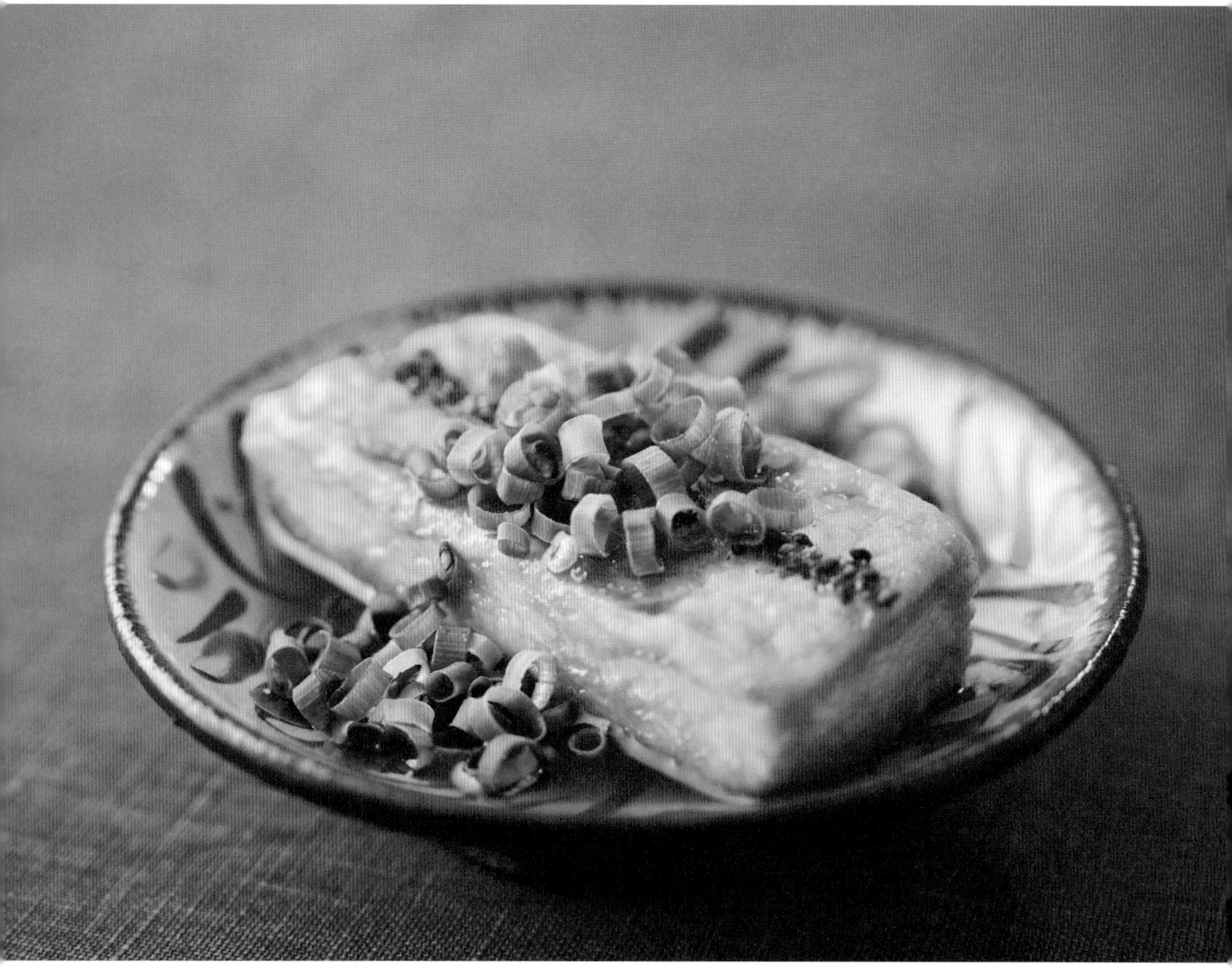

豆腐ステーキ

材料（1人分）

木綿豆腐…100g

A
- 砂糖…3g
- しょうゆ…6g
- 酒…6g
- みりん…6g

薄力粉…少々

サラダ油…4g

七味唐辛子…好みで少々

小ねぎ（小口切り）…3g

作り方

1 豆腐は水切りする。Aは合わせておく。

2 豆腐に薄力粉を薄くまぶし、サラダ油を中火で熱したフライパンで焼く。途中返して全体がこんがりとしたらAを加えて中～強火で煮詰める。

3 器に盛り、好みで七味唐辛子を振り、小ねぎを散らす。

1人分

塩分量 **0.9**g

たんぱく質量 **7.8**g

エネルギー **156**kcal

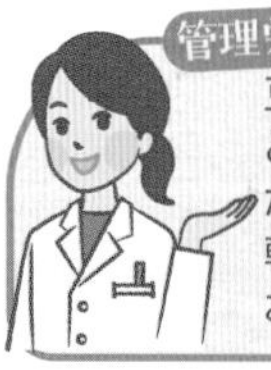

管理栄養士のアドバイス

豆腐に薄力粉をまぶしつけることで、焼くときにくずれにくく、たれがしっかり絡まります。手軽にできるので朝ごはんにもおすすめです。

鮭の石狩鍋風

材料（1人分）

生鮭…正味40g
白菜…40g
ほうれん草…10g
長ねぎ…15g
にんじん…13g

A
- だし汁…50g
- みそ…4g
- 酒…2.5g
- 塩…0.3g
- こしょう…少々

調整豆乳…40g

作り方

1 鮭は水気をよく拭き取り、皮と骨を除いて分量分用意し、一口大にそぎ切りにする。白菜は食べやすい大きさに切る。ほうれん草は熱湯で下ゆでして冷水にとり、絞って3cm長さに切る。長ねぎは斜め切り、にんじんは好みで花型に切る。

2 鍋にAを入れて中火にかけ、煮立ったら鮭を加え、表面の色が変わってきたら白菜、長ねぎ、にんじんを加える。

3 白菜がしんなりしてきたらほうれん草を加え、全体に火が通ったら弱火にし、豆乳を加えてふつふつしたら火を止める。

1人分

塩分量	1.2g
たんぱく質量	10.9g
エネルギー	141kcal

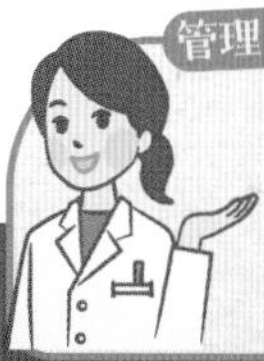

管理栄養士のアドバイス

豆乳を使うとコクが出て、塩味が少なくても食べやすくなります。具だくさんにしてそれぞれの旨味を出すのもおいしくなるポイント。きのこ類などもおすすめです。

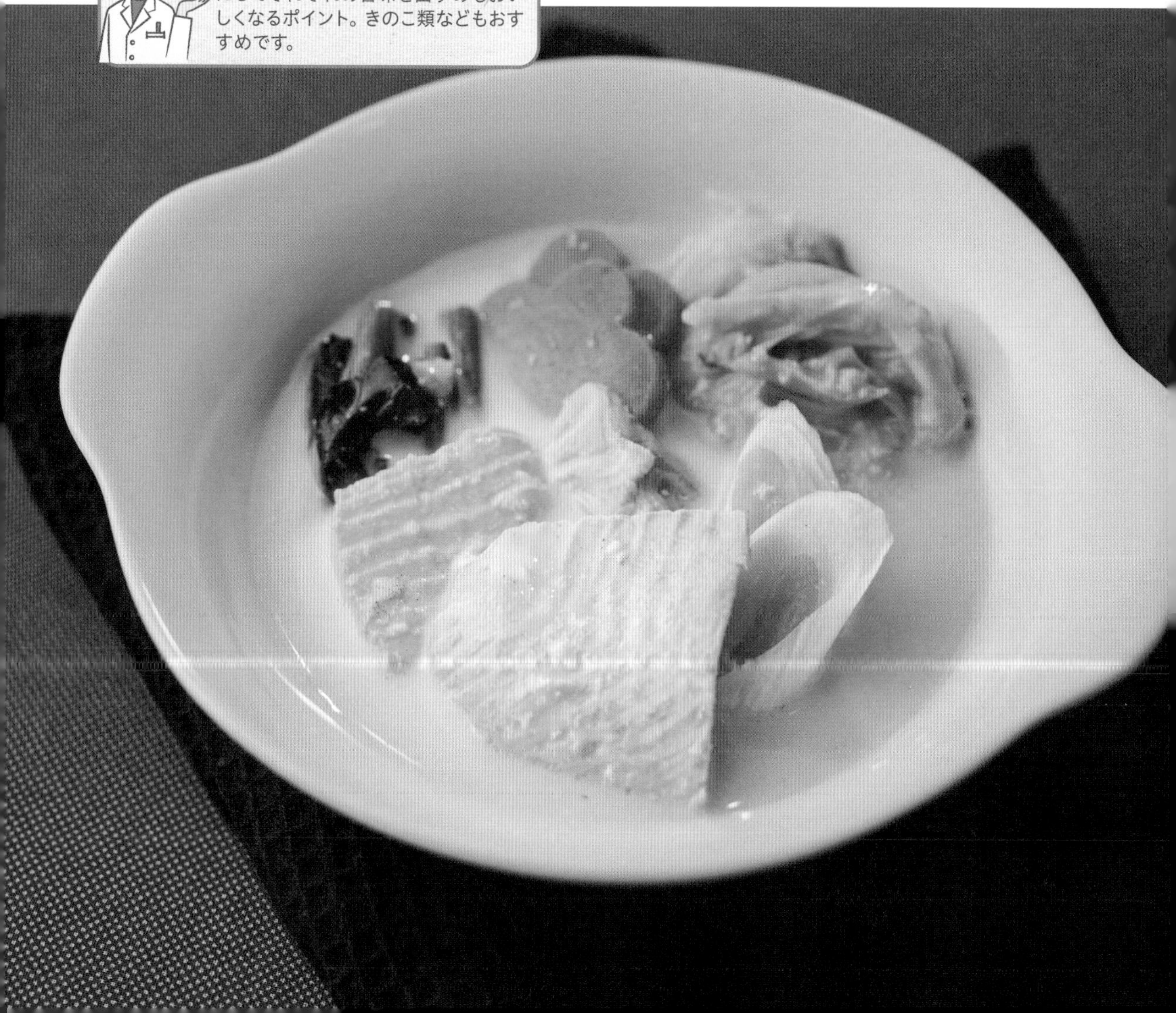

えびマヨ炒め

材料（1人分）

えび…50g
玉ねぎ…25g
片栗粉…少々

A
- マヨネーズ…12g
- トマトケチャップ…9g
- 酒…3g
- 砂糖…1.5g
- 塩…0.5g

サラダ油…12g
パプリカパウダー
…好みで少々

作り方

1 えびは殻をむいて背わたを除き、洗って水気を拭く。玉ねぎは薄くスライスして水にさらして辛みを抜き、水気をよく絞る。Aは合わせておく。

2 えびに片栗粉を薄くまぶし、サラダ油を中火で熱したフライパンで炒める。表面の色が変わったらAを加えて炒め合わせる。

3 玉ねぎを敷いた器に2を盛り、好みでパプリカパウダーをかける。

1人分
塩分量 **1.2g**
たんぱく質量 **9.8g**
エネルギー **221kcal**

管理栄養士のアドバイス
えびは小さめのものを選ぶと尾数が増え、ボリュームを感じられます。粉をまぶして、味をしっかり絡めます。えびを鮭や鶏肉にしても。

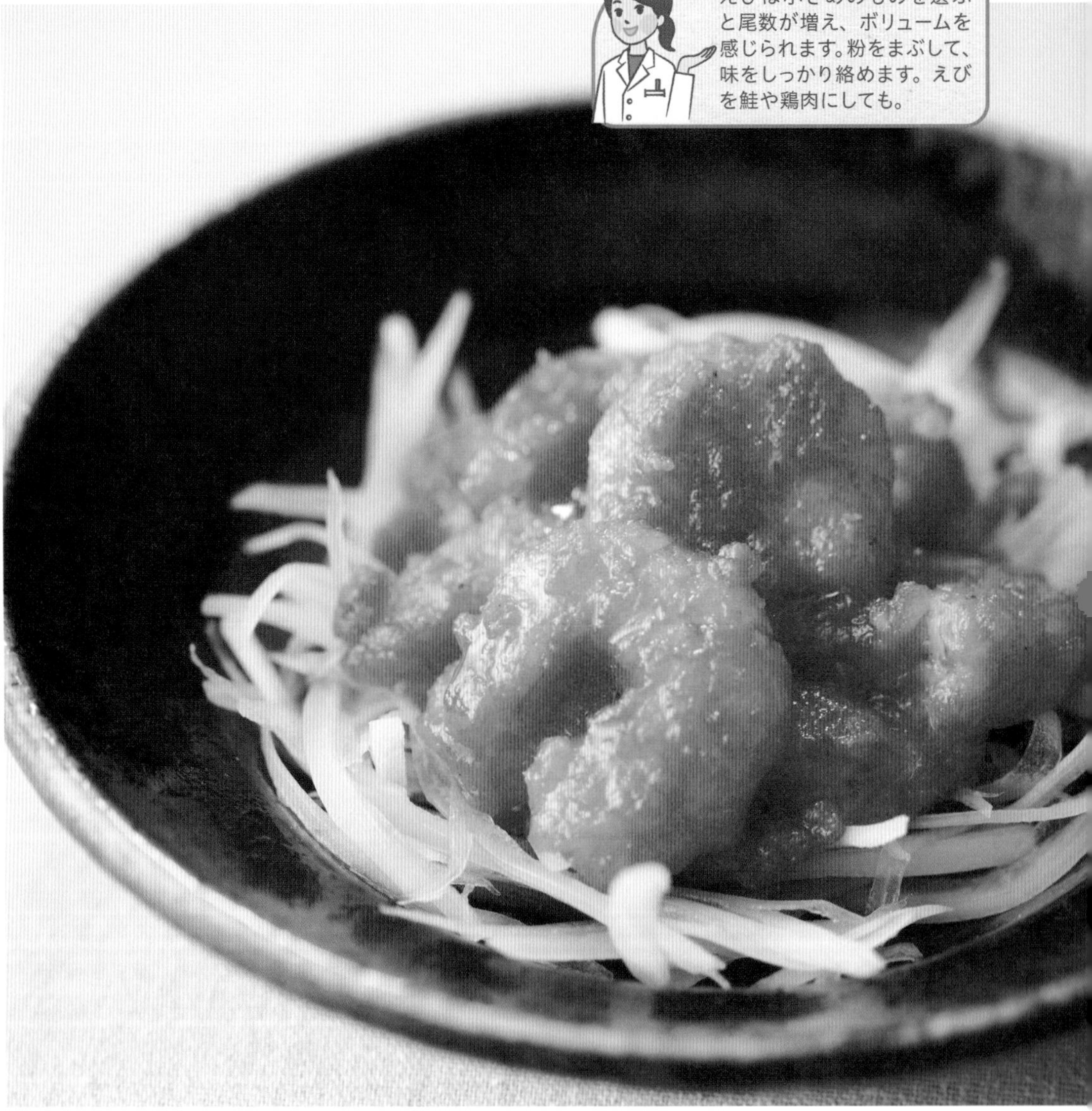

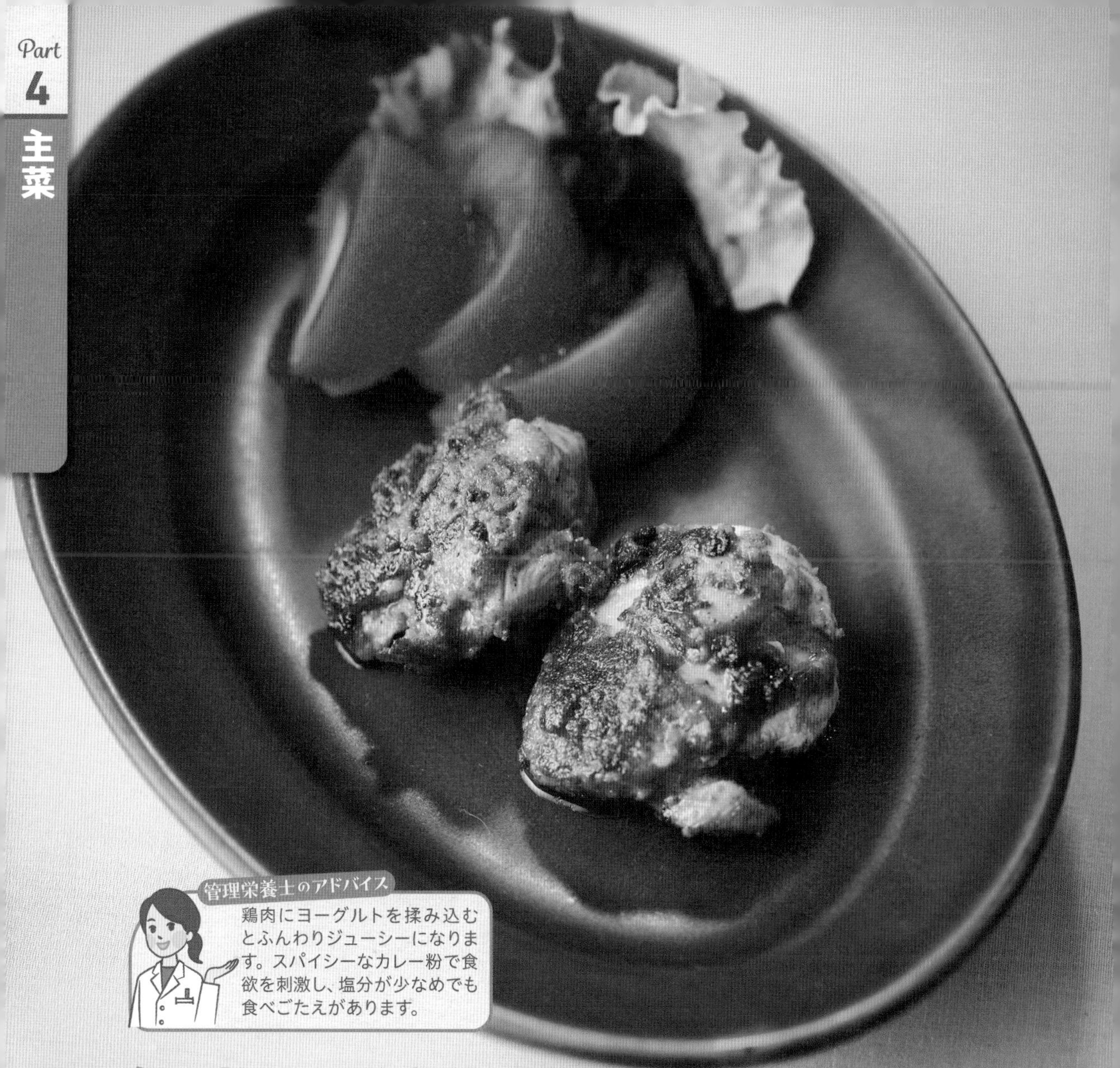

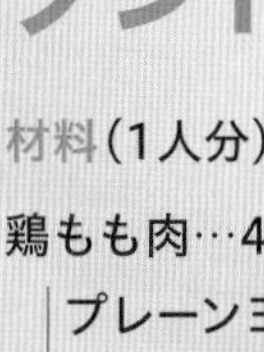

管理栄養士のアドバイス

鶏肉にヨーグルトを揉み込むとふんわりジューシーになります。スパイシーなカレー粉で食欲を刺激し、塩分が少なめでも食べごたえがあります。

タンドリーチキン

材料(1人分)

鶏もも肉…40g

- A
  - プレーンヨーグルト…7g
  - カレー粉…3g
  - トマトケチャップ…3g
  - しょうが(すりおろし)…1.5g
  - にんにく(すりおろし)…1.5g
  - しょうゆ…1.5g
  - 酒…1.3g
  - 塩…0.5g

オリーブ油…4g
サニーレタス…1/2枚(5g)
トマト(くし形切り)…3切れ(30g)

作り方

1 ポリ袋にAを混ぜ合わせ、半分に切った鶏肉を入れて揉み込み、空気を抜いて口をしばり、10分ほど漬ける。

2 フライパンにオリーブ油を中火で熱し、1の鶏肉を並べて焼く。途中返し、両面香ばしく焼けたら器に盛り、ちぎったサニーレタス、トマトを添える。

1人分
塩分量 0.9g
たんぱく質量 8g
エネルギー 158kcal

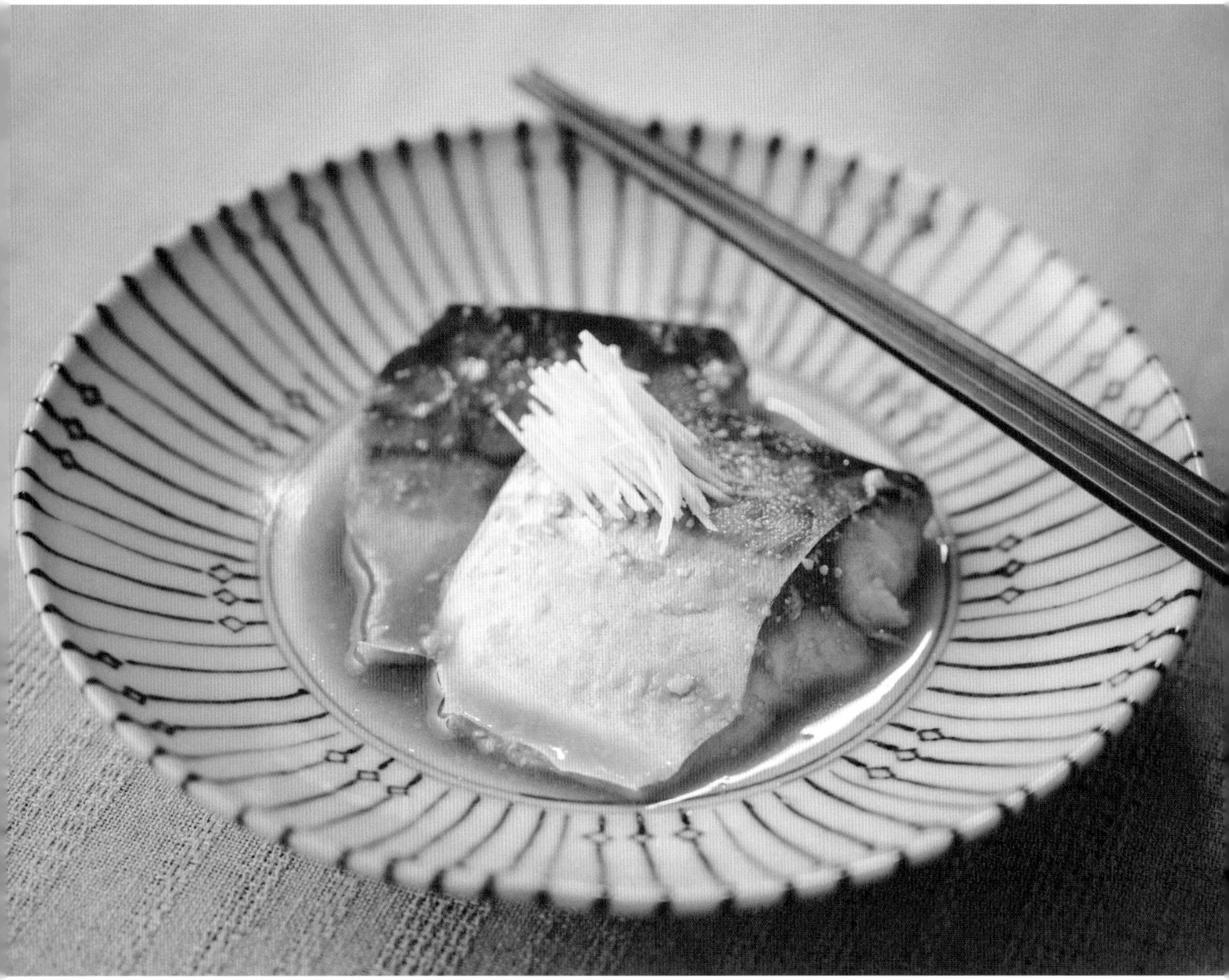

さばのみそ煮

材料（1人分）

生さば…60g

A
- だし汁…50g
- みそ…6g
- みりん…5g
- 酒…3g

しょうが（せん切り）…少々

作り方

1 さばは半分に切り、水気をよく拭き取る。

2 鍋にAを入れて中火にかけ、煮立ったら1を加える。落としぶたをして煮汁が少なくなったら弱火にし、煮汁が足りないときは水を少しずつ足して煮る。

3 さばに火が通ったら器に盛り、しょうがをのせる。

1人分
塩分量 1g
たんぱく質量 11.5g
エネルギー 205kcal

管理栄養士のアドバイス

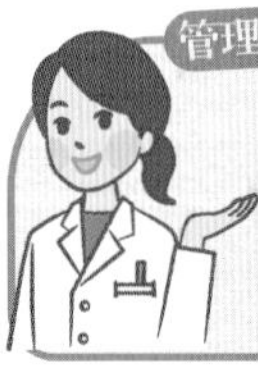

煮汁にあらかじめ調味料を入れ、煮含めながら仕上げることで味がしっかり入ります。塩分が多いと思われがちなみそ煮も、だしを使っておいしく仕上げましょう。

豚しゃぶサラダ

材料(1人分)

豚バラ薄切り肉…40g
水菜…10g
大根…5g
ミニトマト…1個(20g)

A
- 酢…10g
- しょうゆ…5g
- オリーブ油…1g
- こしょう…少々

作り方

1 水菜は4㎝幅に切り、大根は4㎝長さのせん切りにする。ミニトマトは半分に切る。

2 鍋に湯を沸かし、酒少々(分量外)を加えて豚肉を広げてゆでる。肉の色が変わったら取り出して冷ます。

3 水菜と大根を合わせて器に盛り、1をのせ、混ぜたAをかけ、ミニトマトを添える。

1人分
塩分量 0.8g
たんぱく質量 6.2g
エネルギー 184kcal

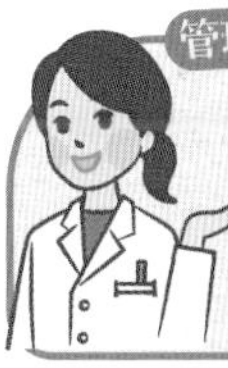

管理栄養士のアドバイス
脂の多いバラ肉を使ってエネルギーをアップしつつ、しゃぶしゃぶしてさっぱりと食べやすく仕上げます。合わせる野菜はシャキシャキと歯ごたえのあるものにするのも満腹感アップのコツ。

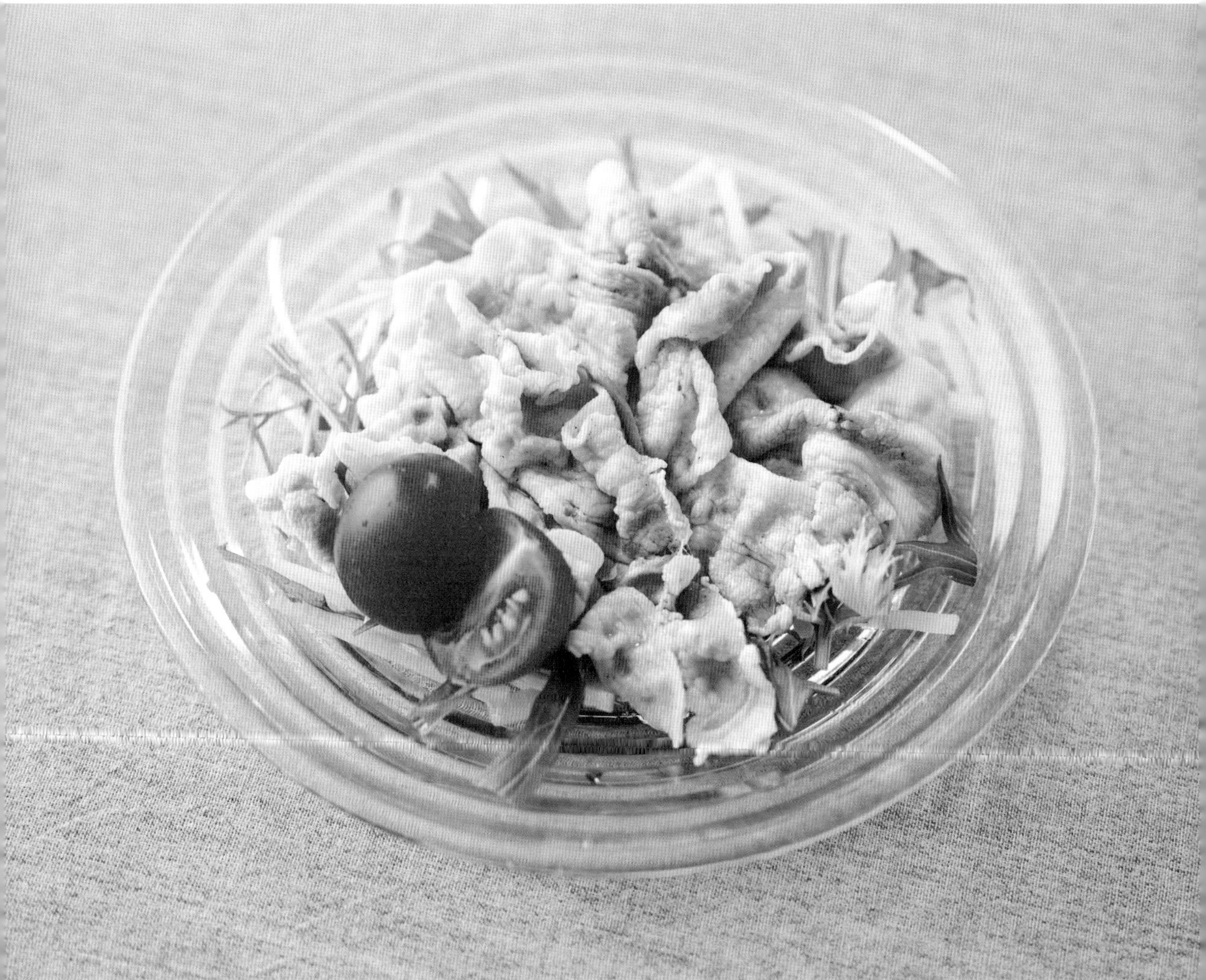

かきのクリームグラタン

材料（1人分）

かき…3個（50g）
ほうれん草…10g
玉ねぎ…25g
バター…10g
生クリーム…50g
粗びき黒こしょう…少々
ピザ用チーズ…10g
パン粉…1g

作り方

1 かきは振り洗いして、水気をよく切る。ほうれん草は2㎝幅に切り、玉ねぎは繊維に沿って薄切りにする。バターは電子レンジなどで溶かす。

2 耐熱容器にオリーブ油（分量外）を薄く塗り、玉ねぎとほうれん草を敷き詰め、黒こしょうを振る。その上にかきを並べて生クリームとバターをまわしかけ、ピザ用チーズ、パン粉の順に散らす。

3 230℃に予熱したオーブンで約15分、表面に焼き色がついて、かきに火が通るまで焼く。

1人分
塩分量 1.1g
たんぱく質量 7.4g
エネルギー 346kcal

管理栄養士のアドバイス

かきのだしがクリームに浸透して、塩を使わなくてもバターやチーズの塩気で旨味とコクは十分。生クリームでたんぱく質を抑えつつ、カロリーをアップします。たんぱく質調整パンを合わせても◎。

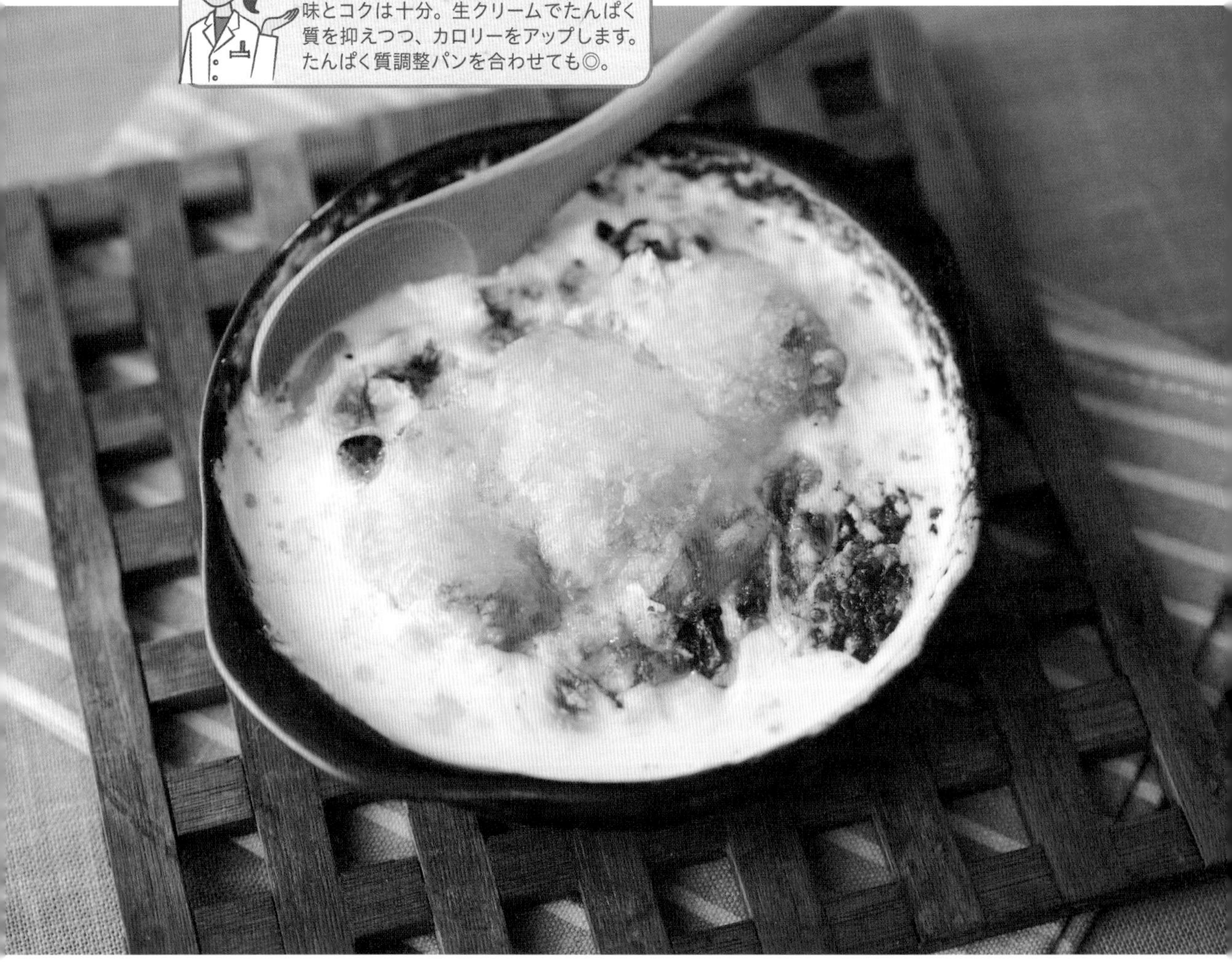

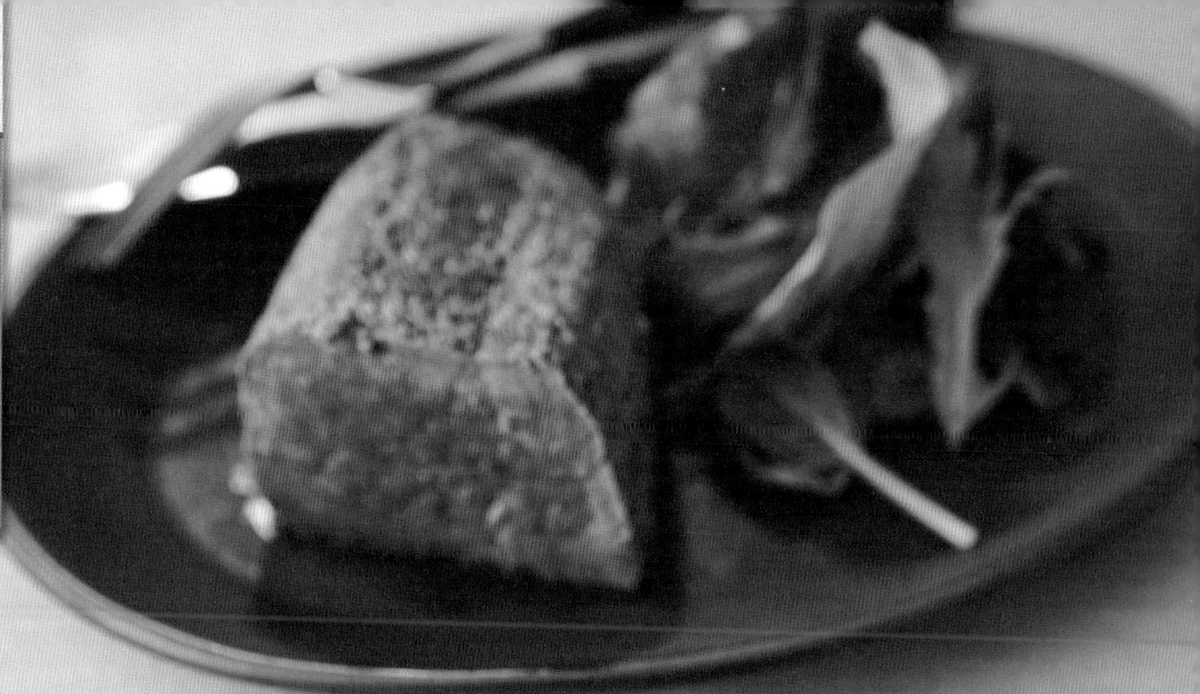

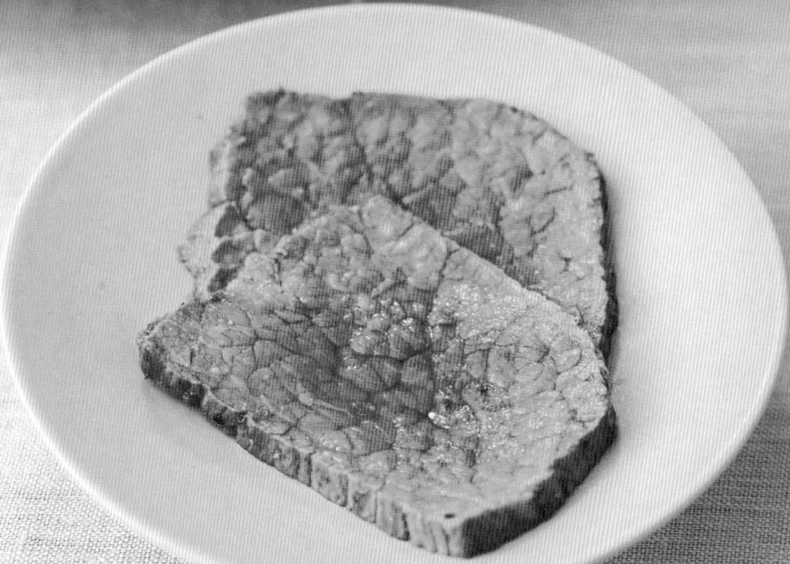

牛肉のたたき

材料
（作りやすい分量／約10人分）

牛もも赤身肉…300g
A
- にんにく（すりおろし）…5g
- 粗びき黒こしょう…適量
- 塩…0.5g
- オリーブ油…1.5g

酒…10g

作り方

1 Aを混ぜ合わせ、牛肉の表面全体にすり込み、20分ほどおく。

2 フライパンを強火で熱し、1の肉を入れ、各面を香ばしい焼き色がつくまで焼く。

3 中火にして酒を加え、ふたをして蒸し焼きにし、汁気がなくなったら火を止め、ふたをしたまま5分おく。

1人分
塩分量 0.1g
たんぱく質量 6.4g
エネルギー 58kcal

管理栄養士のアドバイス

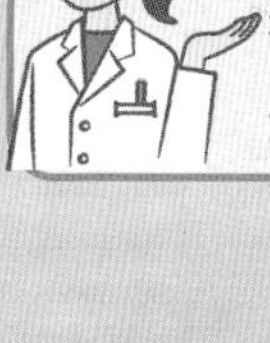

大きめのたたきは。家族みんなで食べられるメニューなので、記念日におすすめ。下味を染み込ませているのでそのまま食べられます。マッシュポテトやザワークラウトを添えても◎。残ったら冷蔵庫で2〜3日保存できます。

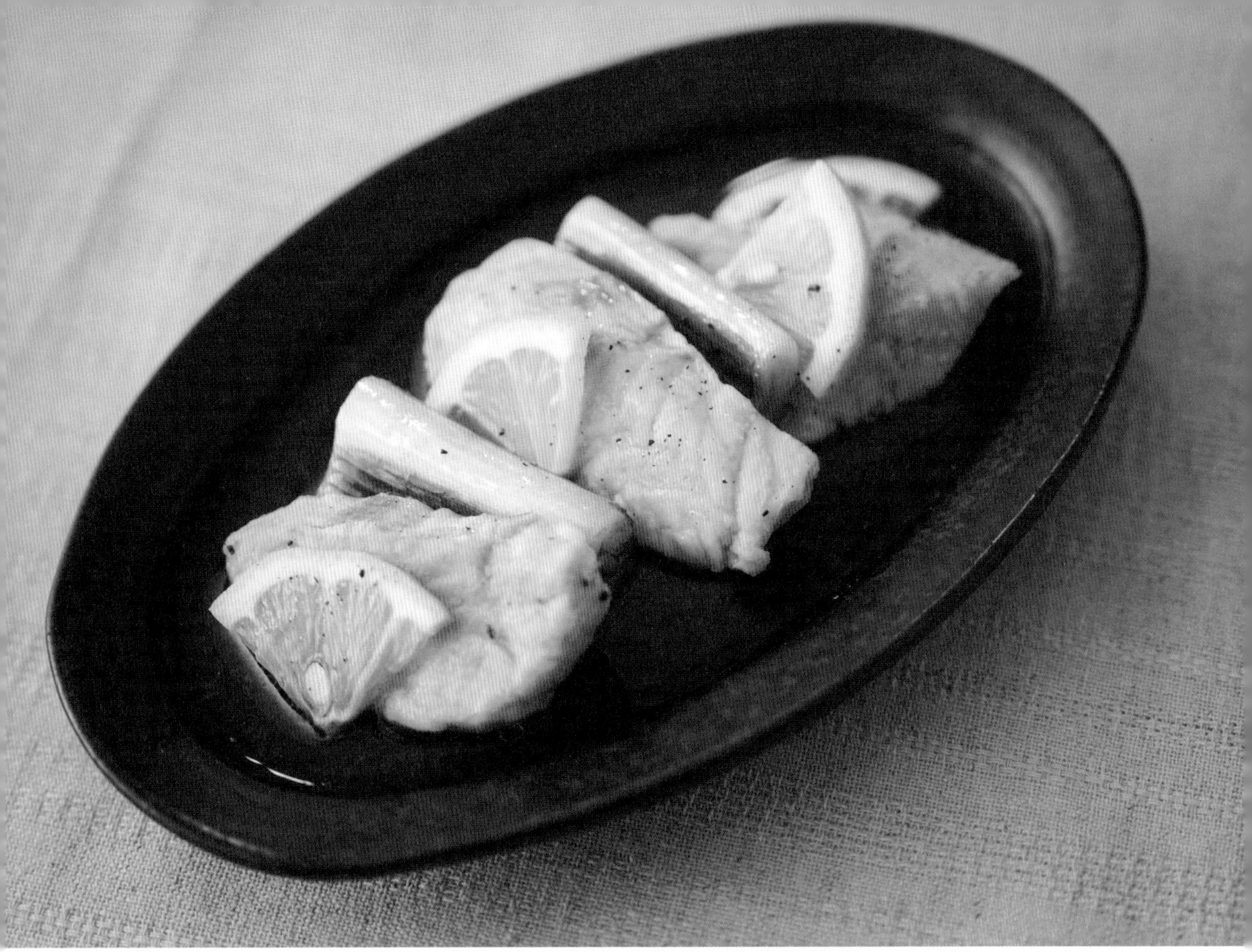

鮭のマリネ

材料（1人分）

生鮭…正味40g
長ねぎ…20g

A
- レモン（いちょう切り）…4枚（10g）
- レモン汁…15g
- オリーブ油…2g
- 塩…0.5g
- 粗びき黒こしょう…少々

片栗粉…少々
サラダ油…2g

作り方

1 鮭は水気をよく拭き取り、皮と骨を除いて分量分用意し、3等分のそぎ切りにする。長ねぎは長さを半分に切る。

2 Aを混ぜてマリネ液を作る。

3 フライパンにサラダ油を弱〜中火で熱し、長ねぎを転がしながら焼く。ねぎの表面が色づいてきたら鮭に片栗粉を薄くまぶして並べ入れ、返しながら焼く。

4 火が通ったら器に盛り、マリネ液をかける。

1人分
塩分量 0.5g
たんぱく質量 8.5g
エネルギー 147kcal

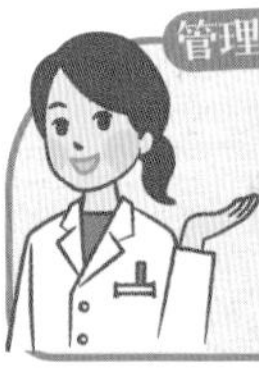

管理栄養士のアドバイス

長ねぎは表面に焼き目がつくまでじっくり焼くことで甘味が増します。レモンを活用して、おいしく減塩。冷蔵庫で冷やして食べるのもおすすめです。

豚肉のロベール煮

材料(1人分)

豚肩ロース肉…50g
玉ねぎ…20g
ピーマン…10g
にんにく(薄切り)…3g
A
- 水…50g
- トマトホール缶(食塩無添加)…40g
- コンソメ(顆粒)…1g
- 砂糖…1g
- 塩…0.5g

薄力粉…少々
オリーブ油…8g

作り方

1 豚肉はたたいて筋切りする。玉ねぎとピーマンは小さめの乱切りにする。

2 フライパンにオリーブ油を中火で熱し、にんにく、玉ねぎ、ピーマンを炒める。油がまわったらAを加えて煮る。

3 ふつふつしてきたら豚肉に薄力粉を薄くまぶして加える。途中肉を返し、火が通ってソースが煮詰まってきたら火を止める。

1人分
塩分量 1.0g
たんぱく質量 9.9g
エネルギー 226kcal

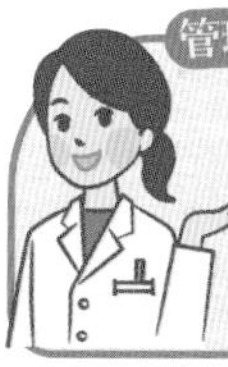

管理栄養士のアドバイス

肉に粉を薄くまぶしてから煮ることで、とろみが出て味がよく絡まります。煮汁は食塩不使用のトマト缶を使って、塩分少なく旨味を出します。

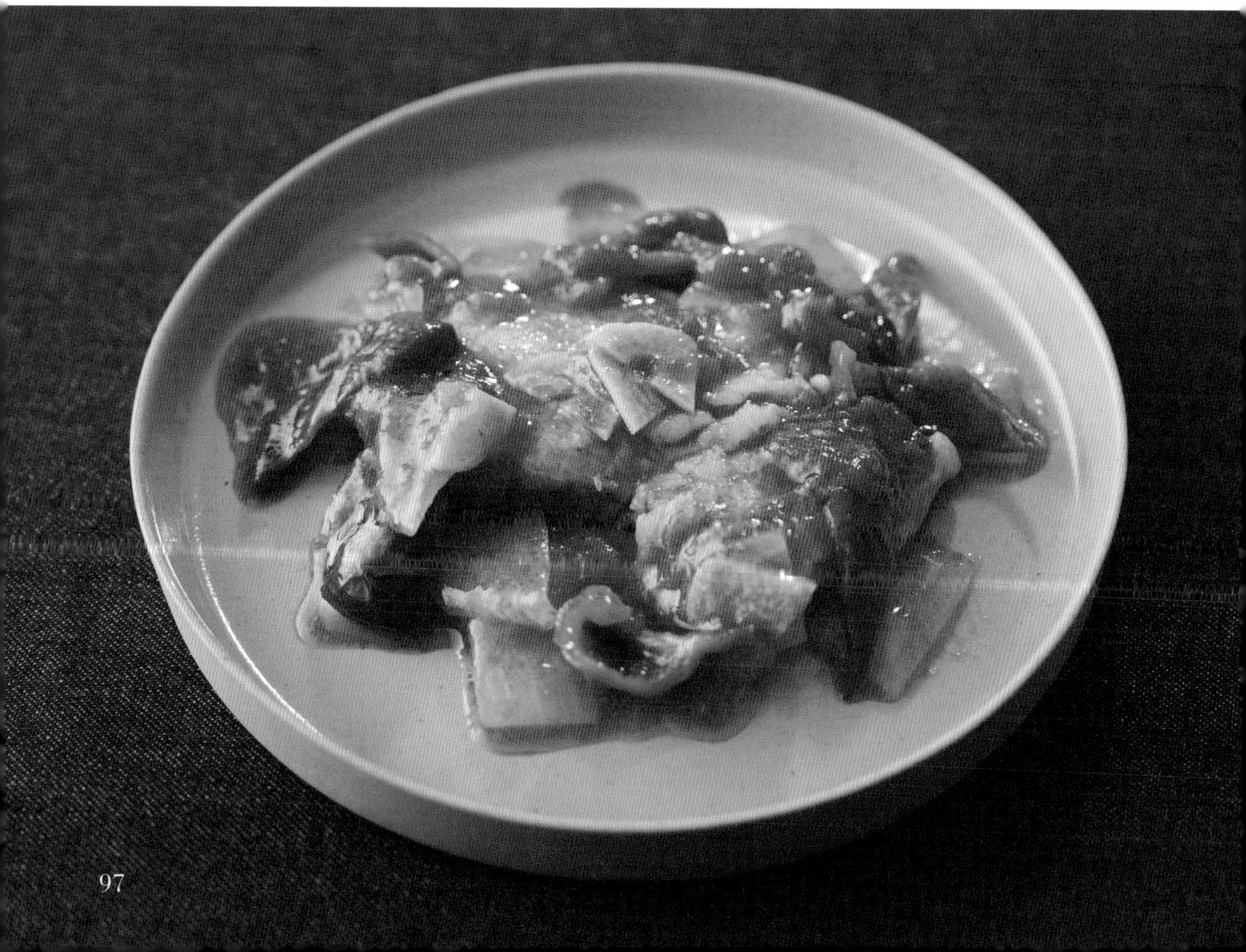

鶏肉のチーズとハーブのパン粉焼き

材料(1人分)

鶏もも肉…40g

A
- パン粉…5g
- パルメザンチーズ…1g
- 塩…0.3g
- こしょう…少々
- タイム(乾燥)…少々
- パセリ(みじん切り)…少々

バター…4g

レモン(くし形切り)…1切れ(15g)

作り方

1 バットにAを混ぜ合わせ、鶏肉の表面全体にまぶしつける。

2 フライパンを中火で熱してバターを溶かし、1を焼く。途中返して火が通ったら、取り出す。

3 食べやすくそぎ切りにして器に盛り、レモンを添える。

1人分

塩分量	たんぱく質量	エネルギー
0.5g	11.2g	113kcal

管理栄養士のアドバイス

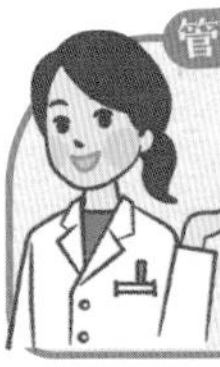

衣にハーブを加えて、味に変化を持たせました。今回は生のタイムを使っていますが、乾燥でもOK。焼き油をバターにすることでコクアップ!

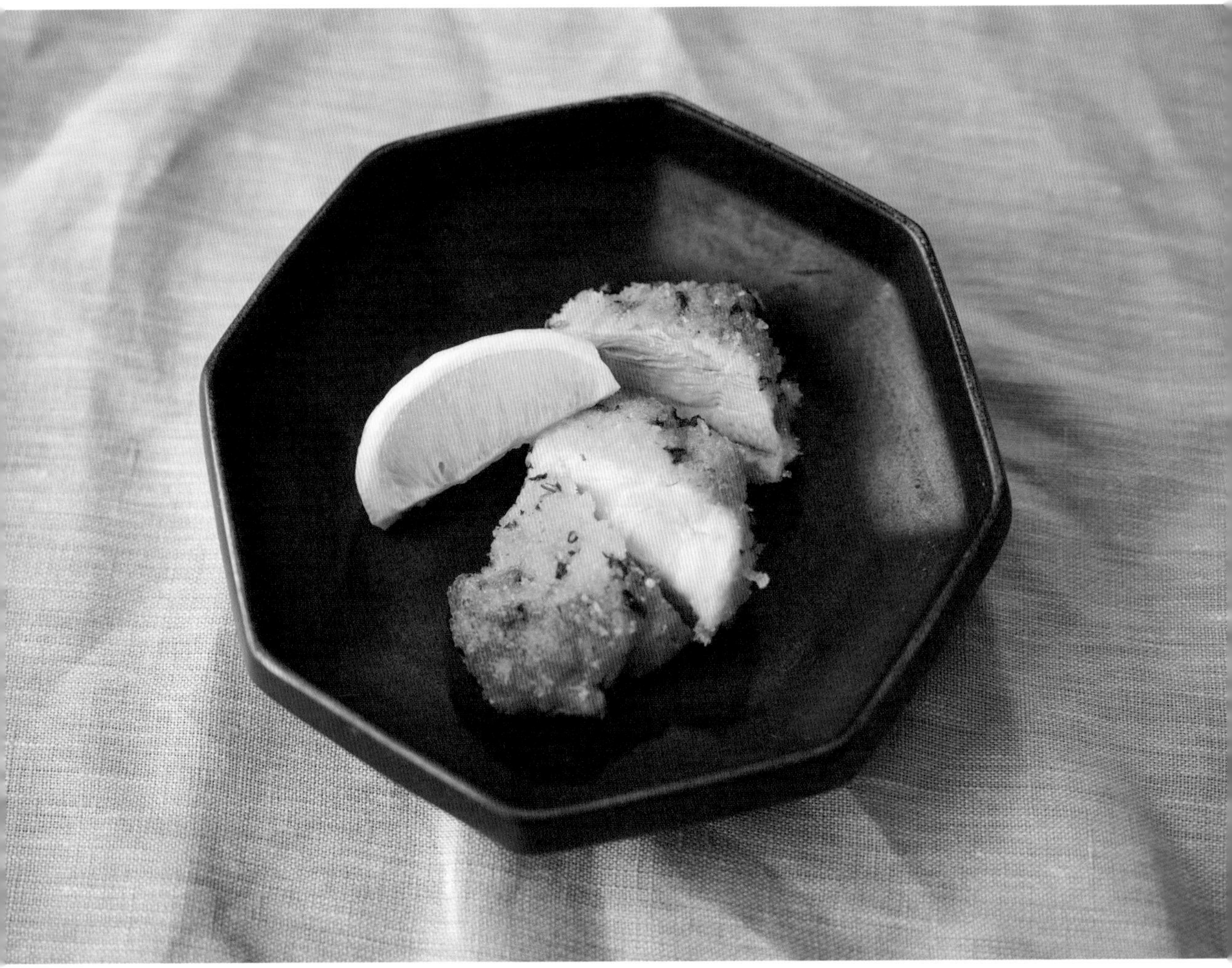

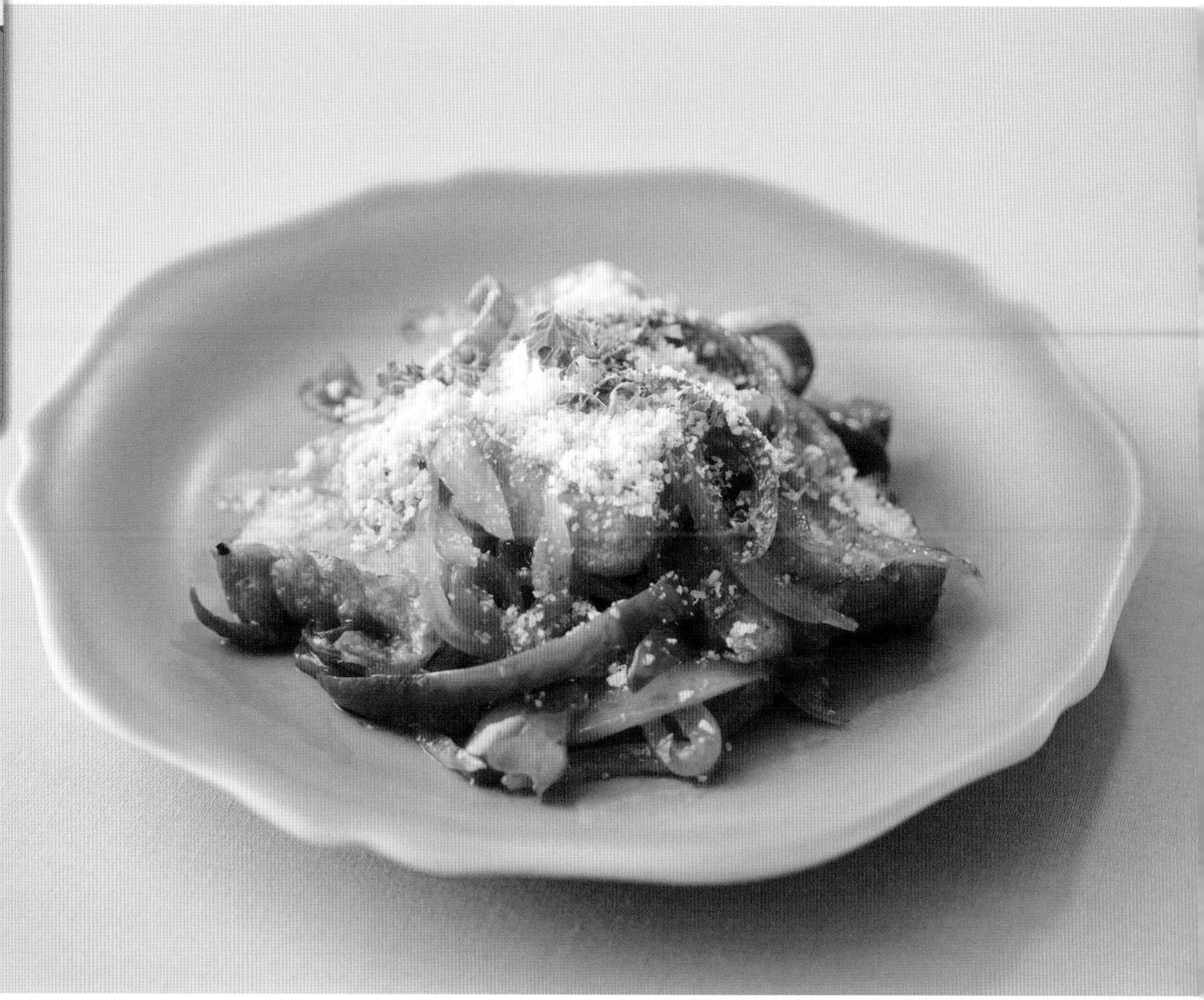

厚揚げのケチャップ炒め

材料（1人分）

厚揚げ…50g
玉ねぎ…50g
ピーマン…15g
A トマトケチャップ…12g
A コンソメ（顆粒）…1g
A 粗びき黒こしょう…少々
オリーブ油…6g
パルメザンチーズ…3g
パセリ（みじん切り）…少々

作り方

1. 厚揚げは食べやすい大きさに切る。玉ねぎは繊維に沿って薄切り、ピーマンは横に細切りにする。
2. フライパンにオリーブ油を中火で熱し、1を炒める。油がまわったらAを加えてケチャップの水分を飛ばすように炒める。
3. 具に火が通ったら器に盛り、パルメザンチーズをかけ、パセリを振る。

1人分
塩分量 0.9g
たんぱく質量 7.6g
エネルギー 173kcal

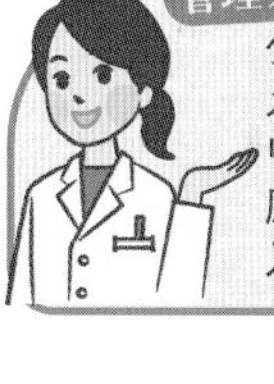

管理栄養士のアドバイス
ケチャップとコンソメ味にパルメザンチーズがかかって、ナポリタン風の味わい。厚揚げは洋風にしても◎。大豆製品も取り入れましょう。

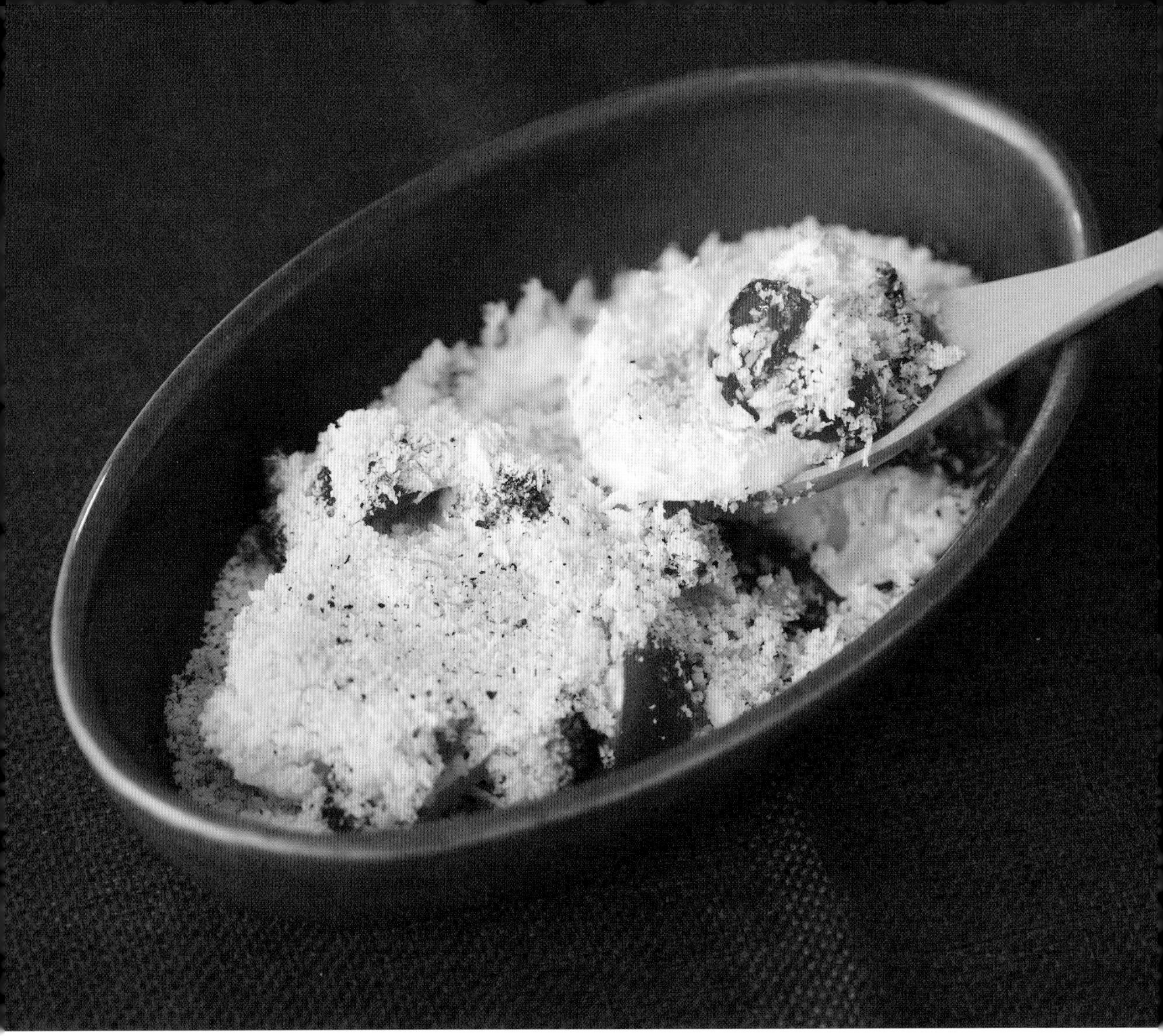

ゆで卵とブロッコリーのマヨチーズ焼き

材料（1人分）

ゆで卵…1個（50g）
ブロッコリー…15g
ミニトマト…1個（20g）
A マヨネーズ…12g
A 白だし…3g
パン粉…5g
パルメザンチーズ…5g
粗びき黒こしょう…少々

作り方

1 ゆで卵は輪切り、ミニトマトは4等分に切る。ブロッコリーは小さめに切ってゆでる（冷凍品を使用してもOK）。

2 耐熱容器に1を入れて、混ぜたAをかけ、パン粉、パルメザンチーズの順に散らし、黒こしょうを振る。オーブントースターでチーズが香ばしく焼けるまで8〜10分焼く。

1人分
塩分量 0.6g
たんぱく質量 10.4g
エネルギー 200kcal

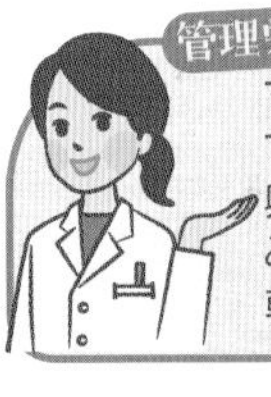

管理栄養士のアドバイス

マヨネーズを旨味の強い白だしでのばしてソースにします。ゆで卵1つでもカラフルな野菜を組み合わせればメインおかずに。朝ごはんにもおすすめです。

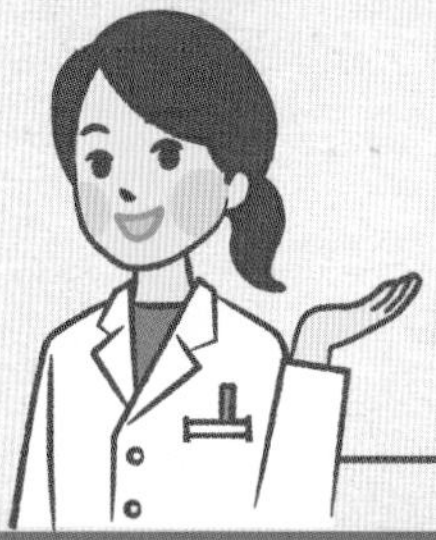

Part 5

主菜と合わせて楽しみたい
低たんぱくの副菜レシピ

献立作りには副菜も大事です。主菜では使っていない食材のものを合わせてバラエティ豊かな食卓にしましょう。塩分控えめで簡単な副菜と、アレンジも楽しめる便利な作り置きレシピを紹介します。

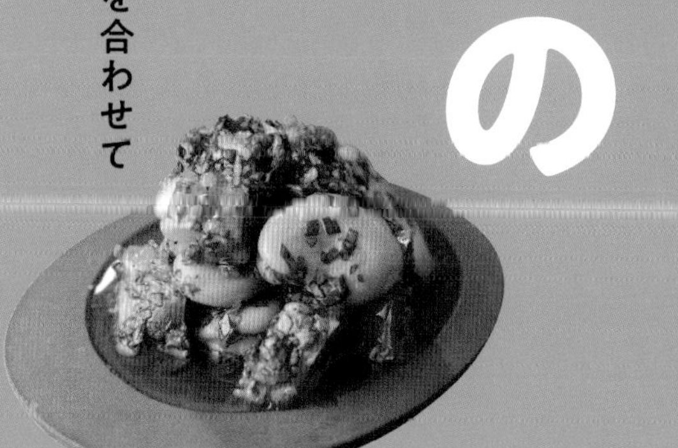

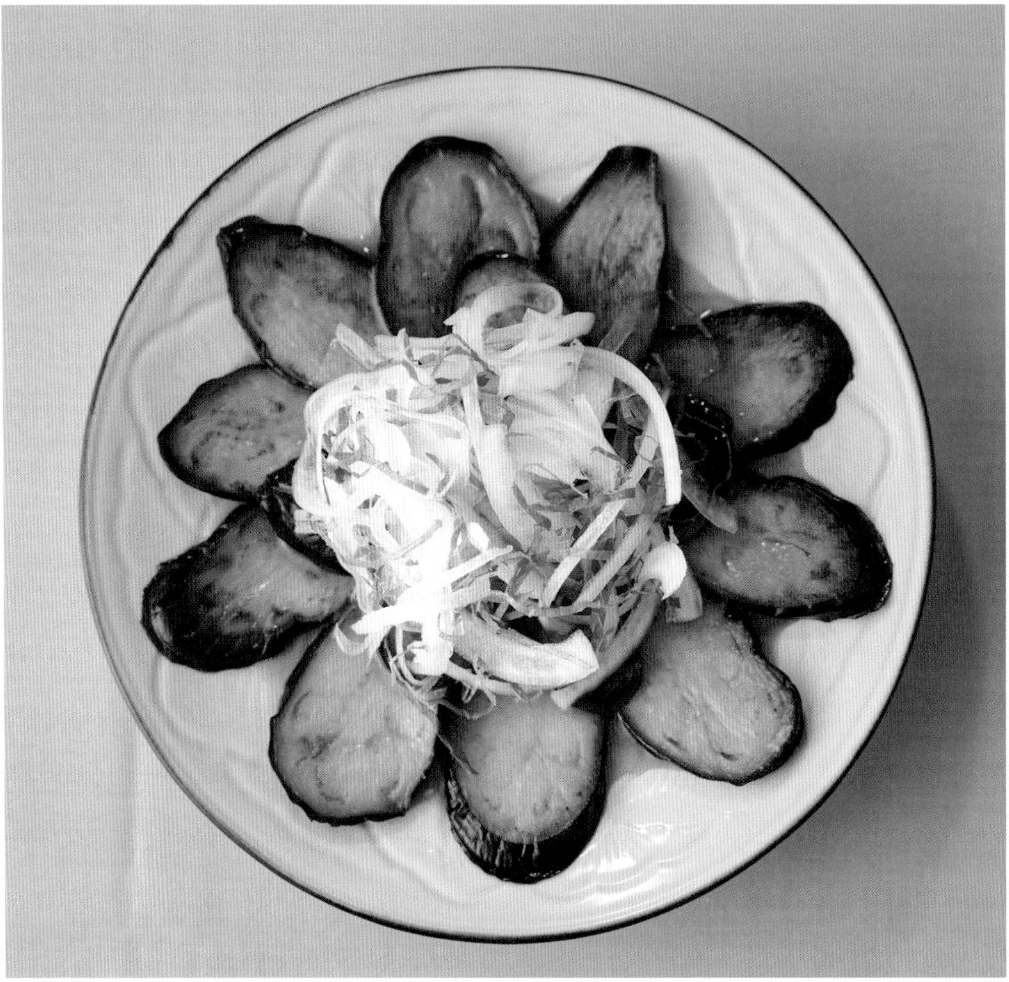

なすのたたき

1人分
塩分量 0.9g
たんぱく質量 1.9g
エネルギー 366 kcal

材料(1人分)

なす…2本(100g)
玉ねぎ…25g
青じそ…1枚(1g)

A
- 酢…15g
- だし汁…15g
- 砂糖…3g
- しょうゆ…6g

サラダ油…36g

作り方

1 なすは5㎜幅の斜め切りにし、水気を拭き取る。玉ねぎは薄切りにして水にさらして辛みを抜き、水気をよく絞る。青じそはせん切りにする。

2 フライパンにサラダ油を中火で熱し、なすを並べ入れて、途中返しながら両面焼き色がつくまで焼く。

3 器に並べて、玉ねぎと青じそを盛り、混ぜたAをかける。

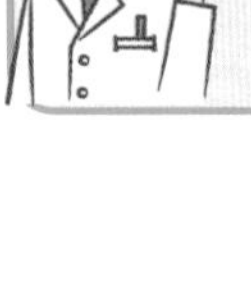

管理栄養士のアドバイス

なすは油との相性がよく、たっぷり吸収してくれるのでカロリーアップにおすすめの食材です。青じその香味がアクセント。みょうがやしょうがに代えてもおいしいです。

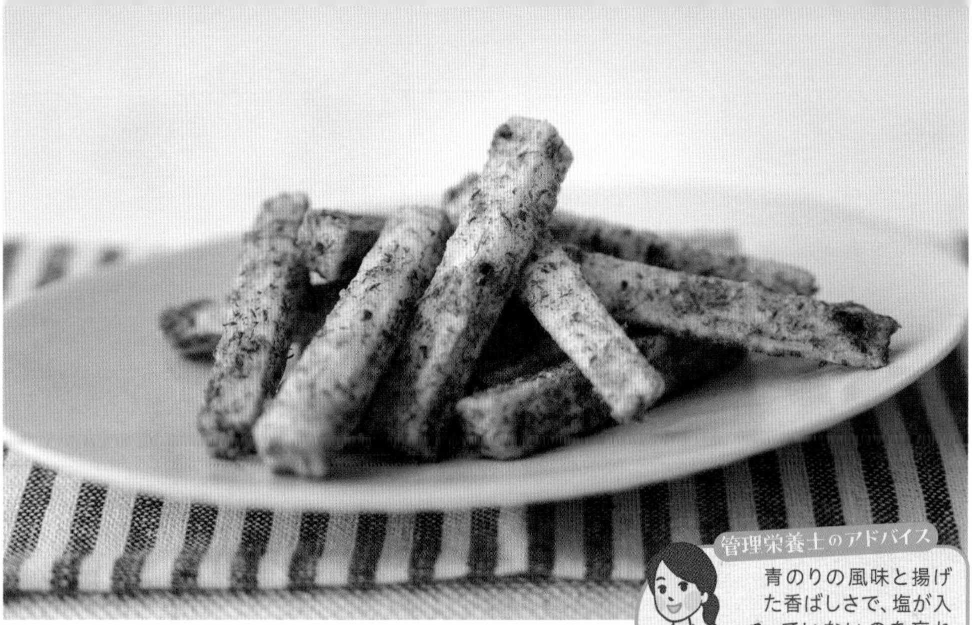

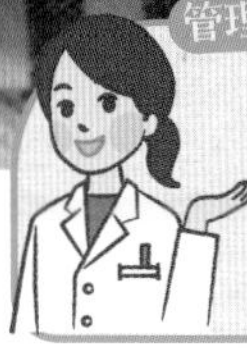

管理栄養士のアドバイス
青のりの風味と揚げた香ばしさで、塩が入っていないのを忘れるほど。ぜひ揚げたてを食べてください。

長いものフリット

1人分
塩分量 0.1g
たんぱく質量 2.1g
エネルギー 172kcal

材料(1人分)

長いも…50g
薄力粉…9g
青のり…1g
揚げ油…適量

作り方

1 長いもは1cm角、5cm長さの拍子木切りにし、水気を拭き取る。

2 ボウルに薄力粉と青のりを混ぜて1にまぶし、170°Cに熱した揚げ油でからりと揚げる。

みょうがとトマトのオリーブオイルあえ

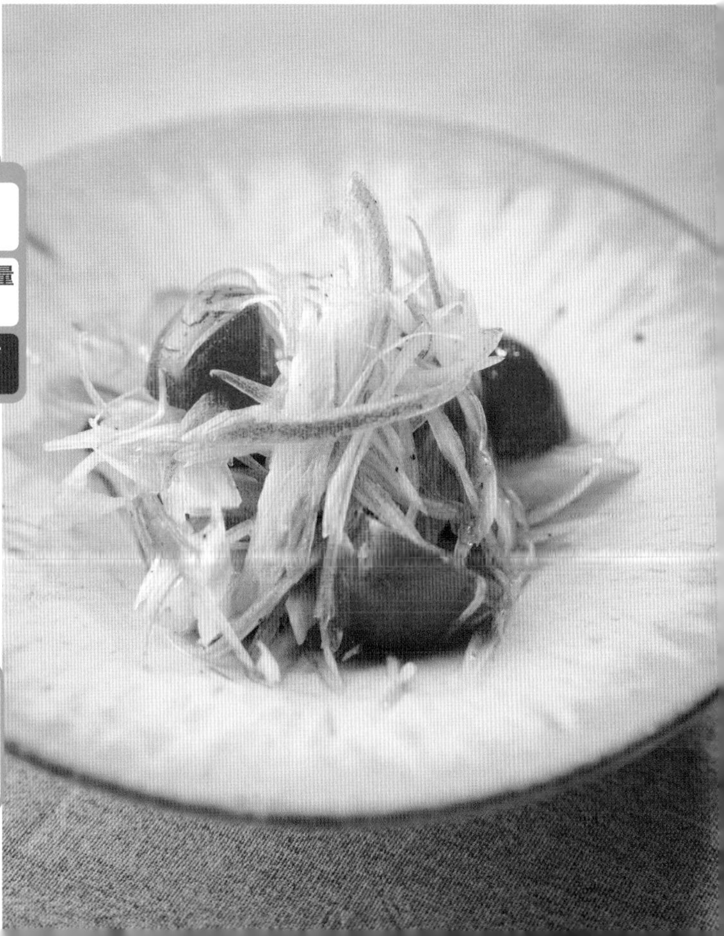

材料(1人分)

みょうが…30g
A 塩…0.4g
A 粗びき黒こしょう…少々
A オリーブ油…4g
ミニトマト…1個(20g)

1人分
塩分量 0.4g
たんぱく質量 0.5g
エネルギー 45kcal

作り方

1 みょうがはせん切りにしてボウルに入れ、Aを加えてあえる。

2 器に盛り、4等分に切ったミニトマトを添える。

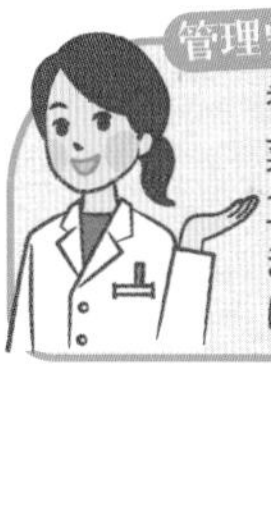

管理栄養士のアドバイス
香味野菜を主役にした簡単副菜。みょうが独特の風味が引き立ち、ミニトマトの旨味で味がまとまります。みょうがをセロリにしてもおいしいです。

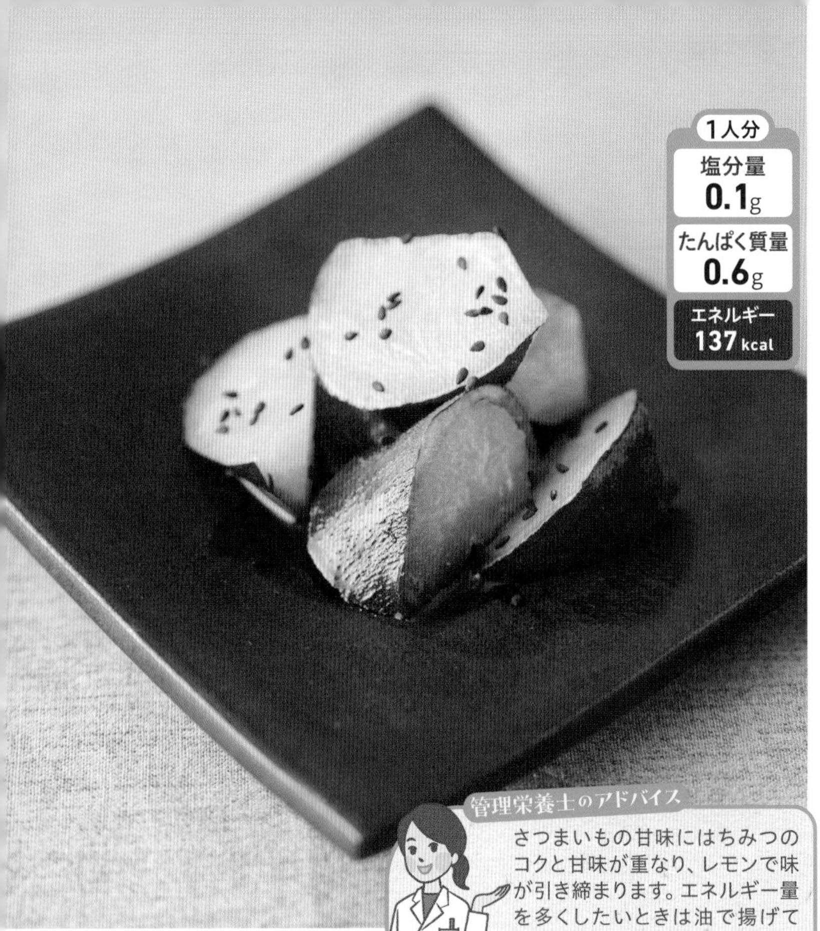

1人分
塩分量 0.1g
たんぱく質量 0.6g
エネルギー 137kcal

さつまいもの はちみつ レモン煮

材料（1人分）

さつまいも…50g

A
- 水…50g
- はちみつ…21g
- レモン汁…6g

黒いりごま…少々

作り方

1 さつまいもは皮つきのまま食べやすい大きさの乱切りにし、水にさらして軽く水気を切る。

2 鍋に並べてAを加え、落としぶたをして中火にかける。煮立ったらごく弱火にして、いもがやわらかくなるまで20分ほど煮る。器に盛り、黒ごまを振る。

管理栄養士のアドバイス

さつまいもの甘味にはちみつのコクと甘味が重なり、レモンで味が引き締まります。エネルギー量を多くしたいときは油で揚げて大学いもにしてもよいでしょう。

小松菜の からしマヨあえ

1人分
塩分量 0.6g
たんぱく質量 2.6g
エネルギー 108kcal

材料（1人分）

小松菜…40g

しめじ…30g

ロースハム…5g

A
- マヨネーズ…12g
- しょうゆ…1g
- 練りからし…1g

作り方

1 小松菜はゆでて冷水にとり、5cm長さに切ってよく絞る。しめじは石づきを取って小房に分け、さっとゆでてざるにあげ、湯を切って冷ます。ハムは半分に切ってから1cm幅に切る。

2 ボウルにAを混ぜ合わせ、1を加えてあえる。

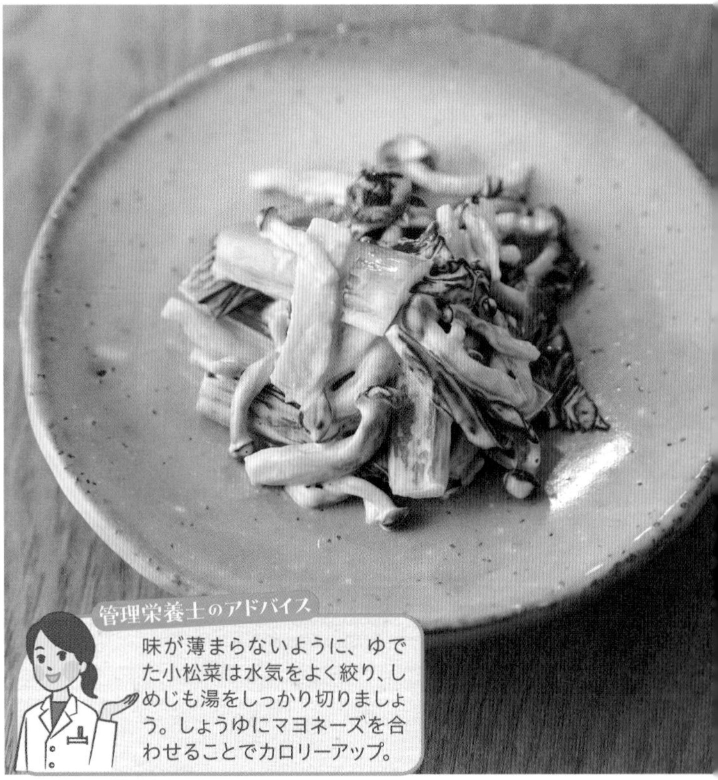

管理栄養士のアドバイス

味が薄まらないように、ゆでた小松菜は水気をよく絞り、しめじも湯をしっかり切りましょう。しょうゆにマヨネーズを合わせることでカロリーアップ。

ねぎとしらすの和風アヒージョ

1人分
塩分量 1.0g
たんぱく質量 4.3g
エネルギー 362kcal

材料（1人分）

長ねぎ…50g
A
- にんにく（薄切り）…5g
- しらす干し…8g
- オリーブ油…36g
- 赤唐辛子（輪切り）…0.5g

塩…0.5g
きざみのり…少々

作り方

1 長ねぎはぶつ切りにして10㎝×13㎝のスキレットに入れ、Aを加えて弱火にかける。

2 長ねぎを転がして全体に焼き色がついてきたら塩を振り、仕上げにきざみのりを散らす。

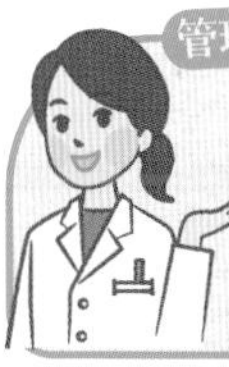

管理栄養士のアドバイス

しらす干しの塩分をいかして塩はごく少量に。長ねぎは弱火でじっくり加熱することで甘みが出ます。たんぱく質調整パンを添えても◎。

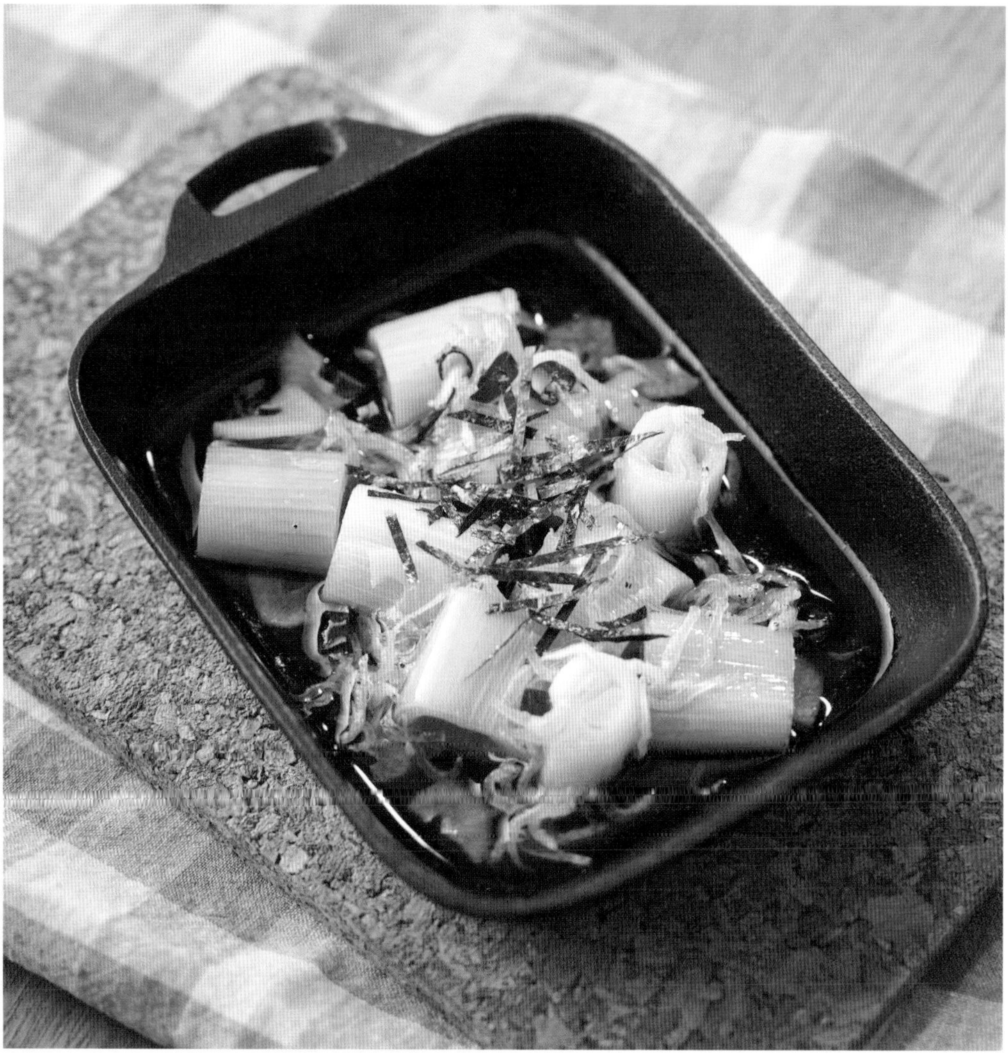

じゃこピーマン

1人分
塩分量 0.5g
たんぱく質量 2.4g
エネルギー 52kcal

材料（1人分）

ピーマン…30g
しらす干し…5g
しょうゆ…1g
ごま油…4g

作り方

1 ピーマンは縦半分に切ってから繊維を断つように5㎜幅に切る。

2 フライパンにごま油を中火で熱して1を炒め、油がまわったらしらすとしょうゆを加えてさっと炒める。

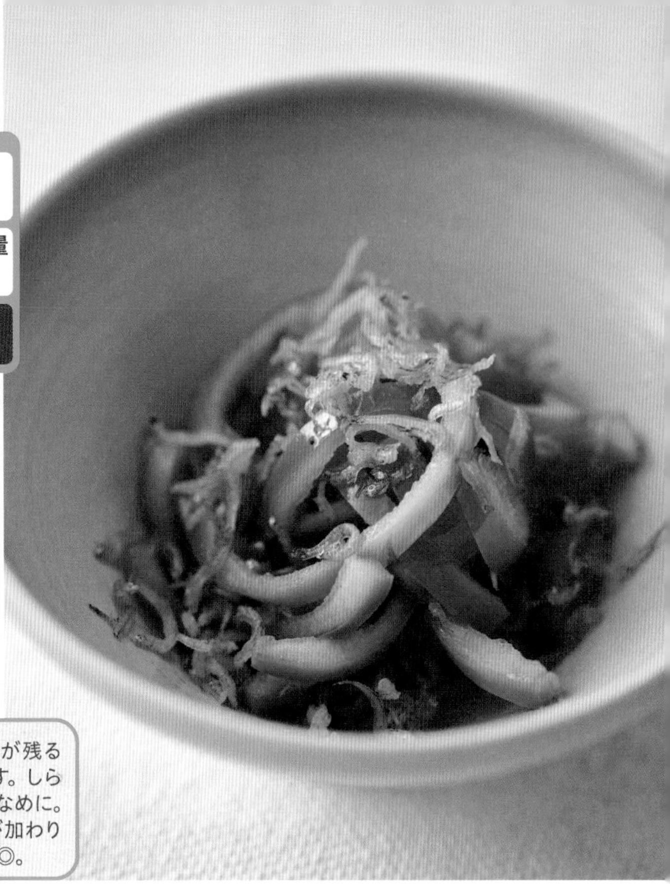

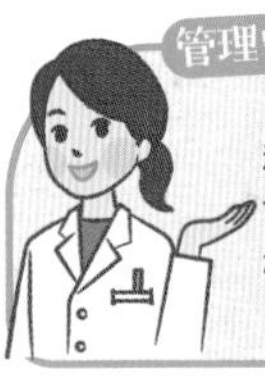

管理栄養士のアドバイス

ピーマンはさっと火を通して食感が残る程度にすると、食べごたえが出ます。しらすの塩気をいかしてしょうゆは少なめに。桜えびを加えると香ばしい風味が加わります。ピーマンをゴーヤーにしても◎。

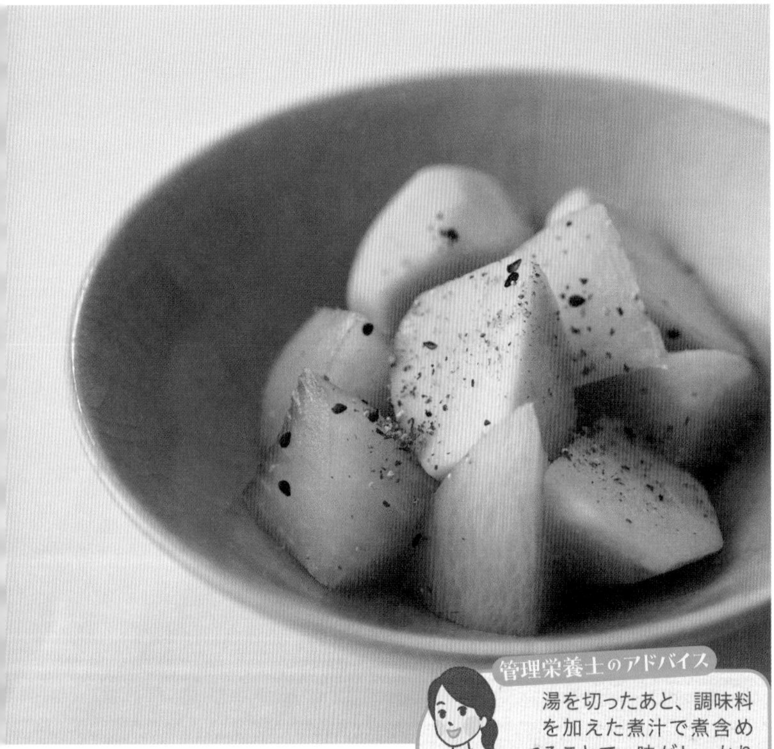

大根と里いもの甘辛煮

材料（1人分）

1人分
塩分量 1.0g
たんぱく質量 2.0g
エネルギー 77kcal

大根…100g
里いも…50g
A だし汁…100g
酒…15g
しょうゆ…6g
砂糖…3g
七味唐辛子…好みで少々

作り方

1 大根と里いもは食べやすい大きさに切って鍋に入れ、たっぷりの水を入れて中火にかけ、下ゆでする。

2 やわらかくなったら湯を切り、Aを加える。混ぜながら煮汁を絡め、煮詰まったら器に盛り、好みで七味唐辛子を振る。

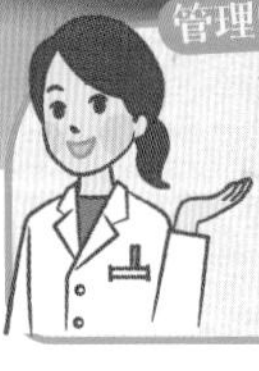

管理栄養士のアドバイス

湯を切ったあと、調味料を加えた煮汁で煮含めることで、味がしっかり入ります。多めに作って作り置きにしても。

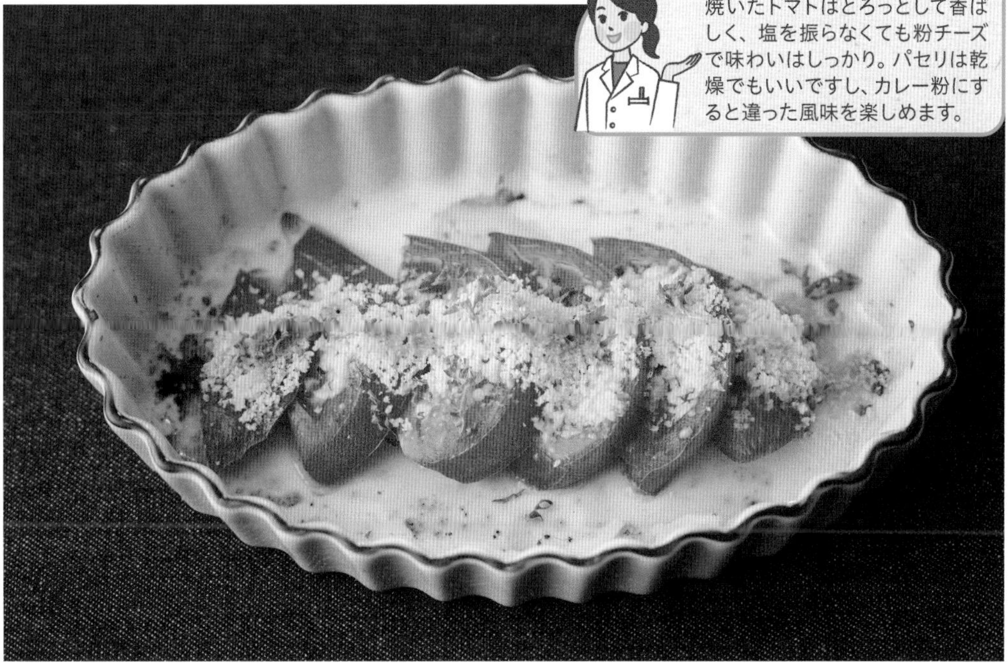

管理栄養士のアドバイス

焼いたトマトはとろっとして香ばしく、塩を振らなくても粉チーズで味わいはしっかり。パセリは乾燥でもいいですし、カレー粉にすると違った風味を楽しめます。

トマトのチーズ焼き

1人分
塩分量 0.2g
たんぱく質量 3.1g
エネルギー 39kcal

材料(1人分)

トマト…60g
パルメザンチーズ…6g
パセリ(みじん切り)…少々

作り方

1 トマトは1㎝幅の半月切りにして耐熱皿に並べ、チーズをかける。

2 オーブントースターでチーズがこんがりするまで10分ほど焼き、パセリを振る。

オクラと長いもの浅漬け

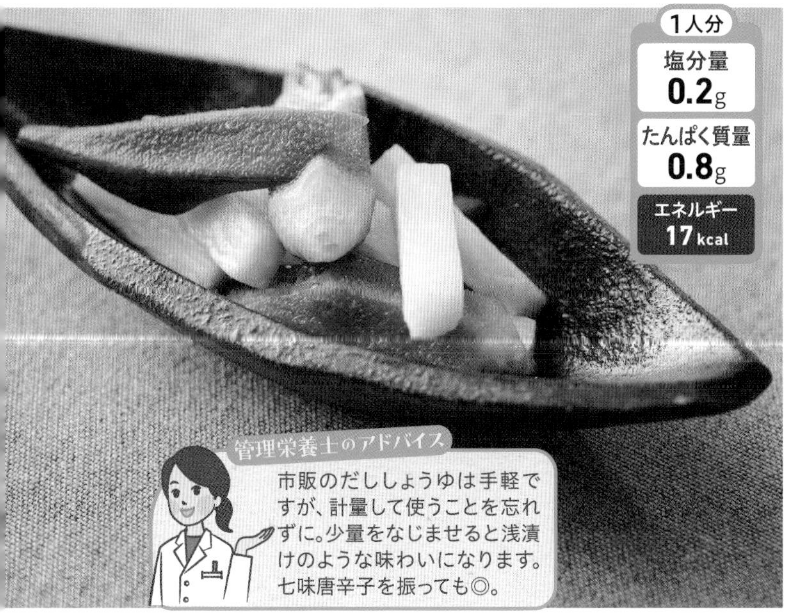

1人分
塩分量 0.2g
たんぱく質量 0.8g
エネルギー 17kcal

管理栄養士のアドバイス

市販のだししょうゆは手軽ですが、計量して使うことを忘れずに。少量をなじませると浅漬けのような味わいになります。七味唐辛子を振っても◎。

材料(1人分)

オクラ…10g
長いも…20g
だししょうゆ(市販)…3g

作り方

1 オクラは板ずりして熱湯でさっとゆでてざるにあげ、粗熱が取れたら半分に斜め切りする。長いもは3㎝長さの拍子木切りにする。

2 ポリ袋に1とだししょうゆを入れて揉み、空気を抜いて袋をしばり、冷蔵庫で10分ほど漬ける。

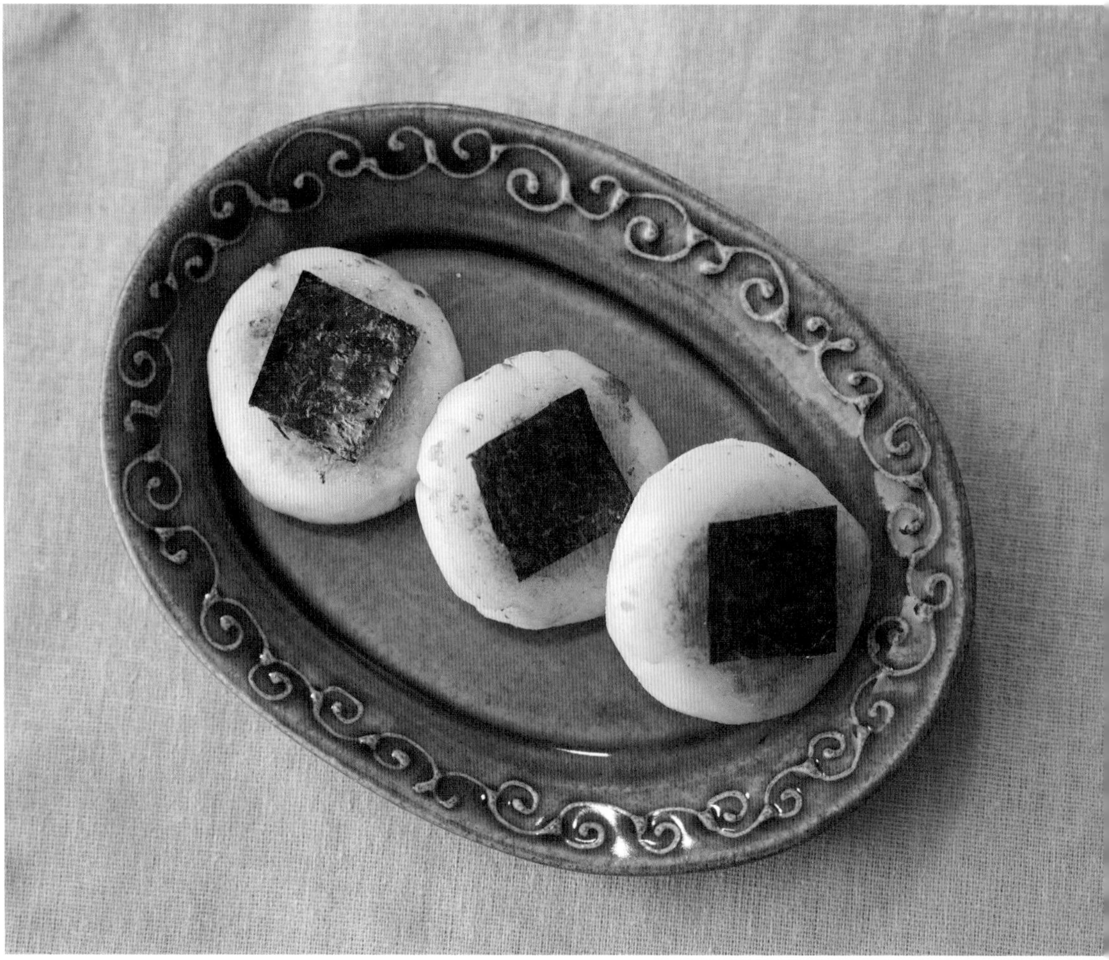

いももち

材料（1人分）

じゃがいも…75g
片栗粉…15g
バター…3g
しょうゆ…2g
砂糖…1g
焼きのり…2㎝角×3枚

作り方

1 じゃがいもは一口大に切って鍋に入れ、かぶるまで水を加えて中火にかけ、下ゆでする。やわらかくなったら湯を切り、温かいうちにつぶす。粗熱を取り、片栗粉を加えてまとめ、3等分して平たい円形に整える。

2 フライパンを中火で熱してバターを溶かし、1を入れて両面焼く。こんがりとしたらしょうゆと砂糖を加えて、煮詰めながら絡める。器に盛り、のりをのせる。

1人分
塩分量 0.4g
たんぱく質量 1.7g
エネルギー 122kcal

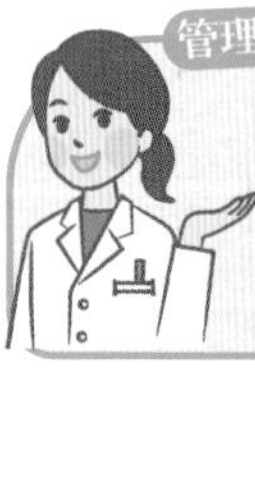

管理栄養士のアドバイス

エネルギーが足りない時のもう一品やおやつにおすすめ。いもの水分により、片栗粉の量は加減してください。じゃがいもをさつまいもやかぼちゃにしてもおいしいです。

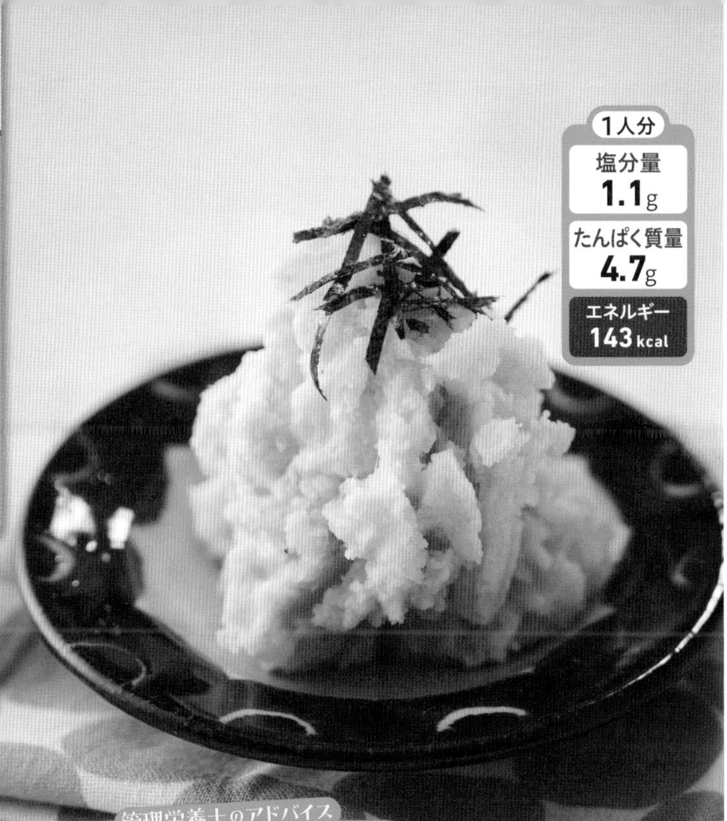

1人分
塩分量 1.1g
たんぱく質量 4.7g
エネルギー 143kcal

明太ポテトサラダ

材料（1人分）

じゃがいも…75g
辛子明太子…15g
マヨネーズ…12g
きざみのり…少々

作り方

1 じゃがいもは一口大に切って鍋に入れ、かぶるまで水を加えて中火にかけ、下ゆでする。やわらかくなったら湯を切り、温かいうちにつぶす。

2 1にほぐした辛子明太子とマヨネーズを加えて混ぜる。器に盛り、きざみのりを散らす。

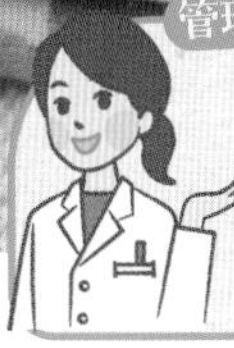

管理栄養士のアドバイス

塩分が多い明太子は敬遠しがちですが、調味料として少量使う分には大丈夫。マヨネーズを混ぜ合わせてマイルドに仕上げます。

中華風たたききゅうり

1人分
塩分量 0.3g
たんぱく質量 0.7g
エネルギー 20kcal

材料（1人分）

きゅうり…50g
A
ごま油…1g
にんにく（すりおろし）…0.5g
鶏ガラスープのもと…0.5g
白いりごま…0.5g

作り方

1 きゅうりはまな板上で少しずつ転がしながらめん棒で割れ目が入るまでたたき、食べやすい大きさに手で割る。

2 ポリ袋にAを入れて混ぜ合わせ、1を加えて揉み、空気を抜いて袋をしばり、冷蔵庫に15分ほどおいてなじませる。

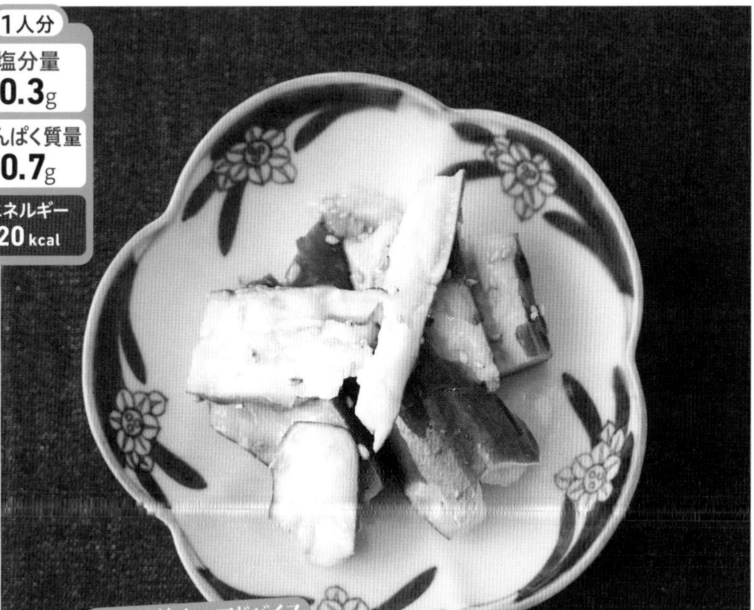

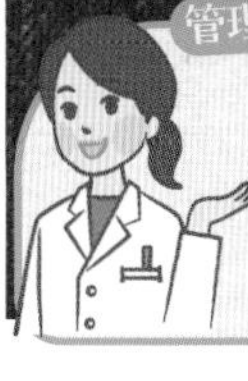

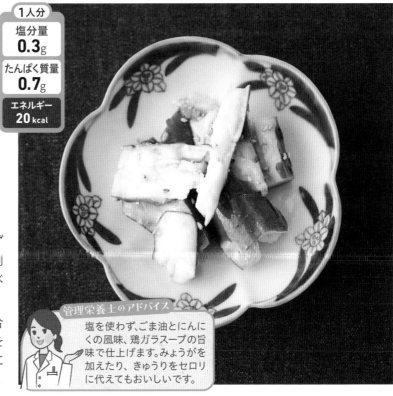

管理栄養士のアドバイス

塩を使わず、ごま油とにんにくの風味、鶏ガラスープの旨味で仕上げます。みょうがを加えたり、きゅうりをセロリに代えてもおいしいです。

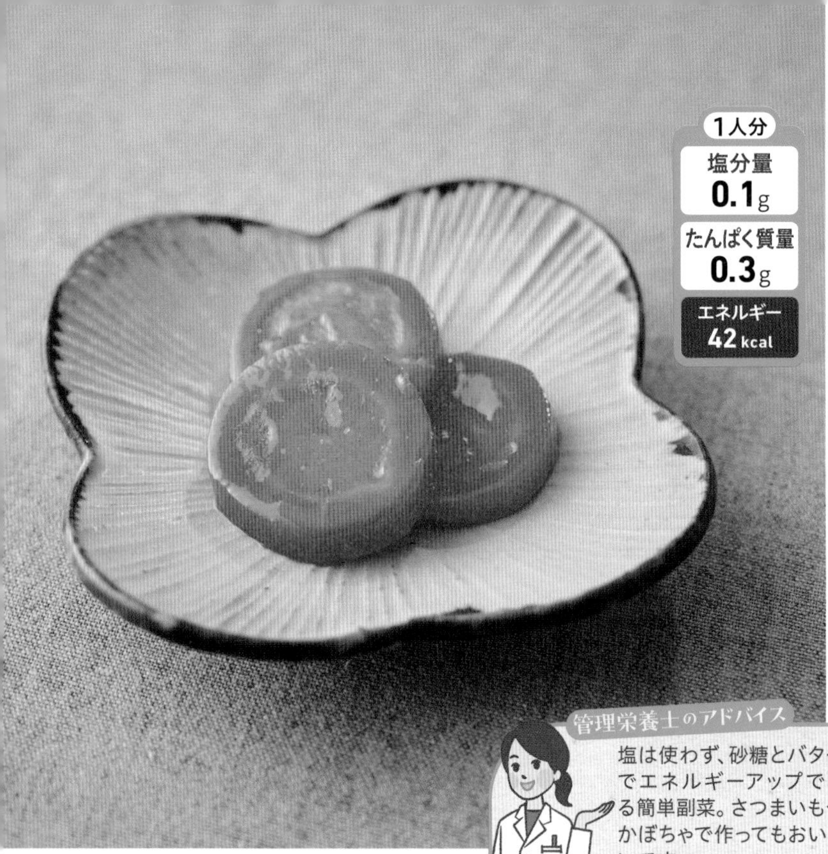

1人分

塩分量
0.1g

たんぱく質量
0.3g

エネルギー
42 kcal

にんじんのグラッセ

材料(1人分)

にんじん…30g

A
- 水…150g
- 砂糖…3g
- バター…3g

作り方

1 にんじんは3等分の輪切りにして小鍋に入れ、Aを加えて中火で煮る。

2 ふつふつとしてきたらごく弱火にし、ふたをして汁気がなくなり、やわらかくなるまで約10煮る。

管理栄養士のアドバイス

塩は使わず、砂糖とバターでエネルギーアップできる簡単副菜。さつまいもやかぼちゃで作ってもおいしいです。

キャベツのザワークラウト風

材料(1人分)

キャベツ…100g

A
- 酢…15g
- 砂糖…4.5g
- 塩…0.2g
- ローリエ…あれば1枚
- 粗びき黒こしょう…適量

1人分

塩分量
0.2g

たんぱく質量
1.3g

エネルギー
42 kcal

作り方

1 キャベツは細切りにして水にさらし、水気を絞る。

2 ポリ袋にAを合わせ、1を加えて揉み込む。空気を抜いて口をしばり、冷蔵庫で30分ほど漬ける。

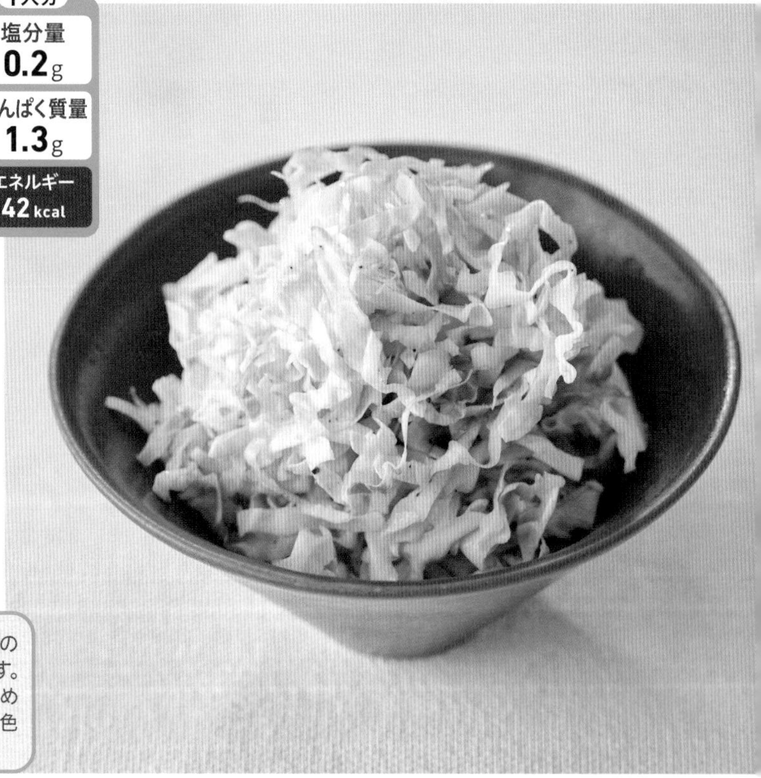

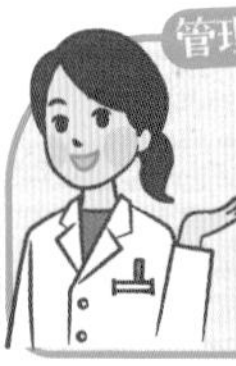

管理栄養士のアドバイス

混ぜて揉み込むだけの即席ザワークラウトです。酢を立たせて塩は少なめに。紫キャベツを使うと色鮮やかに仕上がります。

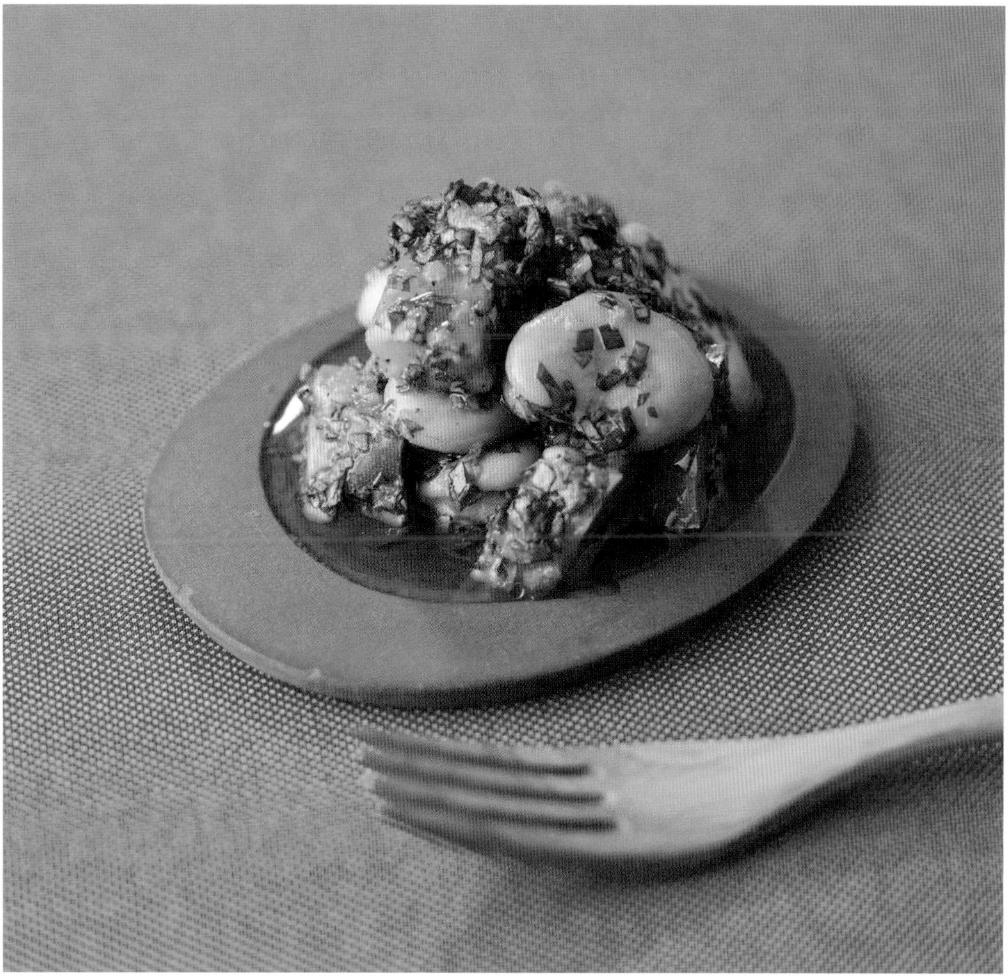

そら豆とトマトのジェノベーゼ

1人分
塩分量 0.5g
たんぱく質量 2.3g
エネルギー 81kcal

材料(1人分)

そら豆…18g
トマト…30g
バジルの葉…5g
A
- オリーブ油…6g
- にんにく(すりおろし)…1g
- 塩…0.5g
- 粗びき黒こしょう　適量

作り方

1 そら豆はゆでてざるにあげ、粗熱が取れたら皮をむく。トマトは2cmの角切りにする。

2 バジルは細かく刻んでボウルに入れ、Aを加えて混ぜ合わせ、1を加えてあえる。

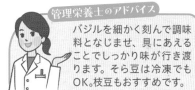

管理栄養士のアドバイス

バジルを細かく刻んで調味料となじませ、具にあえることでしっかり味が行き渡ります。そら豆は冷凍でもOK。枝豆もおすすめです。

アレンジもできて便利!

作り置きレシピ

時間があるときは３人分など多めに作っておくと、日々の料理がラクになります。そのままで副菜に、アレンジすると主菜にも！

夏野菜の揚げ浸し

保存期間
冷蔵で
3日

1人分
塩分量
1.0g
たんぱく質量
1.8g
エネルギー
144kcal

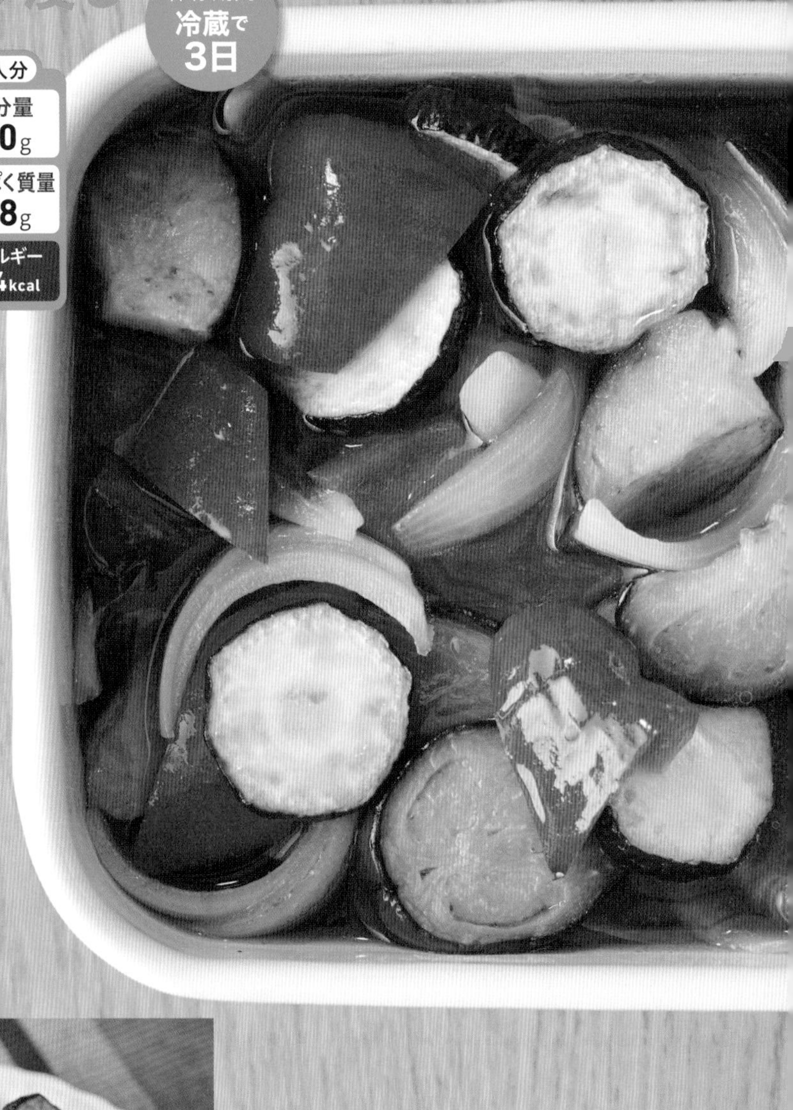

材料（3人分）

なす…90g
パプリカ（赤）…75g
玉ねぎ…75g
ズッキーニ…30g
A だし汁…300g
A しょうゆ…18g
A みりん…9g
オリーブ油…適量

作り方

1. なすは乱切り、パプリカは食べやすい大きさに切る。玉ねぎはくし形切り、ズッキーニは1㎝幅の輪切りにする。
2. バットにAを合わせておく。
3. フライパンにオリーブ油を中火で熱して1を素揚げし、油をよく切ってAのバットに加えて30分ほど浸す。

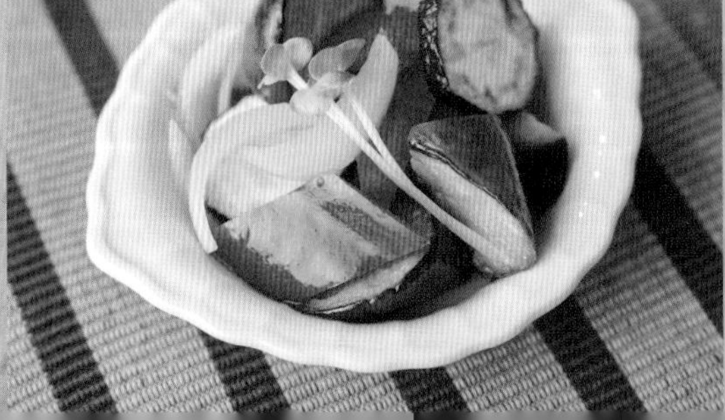

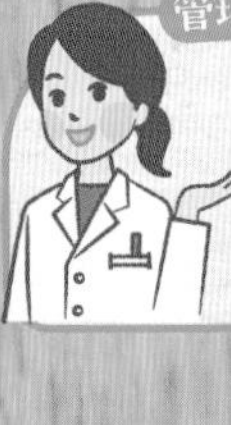

管理栄養士のアドバイス

素揚げした野菜を熱いうちに漬けることで、味がなじみやすくなります。オクラやししとう、ピーマンなど、好みの夏野菜で作ってください。

アレンジ 1

かつおの揚げ焼き夏野菜あえ

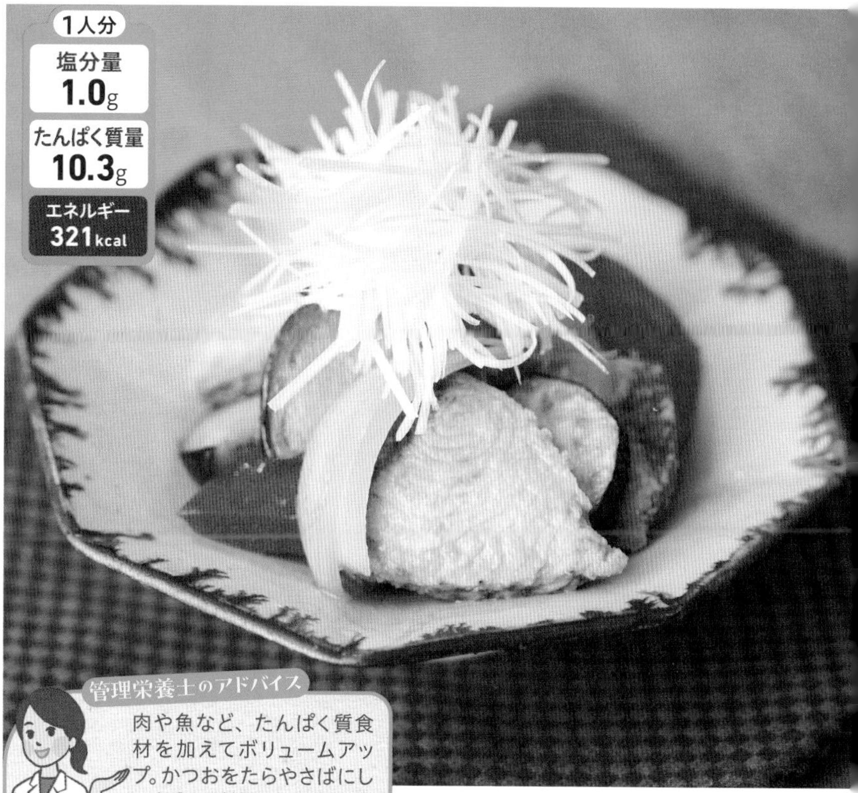
1人分
塩分量
1.0g
たんぱく質量
10.3g
エネルギー
321kcal

材料（1人分）

夏野菜の揚げ浸し…1人分
かつお…3切れ（30g）
薄力粉…少々
サラダ油…12g
白髪ねぎ…少々

作り方

1 かつおは薄力粉を薄くまぶし、サラダ油を中火で熱したフライパンで揚げ焼きにする。

2 「夏野菜の揚げ浸し」の漬け液に加えてなじませ、器に盛り、白髪ねぎをのせる。

管理栄養士のアドバイス

肉や魚など、たんぱく質食材を加えてボリュームアップ。かつおをたらやさばにしても◎。季節の魚を組み合わせて楽しめます。

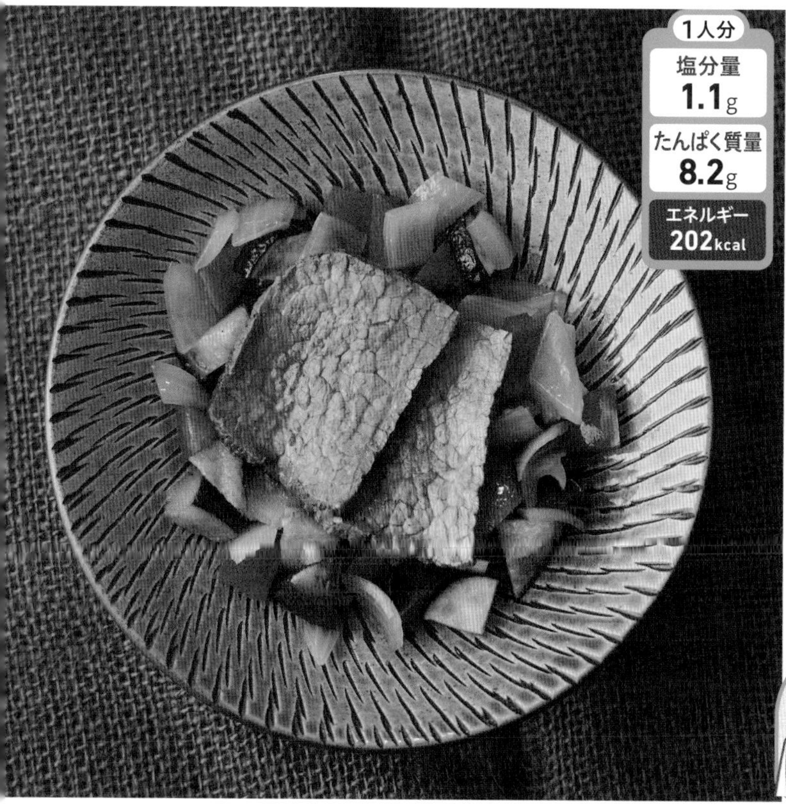
1人分
塩分量
1.1g
たんぱく質量
8.2g
エネルギー
202kcal

アレンジ 2

牛肉のたたき夏野菜添え

材料（1人分）

夏野菜の揚げ浸し…1人分
牛肉のたたき（p.95）…1人分

作り方

夏野菜の揚げ浸しの野菜を1～1.5㎝角に切って器に盛り、牛肉のたたきをのせる。

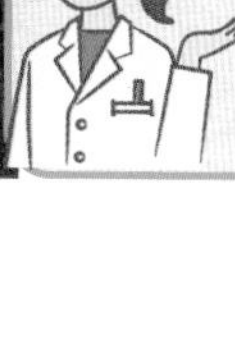

管理栄養士のアドバイス

牛肉で野菜を包むようにして食べると、汁を染み込んだ揚げ浸しがソースのような役割をしてくれます。

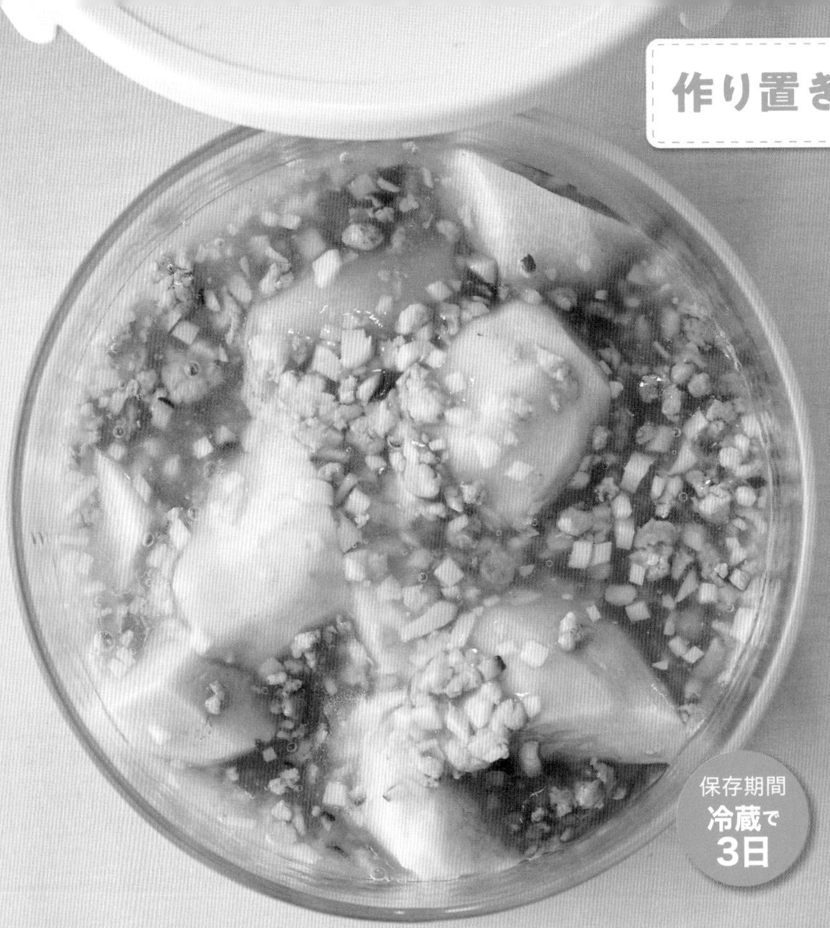

保存期間
冷蔵で
3日

里いものそぼろあん

材料（3人分）

里いも…225g
豚ひき肉…45g
エリンギ…30g
A だし汁…150g
A 酒…10.5g
A みりん…10.5g
A しょうゆ…12g
B 片栗粉…7.5g
B 水…7.5g
ごま油…9g

作り方

1 里いもは乱切りにして鍋に入れ、たっぷりの水を入れて中火にかけ、やわらかくなるまでゆでて湯を切る。

2 エリンギは粗みじん切りにする。A、Bはそれぞれ合わせておく。

3 フライパンにごま油を中火で熱し、ひき肉とエリンギを炒める。肉の色が変わってきたらAを加え、ふつふつしてきたらBの水溶き片栗粉を加えてとろみがつくまで煮て、1にかける。

1人分
塩分量 0.6g
たんぱく質量 4.5g
エネルギー 126kcal

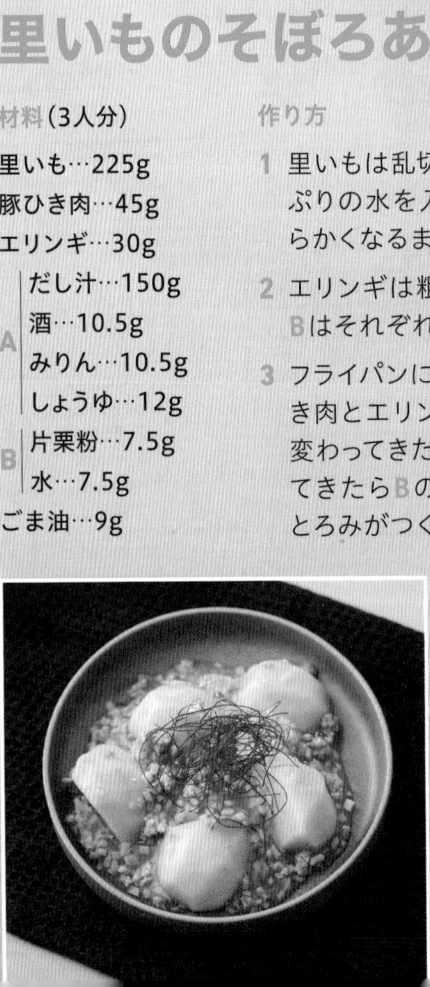

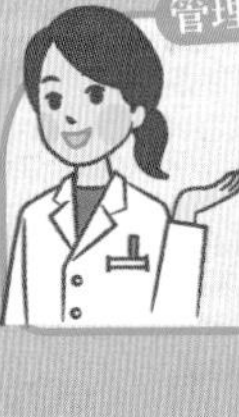

管理栄養士のアドバイス

エリンギを粗みじん切りにして加えることで、肉を少なくしてたんぱく質を抑えます。そのまま食べるときは糸唐辛子や七味唐辛子などをかけ、ピリッとアクセントをつけると飽きずに楽しめます。

アレンジ 1

里いもコロッケ

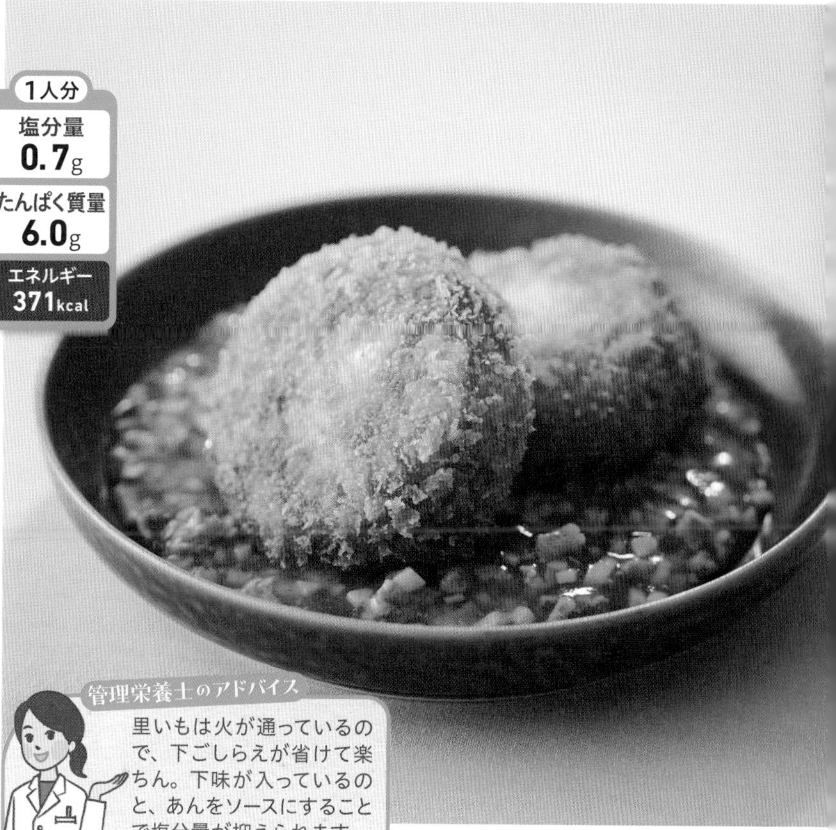

1人分
塩分量 0.7g
たんぱく質量 6.0g
エネルギー 371kcal

材料（1人分）

里いものそぼろあん…1人分
薄力粉…少々
溶き卵…1/2個分（25g）
パン粉…少々
揚げ油…適量

作り方

1 里いものそぼろあんから里いもを取り出し（あんは取っておく）つぶしてまとめ、等分して平たい円形に整える。

2 薄力粉、溶き卵、パン粉の順に衣づけし、170℃の揚げ油できつね色になるまで揚げる。

3 1で取っておいたあんを温めて器に盛り、その上に2をのせる。

管理栄養士のアドバイス

里いもは火が通っているので、下ごしらえが省けて楽ちん。下味が入っているのと、あんをソースにすることで塩分量が抑えられます。

アレンジ 2

里いものココット焼き

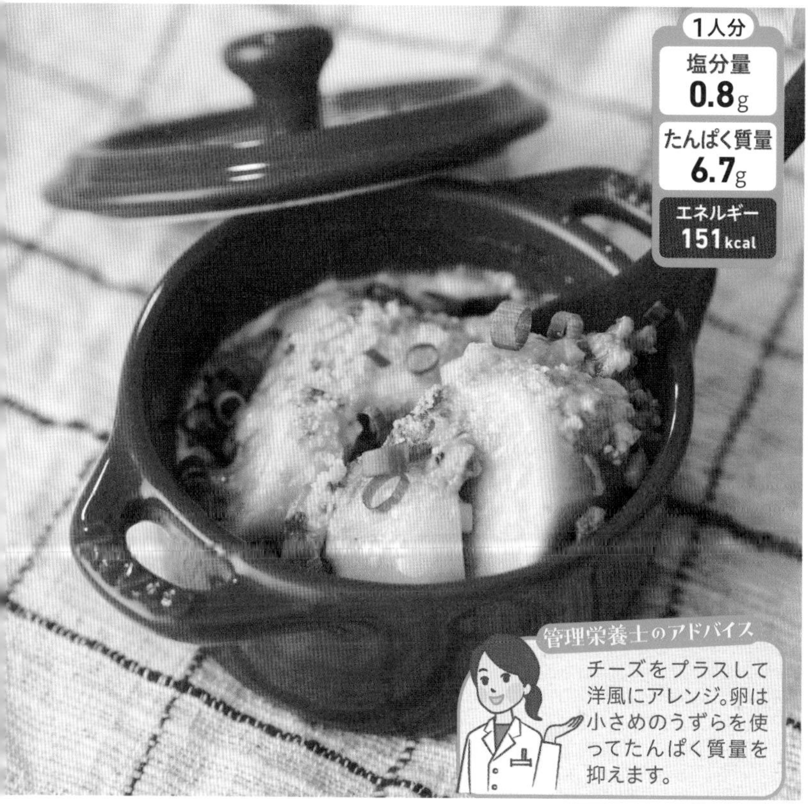

1人分
塩分量 0.8g
たんぱく質量 6.7g
エネルギー 151kcal

材料（1人分）

里いものそぼろあん…1人分
パルメザンチーズ…2g
うずらの卵…1個（10g）
小ねぎ（小口切り）…少々

作り方

1 直径9cmのココットに温めた里いものそぼろあんを入れ、真ん中にうずらの卵を割り、チーズをかける。

2 オーブントースターで5〜6分、こんがり焼き色がつくまで焼き、小ねぎを散らす。

管理栄養士のアドバイス

チーズをプラスして洋風にアレンジ。卵は小さめのうずらを使ってたんぱく質量を抑えます。

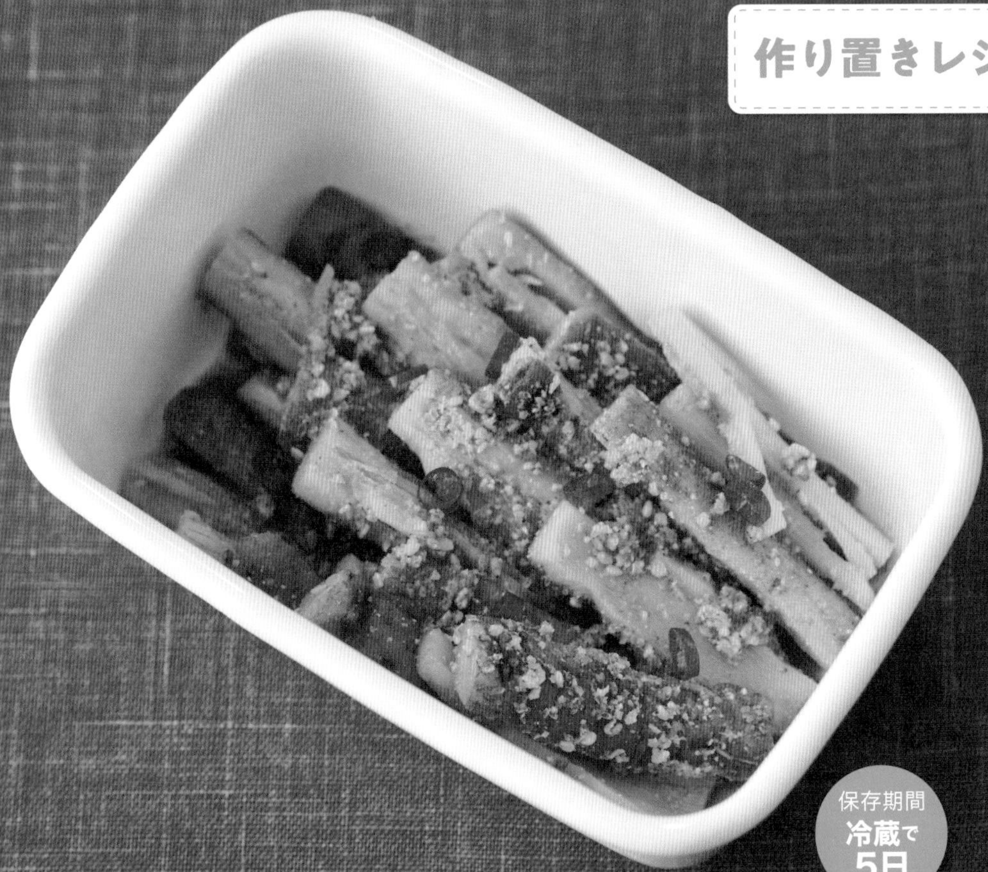

保存期間
冷蔵で
5日

たたきごぼう

材料(3人分)

ごぼう…150g

A
- 酢…18g
- しょうゆ…18g
- みりん…18g
- 白すりごま…6g
- 赤唐辛子(輪切り)…適量

作り方

1 ごぼうはめん棒などでたたいてから5〜6cm長さに切り、酢水(分量外)に浸し、ざるにあげる。

2 ボウルにAを合わせる。

3 鍋に湯を沸かし、ごぼうを入れて2〜3分ゆでる。火が通ったらざるにあげ、熱いうちに2に加えて絡める。

1人分
塩分量 0.9g
たんぱく質量 1.8g
エネルギー 58kcal

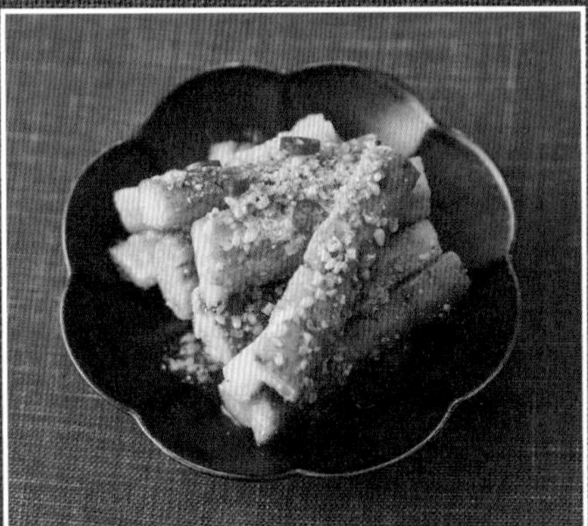

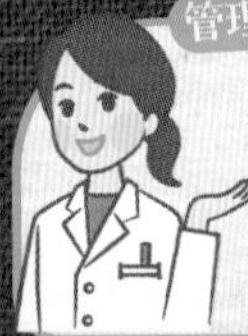

管理栄養士のアドバイス

ごぼう独特の風味が酢と相性よく、しっかりした食感で満腹中枢を刺激する、副菜にぴったりの1品です。酢とごまが塩分を補っています。

アレンジ 1

たたきごぼうのから揚げ

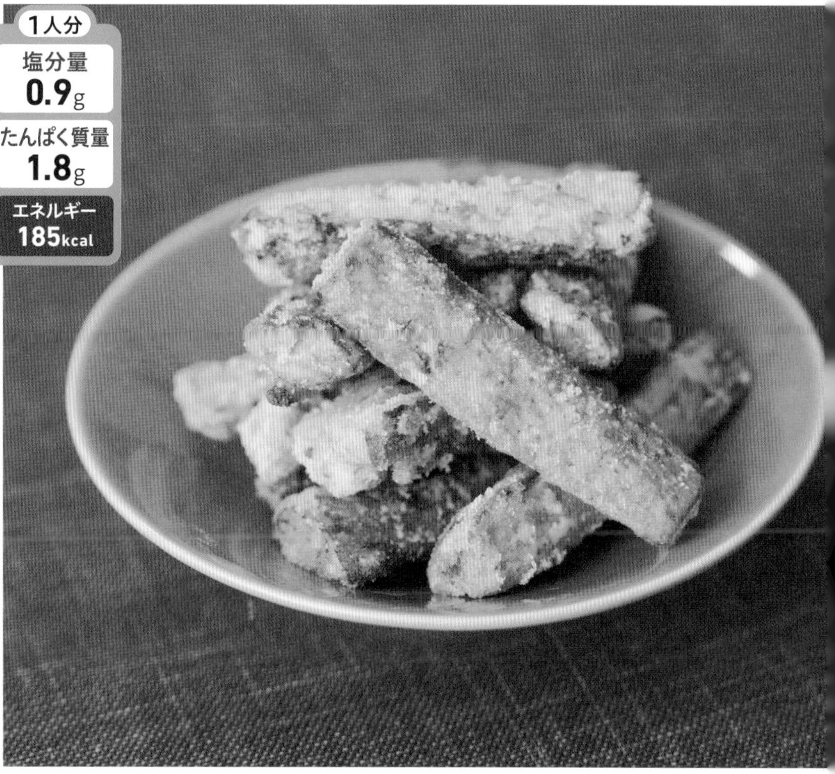

1人分
塩分量 0.9g
たんぱく質量 1.8g
エネルギー 185kcal

材料(1人分)

たたきごぼう…1人分

片栗粉…少々

揚げ油…適量

作り方

たたきごぼうの汁気を軽く拭き取り、片栗粉を薄くまぶす。170℃の揚げ油でからりと揚げる。

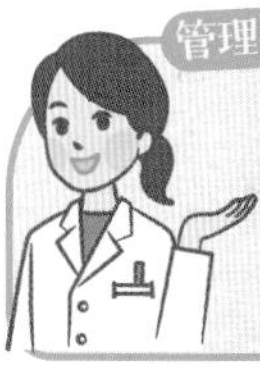

管理栄養士のアドバイス

ごぼうに味が染みているので、そのままでおいしいです。お弁当のおかずにもおすすめ。

アレンジ 2

エスニック風サラダ

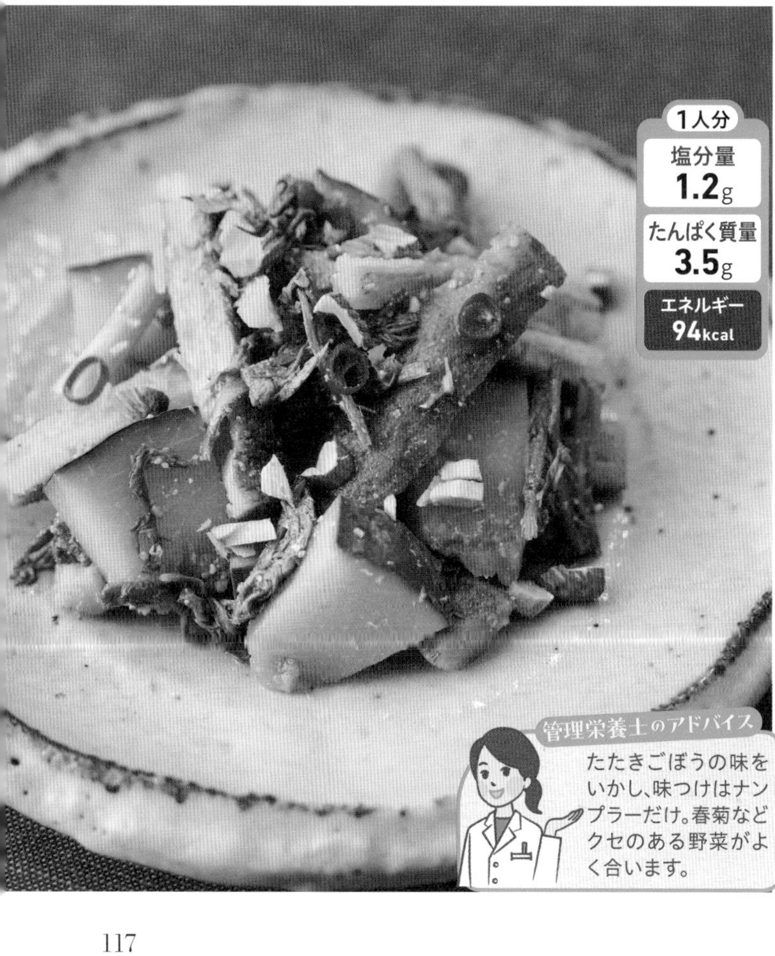

1人分
塩分量 1.2g
たんぱく質量 3.5g
エネルギー 94kcal

材料(1人分)

たたきごぼう…1人分

かぼちゃ…50g

春菊…15g

ナンプラー…1.5g

アーモンド(素焼き)…2g

作り方

1 かぼちゃは食べやすい大きさに切り、やわらかくなるまでゆでてざるにあげる。春菊は熱湯でさっとゆで、水気をしっかり絞り、2cm長さに切る。

2 ボウルにたたきごぼう、1、ナンプラーを入れて混ぜ合わせる。器に盛り、粗く刻んだアーモンドを散らす。

管理栄養士のアドバイス

たたきごぼうの味をいかし、味つけはナンプラーだけ。春菊などクセのある野菜がよく合います。

なすときのこのとろみ煮

1人分
塩分量 1.2g
たんぱく質量 2.3g
エネルギー 133kcal

材料(3人分)

なす…105g
えのきだけ…75g
しいたけ…21g
A
- だし汁…240g
- 片栗粉…12g
- 酒…21g
- みりん…21g
- しょうゆ…21g
- しょうが(すりおろし)…3g

ごま油…18g

作り方

1 なすは横半分に切ってから縦に5〜6㎜幅に切る。えのきは根元を切り落として3㎝長さに切ってほぐす。しいたけは石づきを取って薄切りにする。

2 Aは合わせておく。

3 フライパンにごま油を中火で熱し、1を炒める。油がまわったらAを加えてとろみがつくまで煮る。

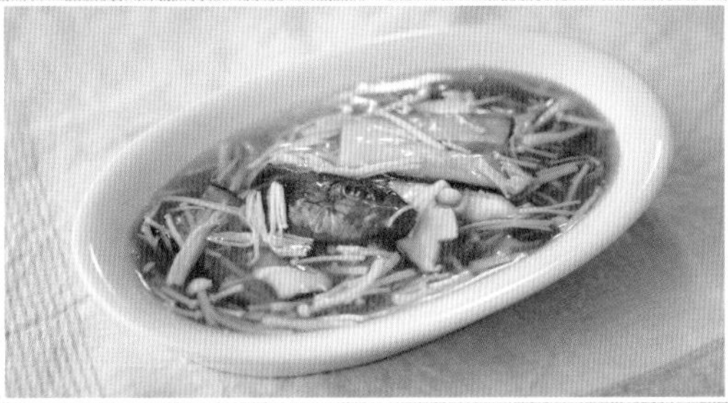

保存期間
冷蔵で3日

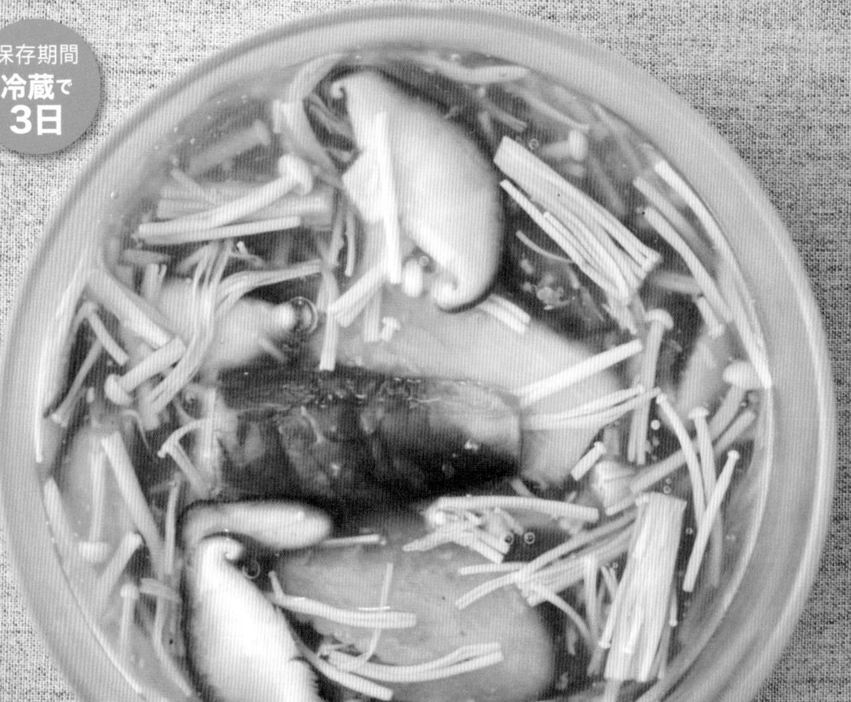

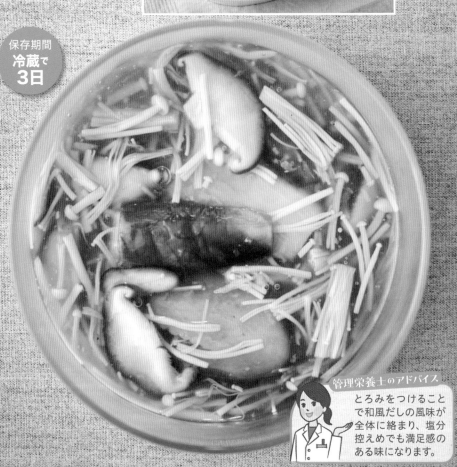

管理栄養士のアドバイス

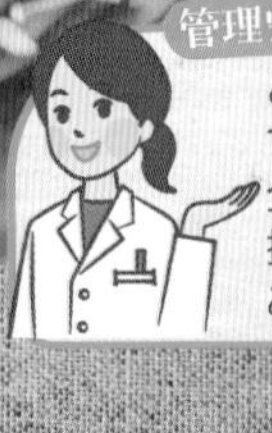

とろみをつけることで和風だしの風味が全体に絡まり、塩分控えめでも満足感のある味になります。

アレンジ 1

なすときのこ、春雨の春巻き

1人分

塩分量 1.4g

たんぱく質量 4.3g

エネルギー 344kcal

材料(1人分)

なすときのこのとろみ煮…1人分
春雨…10g
春巻きの皮…2枚(24g)
水溶き小麦粉…適量　揚げ油…適量

作り方

1 小鍋になすときのこのとろみ煮を入れ、春雨をハサミで5cm長さくらいに切って加え、中火にかける。春雨を戻しながら煮て、汁気が少なくなるまで煮詰めて火を止め、冷ます。

2 春巻きの皮に1を等分してのせて包み、水溶き小麦粉でしっかりとめる。170℃の揚げ油できつね色になるまで揚げる。

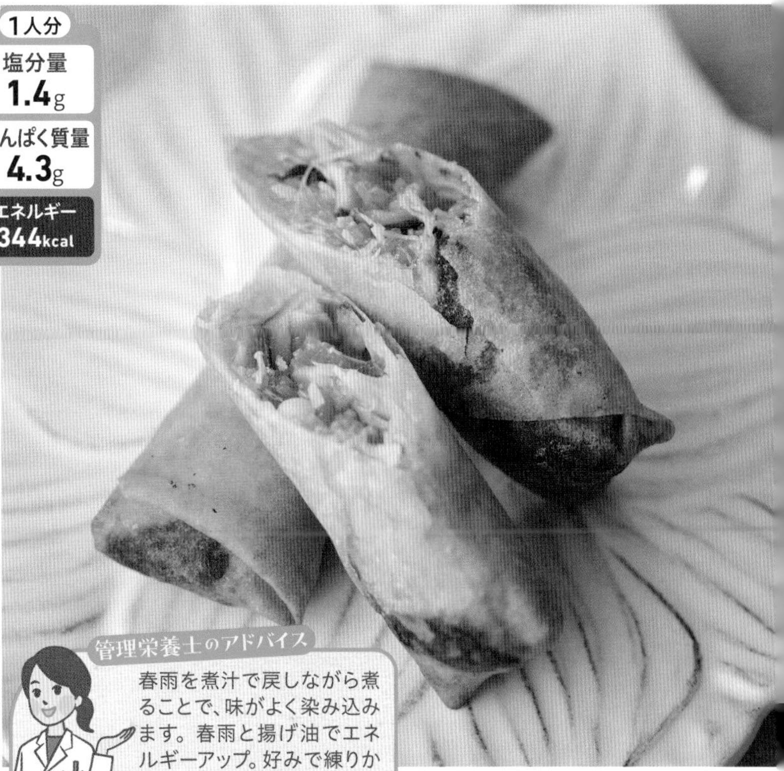

管理栄養士のアドバイス

春雨を煮汁で戻しながら煮ることで、味がよく染み込みます。春雨と揚げ油でエネルギーアップ。好みで練りからしをつけてどうぞ。

アレンジ 2

なすときのこの和風スパゲッティ

1人分

塩分量 1.3g

たんぱく質量 2.9g

エネルギー 539kcal

材料(1人分)

なすときのこのとろみ煮…1人分
アプロテンたんぱく質調整
スパゲッティ…100g
オリーブ油…5g
白髪ねぎ…少々

作り方

1 鍋にたっぷりの湯を沸かし、スパゲッティを袋の表示時間通りゆでる。ゆであがったらざるにあげ、オリーブ油を絡める。

2 器に盛り、温めたなすときのこのとろみ煮をかけ、白髪ねぎをのせる。

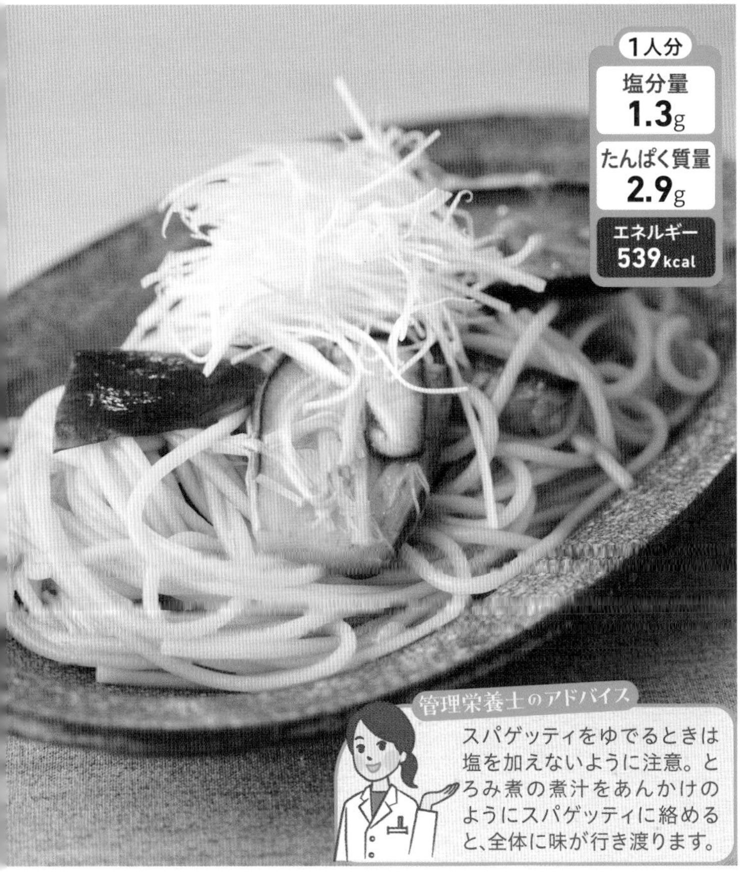

管理栄養士のアドバイス

スパゲッティをゆでるときは塩を加えないように注意。とろみ煮の煮汁をあんかけのようにスパゲッティに絡めると、全体に味が行き渡ります。

Column

減塩のお助け調味料ボトル

調味料の使い方をマスターするのが、減塩への近道です。いつもの容器を変えて、少量使いに慣れましょう。

調味料の使いすぎは、塩分量の増加に直結します。食卓にはしょうゆや塩を置かないこと。また、調理の際にも大量に出ない容器を使うことをおすすめします。

冷や奴や野菜のお浸しには、ワンプッシュで全体にかかるようなスプレータイプのものが便利。ドレッシングやたれにも使えます。

ワンプッシュでどのくらいの量が出るのか計っておくと、栄養計算も簡単にでき、栄養管理に役立ちます。スプレーは100円ショップのものでOK。

ごく少量計量できるものは、ネットショップなどで入手できます。

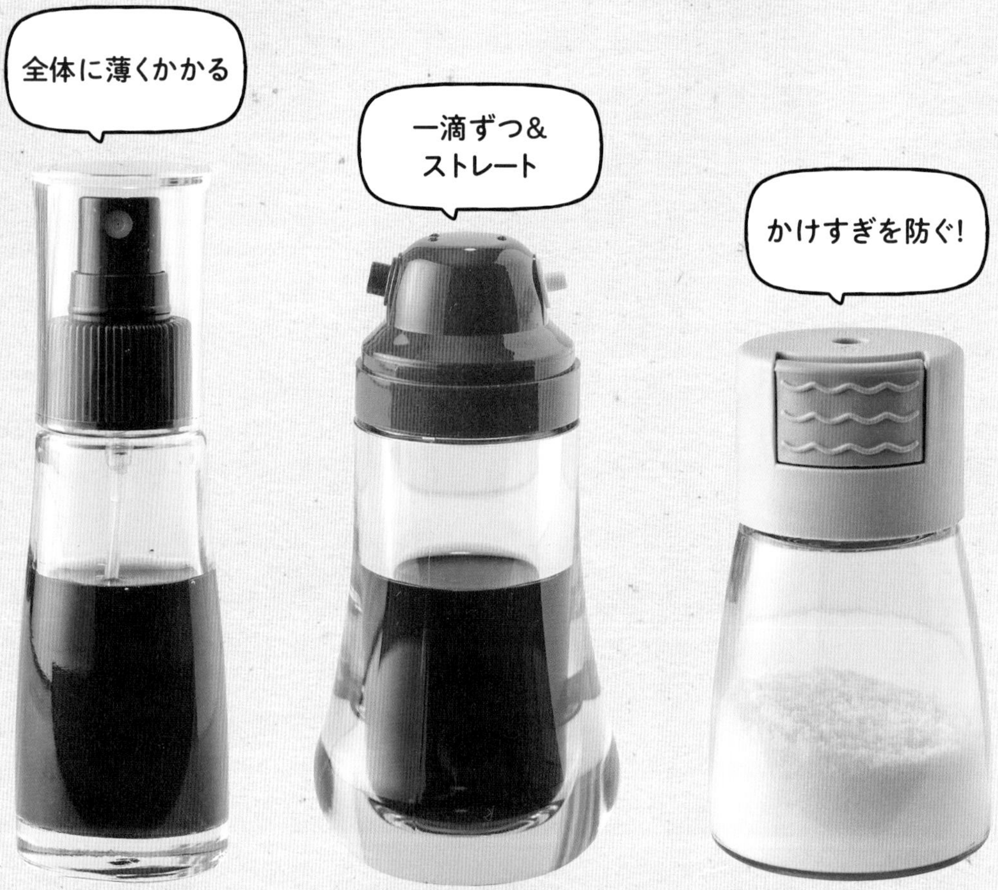
全体に薄くかかる
一滴ずつ&ストレート
かけすぎを防ぐ!

ワンプッシュで約0.1g出るしょうゆ入れ

※ほかの液体調味料にも使えます

2つの注ぎ口で使用量を調整できるしょうゆさし

※ほかの液体調味料にも使えます

ワンプッシュで食塩が0.5g出る調味料入れ

※海塩など自然塩の場合は、分量が異なります
※ほかの粉末調味料にも使えます

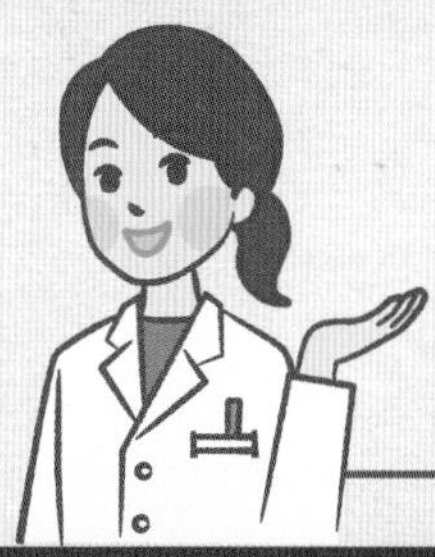

Part 6

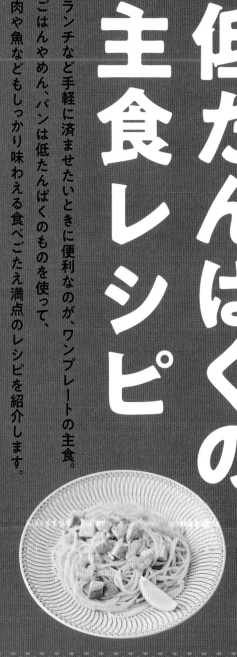

ひと皿で完結!
低たんぱくの主食レシピ

ランチなど手軽に済ませたいときに便利なのが、ワンプレートの主食。
ごはんやめん、パンは低たんぱくのものを使って、
肉や魚などもしっかり味わえる食べごたえ満点のレシピを紹介します。

※使用しているたんぱく質調整食品は、72ページで詳しく紹介しています。

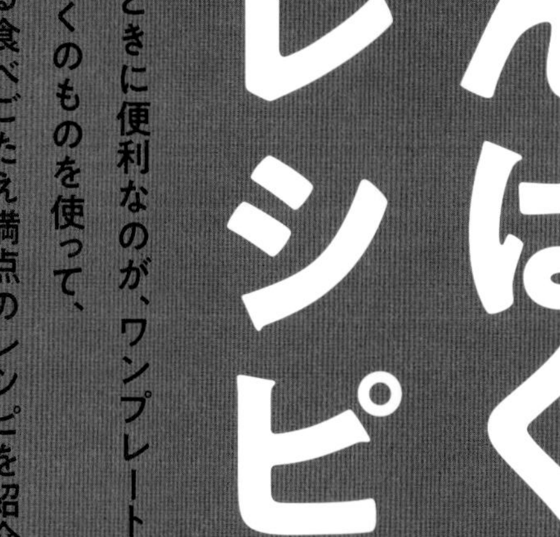

韓国風のり巻き キンパ

1人分
塩分量 1.8g
たんぱく質量 9.2g
エネルギー 611 kcal

材料（1人分）

低たんぱくごはん1/25
…1パック（180g）
牛バラ薄切り肉…40g

A
- しょうが（すりおろし）…5g
- 砂糖…5g
- しょうゆ…3g
- コチュジャン…5g

ほうれん草…50g
にんじん…20g

B
- 鶏ガラスープのもと…2g
- ごま油…5g

たくあん…10g
焼きのり…5g
ごま油…少々
白いりごま…少々

作り方

1 ごはんは電子レンジなどで温める。

2 牛肉は食べやすい大きさに切り、混ぜたAを揉み込み、10分ほど漬けてからフライパンで火が通るまで炒める。

3 ほうれん草は3㎝長さに切って耐熱ボウルに入れ、Bの半量を加えて電子レンジで1分加熱する。にんじんは斜め薄切りにしてからせん切りにして耐熱ボウルに入れ、残りのBを加えて電子レンジで1分加熱する。たくあんはせん切りにする。

4 巻きすの上にのりを敷き、1を全体に広げ、2と3を横長に手前にのせてしっかり巻き、しばらくおいてなじませる。

5 のりの表面にごま油を塗って白ごまをかけ、食べやすい大きさに切る。

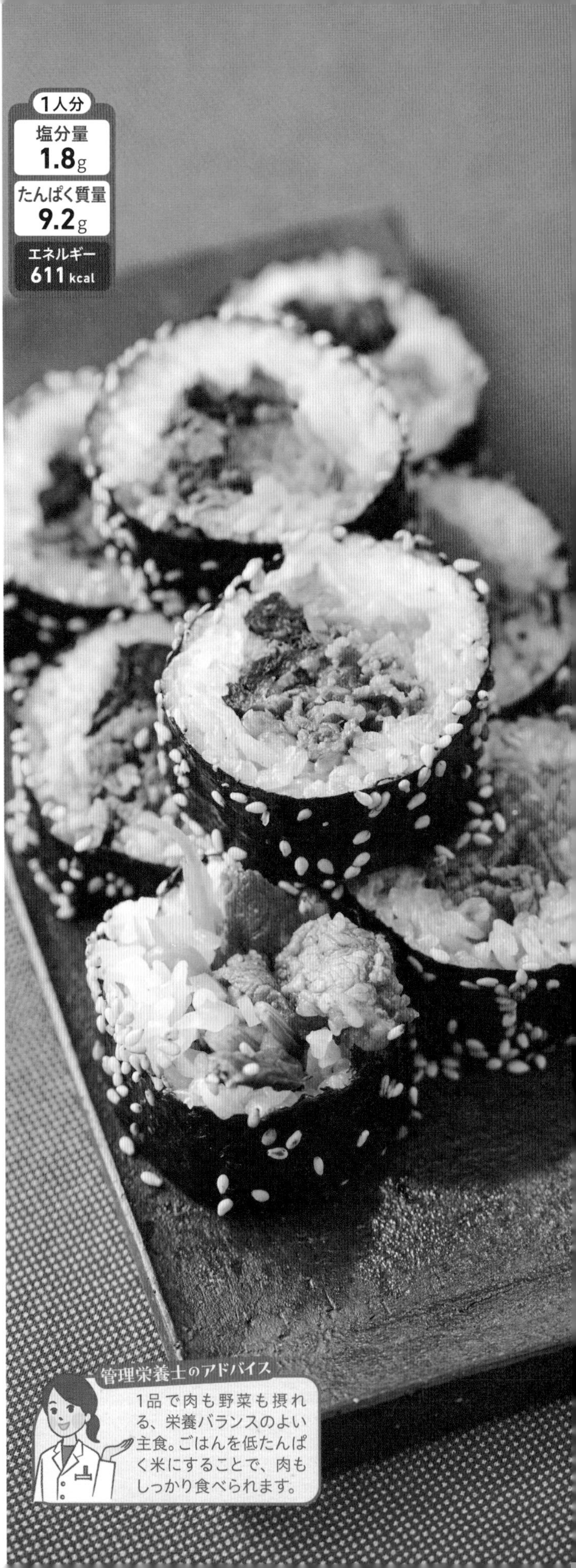

管理栄養士のアドバイス

1品で肉も野菜も摂れる、栄養バランスのよい主食。ごはんを低たんぱく米にすることで、肉もしっかり食べられます。

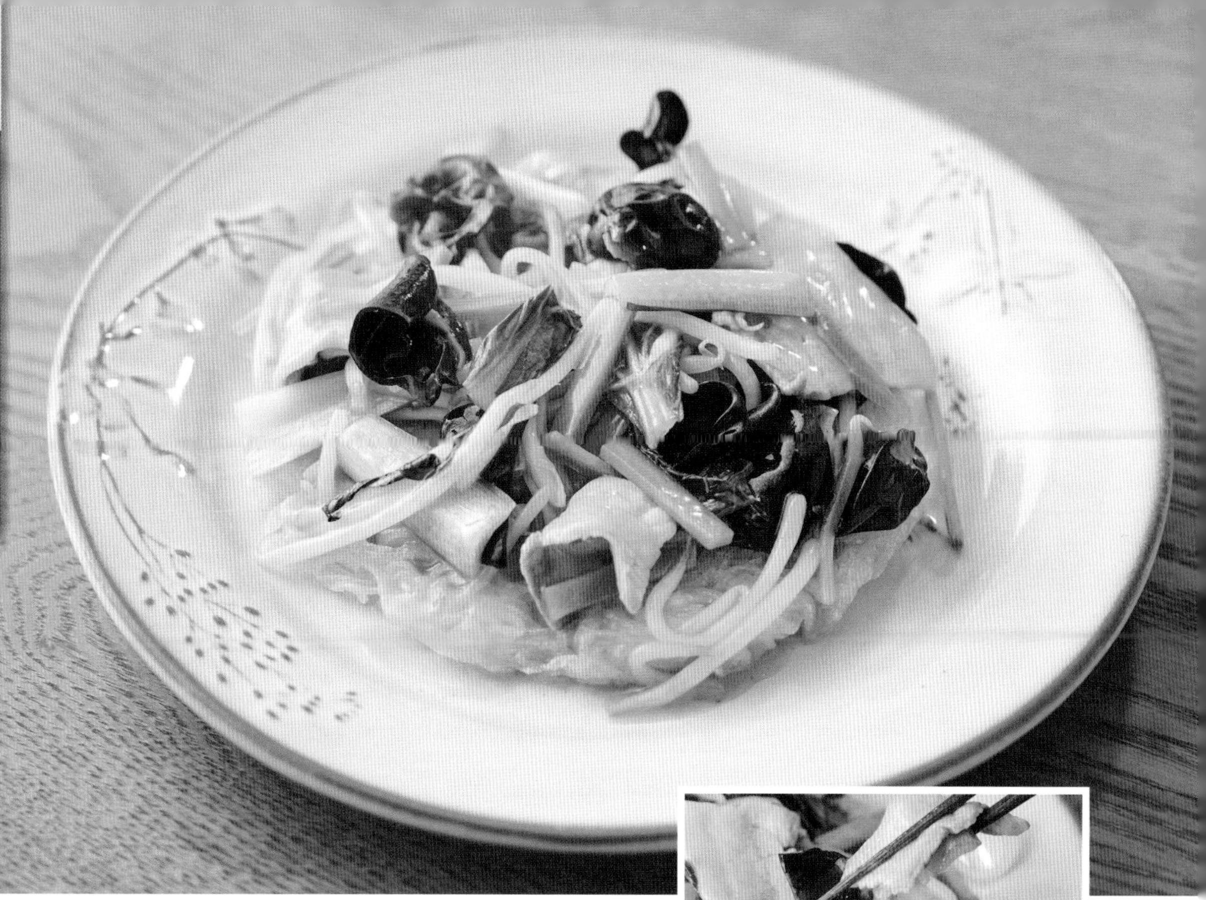

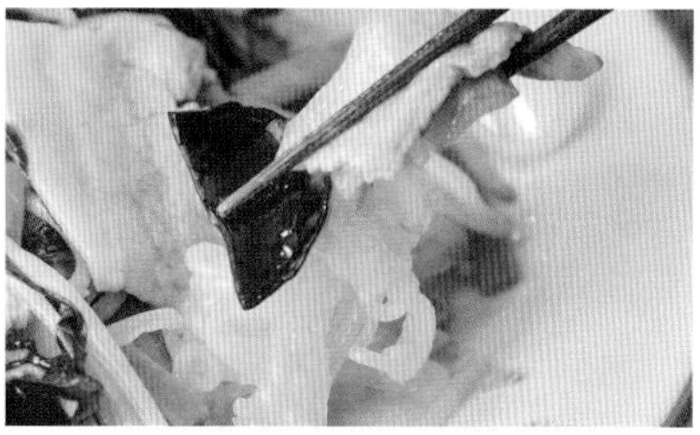

あんかけ焼きそば

材料(1人分)

ジンゾウ先生のでんぷん生ラーメン…100g
豚バラ薄切り肉…40g
にんじん…20g
小松菜…20g
きくらげ(乾燥)…3g
もやし…50g

A
しょうゆ…5g
酒…5g
鶏ガラスープのもと…1.5g
こしょう…少々
片栗粉…3g
水…80g

サラダ油…10g
ごま油…5g

作り方

1 豚肉は5cm幅に切る。にんじんは2cm長さの短冊切り、小松菜は5cm長さに切る。きくらげは水で戻して、食べやすい大きさに切る。

2 Aは合わせておく。

3 ラーメンはたっぷりの湯で袋の表示通りゆで、ざるにあげて流水でぬめりを取る。フライパンにサラダ油を入れて中火で熱し、ラーメンをほぐしながら全体に広げて焼きつけ、返して同様に焼きつけて器に盛る。

4 3のフライパンを(油を残したまま)強火にかけ、1ともやしを入れて炒め、野菜がしんなりしてきたらAを加えてかき混ぜながら煮る。とろみがついたら仕上げにごま油をまわし入れ、3にかける。

1人分
塩分量 1.6g
たんぱく質量 8.7g
エネルギー 628kcal

管理栄養士のアドバイス

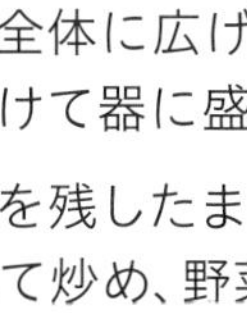

ラーメンをでんぷんタイプにすることでたんぱく質を抑え、その分豚肉を加えます。油を2種類使ってエネルギー量をアップし、風味良く仕上げます。

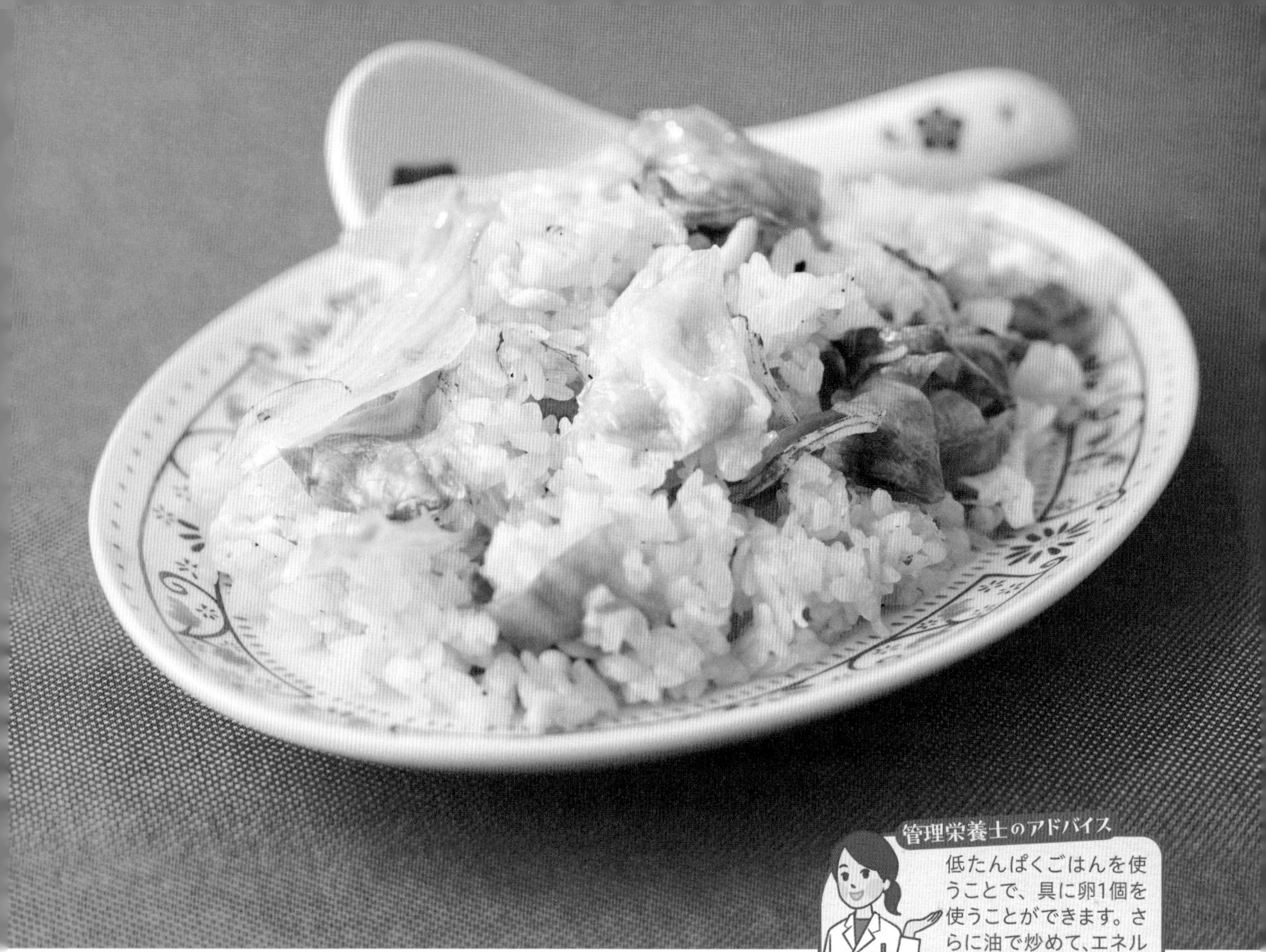

管理栄養士のアドバイス

低たんぱくごはんを使うことで、具に卵1個を使うことができます。さらに油で炒めて、エネルギー量アップ！

レタスチャーハン

材料（1人分）

低たんぱくごはん1/25
…1パック（180g）
レタス…40g
かに風味かまぼこ…15g
長ねぎ…10g
卵…1/2個（25g）
鶏ガラスープのもと
…1.5g
粗びき黒こしょう…適量
しょうゆ…3g
サラダ油…4g
ごま油…12g

作り方

1 レタスは大きめにちぎる。かにかまは2㎝幅に切ってほぐす。長ねぎはみじん切りにする。

2 卵は溶いて、サラダ油を中火で熱したフライパンでふんわり炒めて取り出す。

3 ごはんは電子レンジなどで温め、ごま油を中火で熱したフライパンでほぐしながら炒める。油がまわったらかにかま、長ねぎを加えて強火で手早く炒め合わせる。

4 一度火を止めて、鶏ガラスープのもと、黒こしょうを振り、鍋肌からしょうゆをまわし入れる。レタスを加えて2を戻し入れ、中火にかけて炒め合わせる。

1人分
塩分量 1.6g
たんぱく質量 6.0g
エネルギー 480kcal

パンキッシュ

材料（1人分）

たんぱく質調整食パン…1枚（80g）
生鮭…30g
ほうれん草…30g
まいたけ…15g
塩…0.5g
粗びき黒こしょう…少々
卵…30g
A　生クリーム…80g
　　パルメザンチーズ…5g
オリーブ油…2g

作り方

1 鮭は水気をよく拭き取り、皮と骨を除いて分量分用意する。魚焼きグリルなどで焼いて身をほぐして粗熱を取る。

2 ほうれん草は3㎝長さに切り、まいたけは小さめにほぐす。オリーブ油を熱したフライパンでともに炒め、塩、黒こしょうを振り、火を止めて粗熱を取る。

3 ボウルに卵を割りほぐし、Aを加えて混ぜ合わせ、1、2を加えて混ぜる。

4 オーブンを200度に予熱する。

3 13㎝×17㎝×高さ3㎝の耐熱容器に油（分量外）を薄く塗り、食パンを手でつぶしながら敷き詰め、3を注ぎ入れる。200℃のオーブンで20～30分、焦げないように様子を見ながら全体に火が通るまで焼く。

1人分
塩分量 1.7g
たんぱく質量 15.1g
エネルギー 668kcal

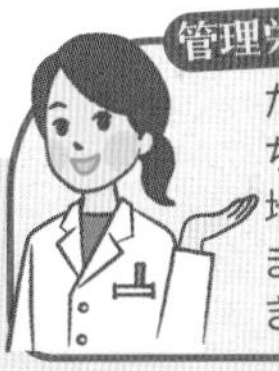

管理栄養士のアドバイス

たんぱく質調整食パンはもちもち食感なので、ピザ生地のような仕上がりになります。野菜はパプリカや玉ねぎ、ミニトマトもおすすめ。

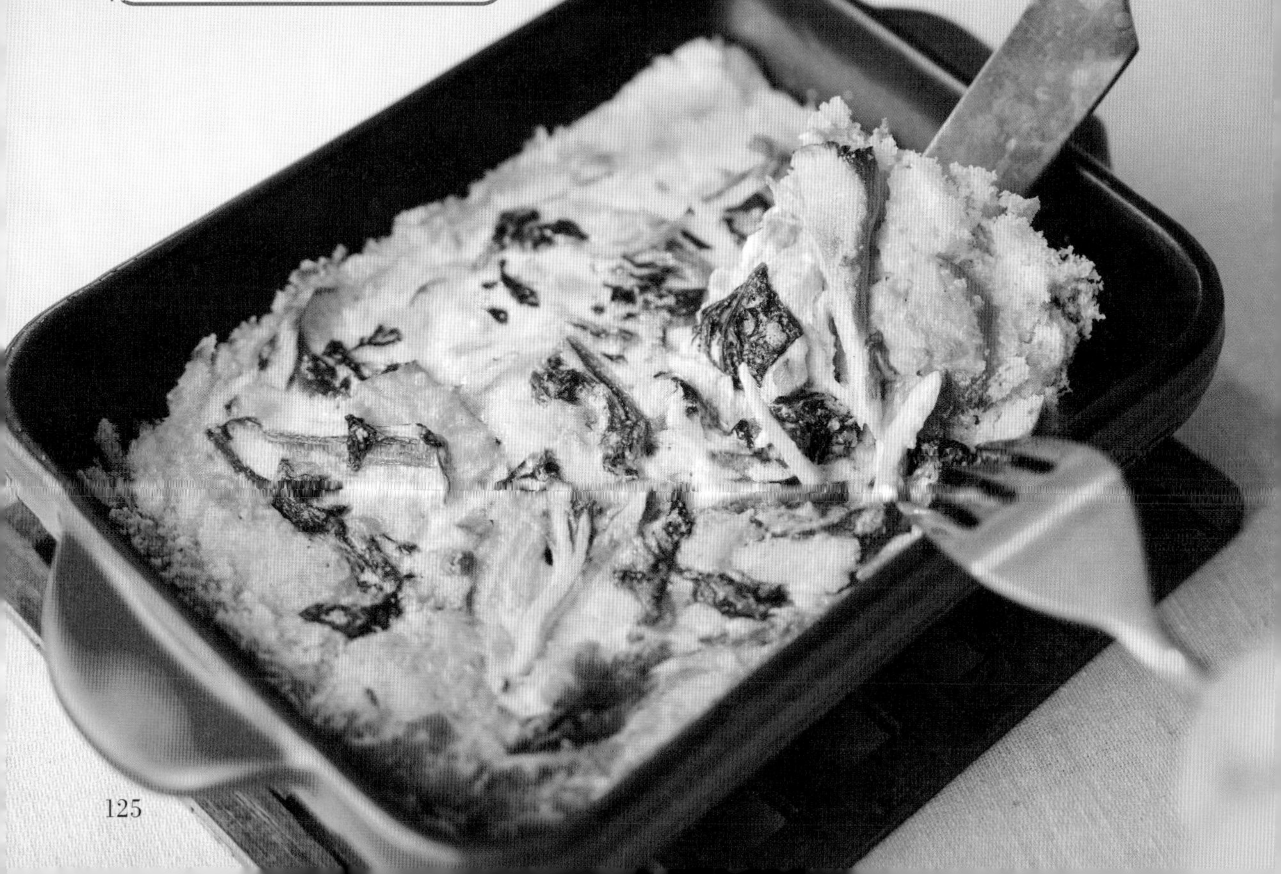

焼きうどん

材料（1人分）

げんたうどん…85g
豚バラ薄切り肉…40g
キャベツ…50g
にんじん…20g
しいたけ…7g
もやし…50g
A ウスターソース…6g
A 鶏ガラスープのもと…1.5g
こしょう…少々
サラダ油…8g
かつお節…少々
青のり…少々

作り方

1 うどんはたっぷりの湯で袋の表示通りゆで、ざるにあげて流水でぬめりを取る。

2 豚肉は4cm幅に切る。キャベツを食べやすい大きさに切り、にんじんは2cm長さの短冊切り、しいたけは石づきを取って薄切りにする。

3 フライパンにサラダ油を中火で熱し、2ともやしを炒める。野菜がしんなりしてきたらうどんを加え、Aを加えて炒め合わせる。全体に火が通ったら器に盛り、かつお節、青のりをかける。

1人分
塩分量 **1.5**g
たんぱく質量 **8.7**g
エネルギー **571**kcal

管理栄養士のアドバイス

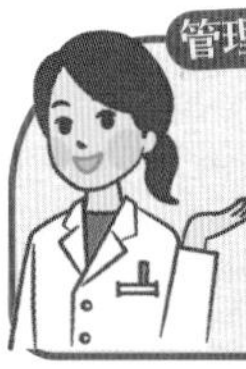

たんぱく質調整うどんを使うことで、豚肉の動物性たんぱく質を摂取できます。しょうゆではなくウスターソースにするとさらに減塩に！

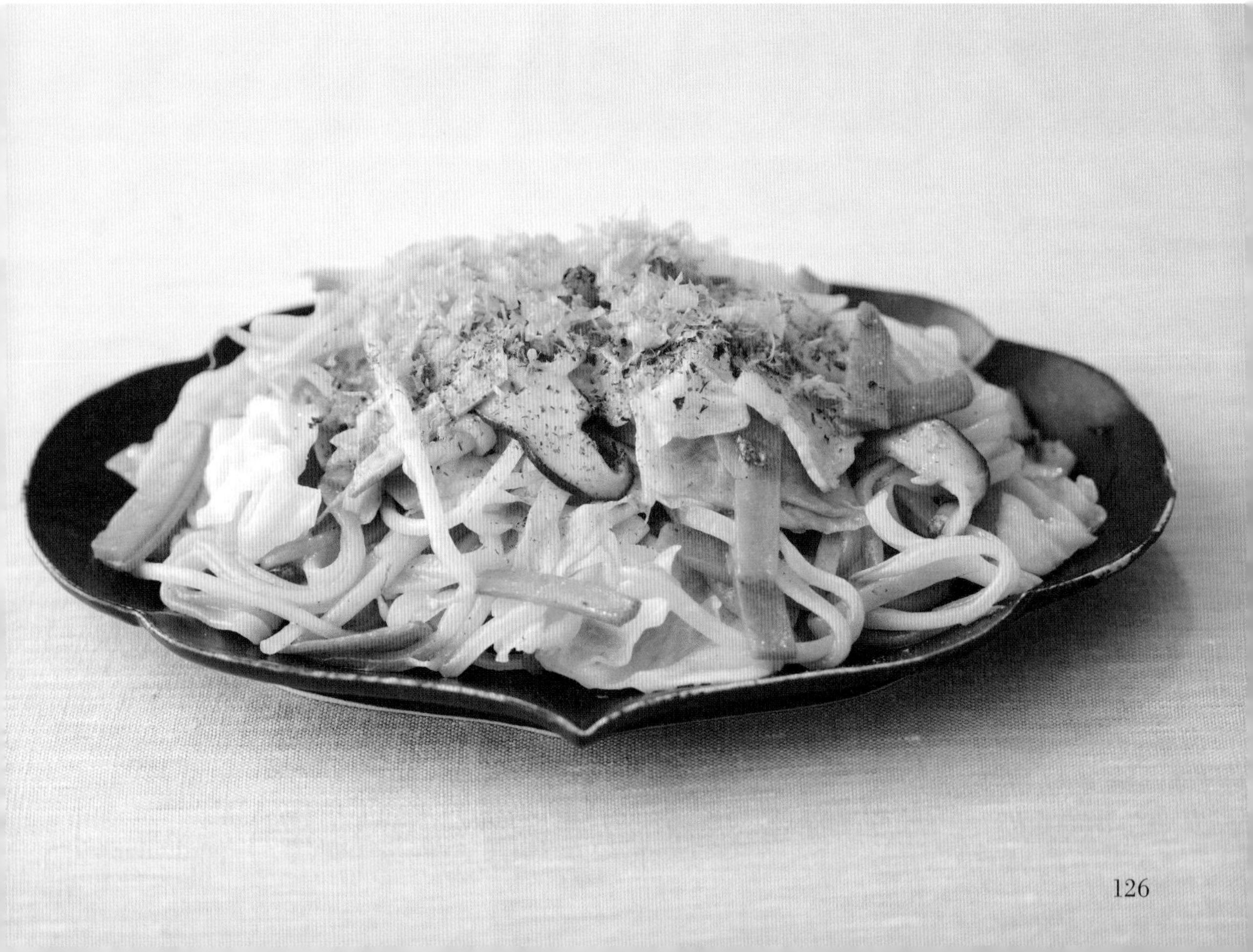

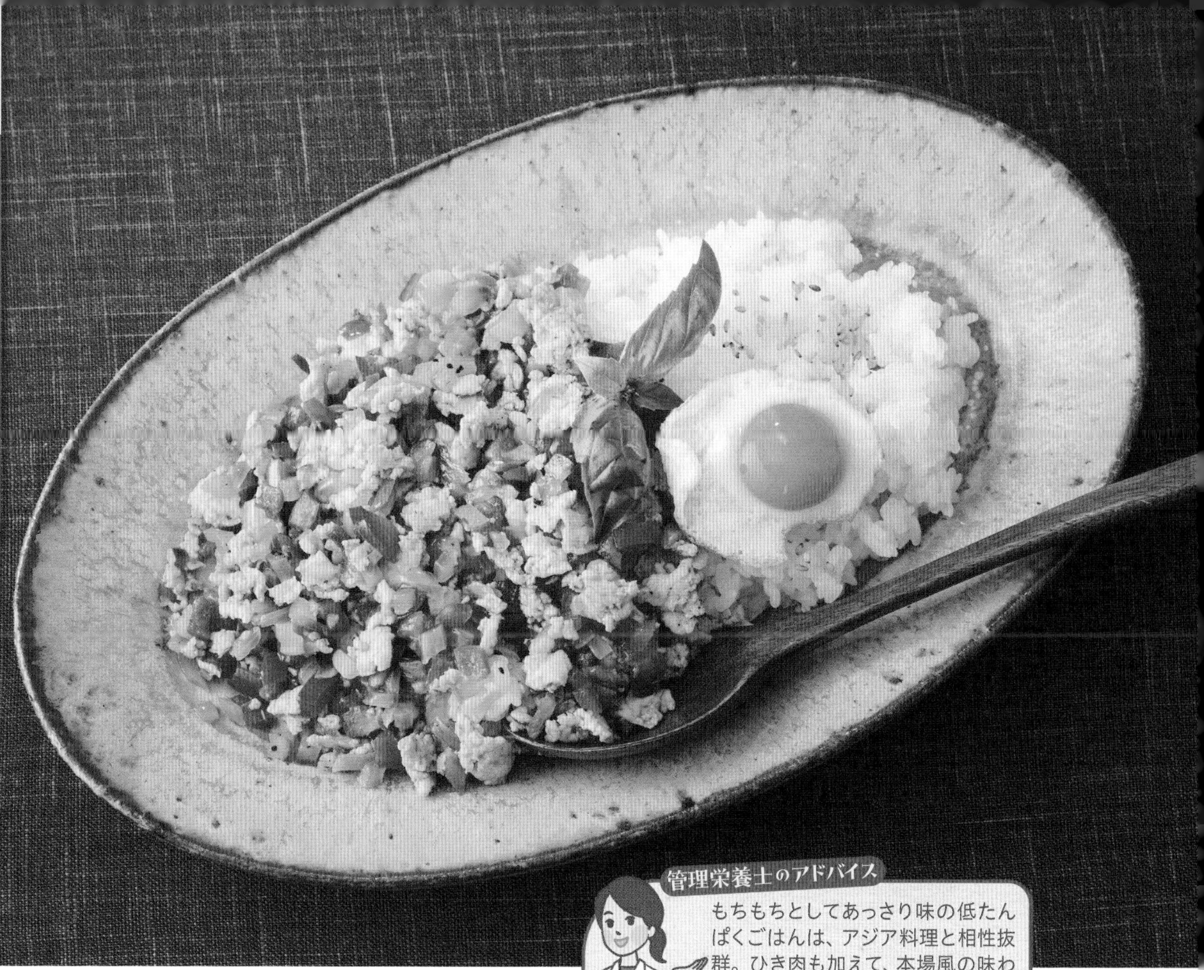

管理栄養士のアドバイス

もちもちとしてあっさり味の低たんぱくごはんは、アジア料理と相性抜群。ひき肉も加えて、本場風の味わいが楽しめます。目玉焼きはうずらにしてたんぱく質量を控えめに。

ガパオライス

材料（1人分）

低たんぱくごはん1/25…1パック（180g）
鶏ひき肉…40g

A
- ピーマン…10g
- パプリカ（赤）…10g
- 赤玉ねぎ…50g

B
- にんにく（すりおろし）…6g
- ナンプラー…1g
- しょうゆ…1.5g
- オイスターソース…1.5g
- 豆板醤…1g
- 砂糖…1g

うずらの卵…1個（10g）
ごま油…6g
サラダ油…1g
白いりごま…少々
粗びき黒こしょう…少々
バジルの葉…好みで少々

作り方

1 Aはすべて粗みじん切りにする。Bは合わせておく。

2 フライパンにごま油を熱してひき肉とAを入れて炒め、野菜が少ししんなりしてきたらBを加えて全体に火が通るまで炒め合わせる。

3 小さめのフライパンにサラダ油を中火で熱し、うずらの卵をそっと割り入れて目玉焼きを作る。

4 ごはんは電子レンジなどで温めて器に盛り、ごまを振る。2をかけて黒こしょうを振り、3と好みでバジルの葉を添える。

1人分
塩分量 1.2g
たんぱく質量 9.8g
エネルギー 471kcal

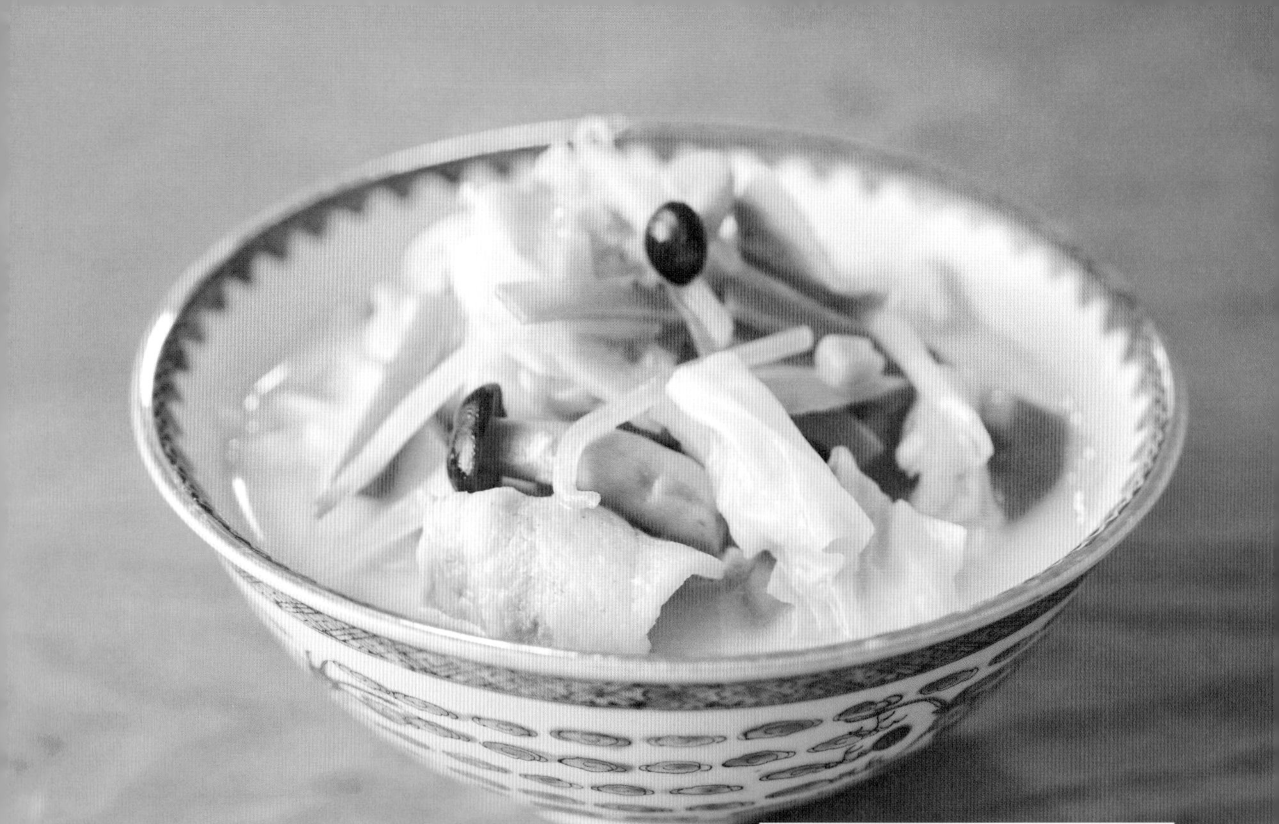

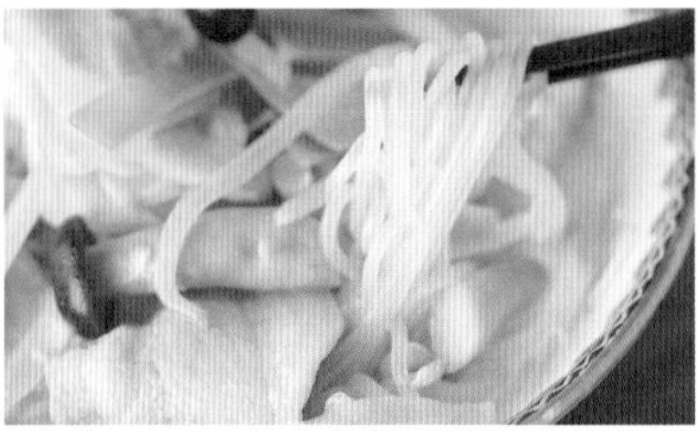

ちゃんぽん

材料(1人分)

ジンゾウ先生の
でんぷん生ラーメン…100g
豚バラ薄切り肉…40g
キャベツ…50g
にんじん…15g
しめじ…15g
もやし…25g
スイートコーン(缶詰など)
…30g

A
- 水…200g
- 酒…3g
- 鶏ガラスープのもと…3g
- オイスターソース…1g
- にんにく(すりおろし)…1g
- 塩…0.5g

牛乳…50g
ごま油…3g

作り方

1 豚肉は4㎝幅に切る。キャベツは食べやすい大きさに切り、にんじんは4㎝長さの短冊切り、しめじは石づきを取ってほぐす。

2 ラーメンはたっぷりの湯で袋の表示通りにゆで、ざるにあげて流水でぬめりを取り、器に盛る。Aは合わせておく。

3 フライパンにごま油を中火で熱し、1ともやし、コーンを入れて炒める。野菜がしんなりしてきたらAを加えて煮る。

4 ふつふつとしてきたら、牛乳を加えてさっと煮て、2のめんにかける。

1人分
塩分量
2.4g
たんぱく質量
10.5g
エネルギー
561kcal

管理栄養士のアドバイス

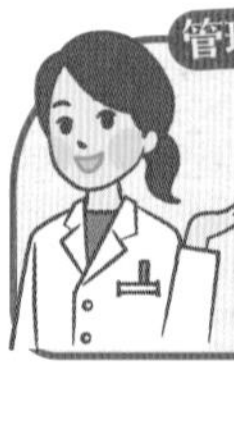

満足度の高い具だくさんの麺料理。コクが足りないときは仕上げにごま油をまわしかけるか、お好みでラー油をかけると風味が増し、エネルギー量もアップします。

アボカドクリームパスタ

材料（1人分）

アプロテンたんぱく質調整スパゲティ…100g
アボカド…50g
えび…30g
A 生クリーム…30g
A 塩…0.2g
A コンソメ（顆粒）…1g
オリーブ油…2g
粗びき黒こしょう…少々
レモン（くし形切り）…1切れ（15g）

作り方

1 鍋にたっぷりの湯を沸かし、スパゲティを袋の表示時間通りにゆで、ざるにあげる。

2 アボカドは2㎝の角切りにする。えびは殻をむいて洗い、水気を拭き取って分量分用意し、食べやすい大きさに切る。

3 フライパンにオリーブ油を熱し、えび、アボカドを入れて軽く炒めてAを加える。ふつふつとしてきたらゆであがったスパゲティを加えて絡める。とろみが出てきたら器に盛り、黒こしょうを振り、レモンを添える。

1人分
塩分量 1.7g
たんぱく質量 8.2g
エネルギー 620kcal

管理栄養士のアドバイス

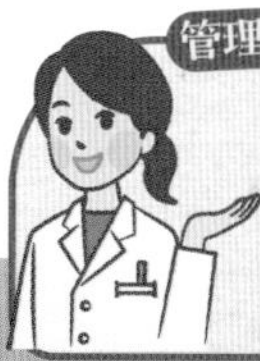

スパゲッティを低たんぱくにすることでえびを使うことができます。ソースには生クリームを使ってコクを出し、エネルギー量もアップ。

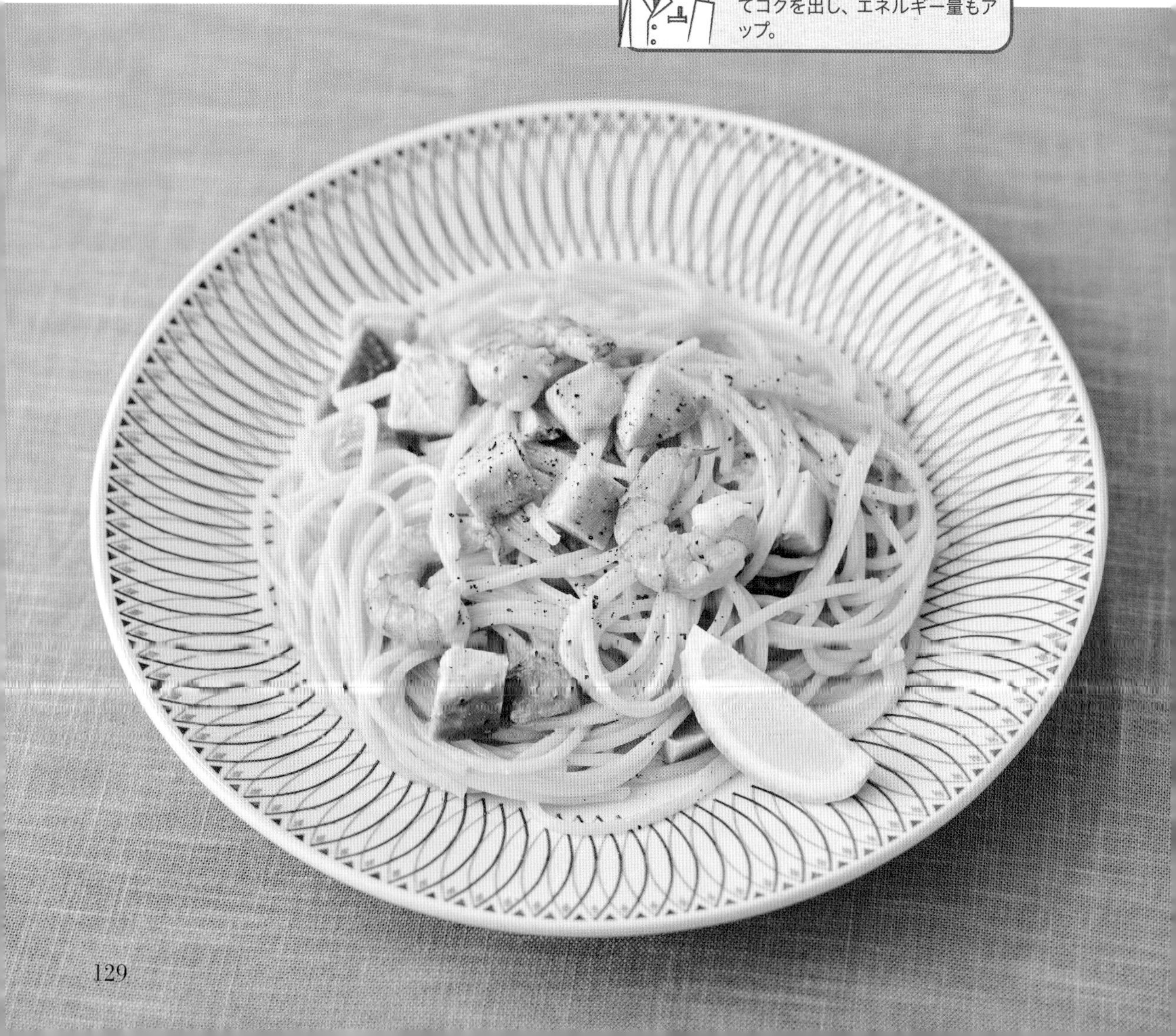

麻婆なす丼

材料（1人分）

低たんぱくごはん1/25
…1パック（180g）
なす…80g
長ねぎ…10g
豚ひき肉…70g

A
- 水…100g
- みそ…6g
- みりん…6g
- 酒…5g
- にんにく（すりおろし）…3g
- しょうが（すりおろし）…3g
- しょうゆ…3g
- 片栗粉…3g
- 豆板醤…1g

サラダ油…6g
ごま油…4g
小ねぎ（小口切り）…少々

作り方

1 なすは長さを半分に切ってからくし形切り、長ねぎはみじん切りにする。A は合わせておく。

2 ごはんは電子レンジなどで温めて器に盛る。

3 フライパンにごま油を中火で熱してなすを炒め、しんなりしてきたらひき肉と長ねぎを加えて炒める。全体に火が通ったらA を加えて混ぜながら煮る。

3 とろみがついたら火を止めてごま油をまわし入れ、2 にかけて、小ねぎを散らす。

1人分
塩分量 1.6g
たんぱく質量 14.8g
エネルギー 584kcal

管理栄養士のアドバイス

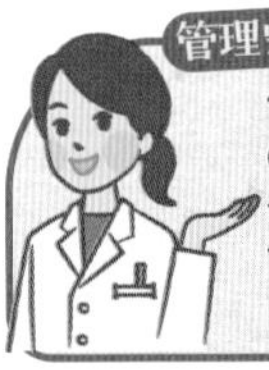

低たんぱくごはんにして、ひき肉たっぷりの麻婆あんに。香味や辛味をいかすと、塩分控えめでもパンチの効いた味になります。たんぱく質量を抑えたいときは、ひき肉の半量を刻んだエリンギにしましょう。

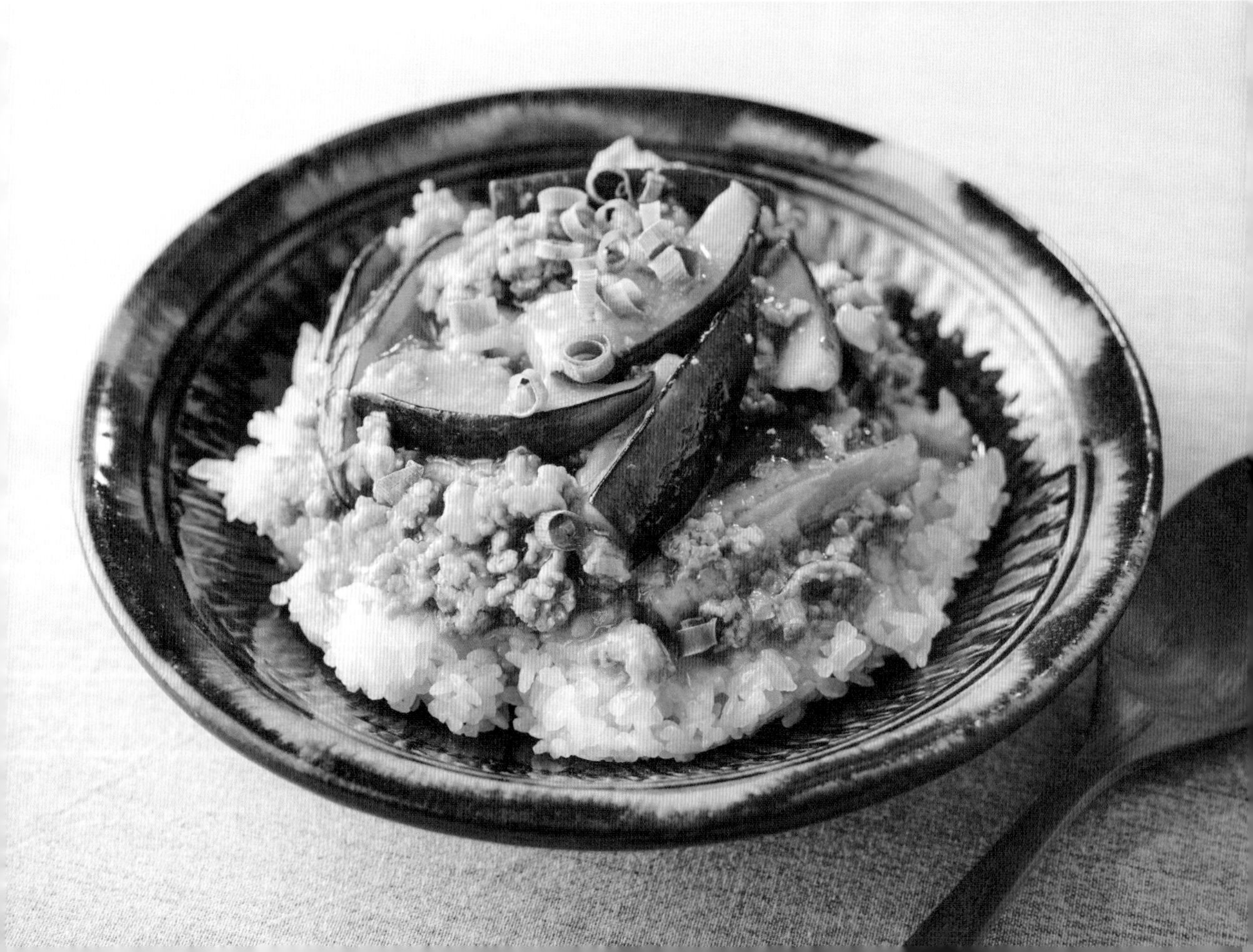

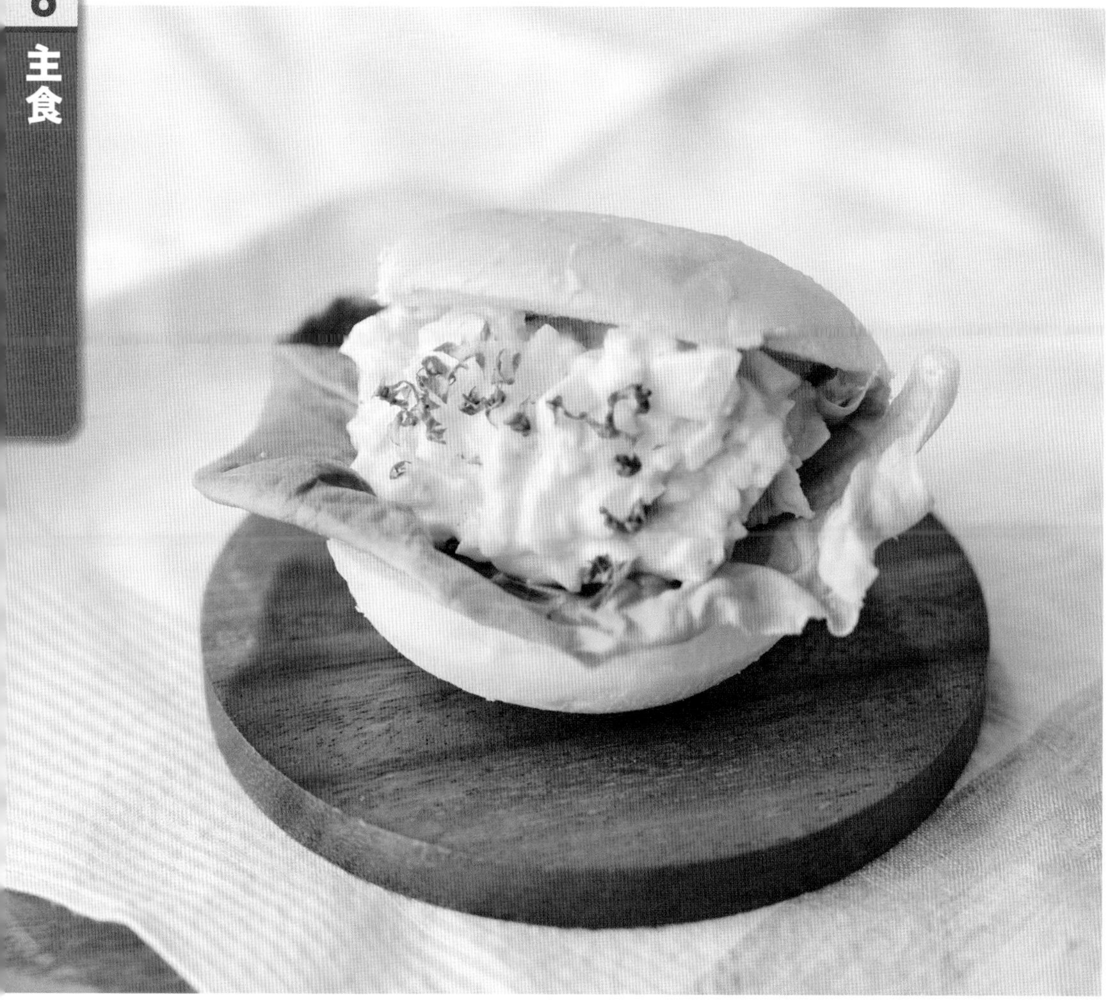

卵サンド

材料(1人分)

たんぱく質調整丸パン…1個(50g)
ゆで卵…1個(50g)
A
練りからし…1g
マヨネーズ…12g
粗びき黒こしょう…少々
塩…0.3g
サラダ菜…1枚(8g)
パセリ(みじん切り)…少々

作り方

1 ゆで卵を細かく刻んでボウルに入れ、Aを加えて混ぜ合わせる。

2 丸パンは袋の表示通り温めて横斜めに切り込みを入れ、サラダ菜を敷いて1を挟み、パセリを振る。

1人分
塩分量 0.8g
たんぱく質量 6.6g
エネルギー 300kcal

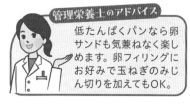

管理栄養士のアドバイス

低たんぱくパンなら卵サンドも気兼ねなく楽しめます。卵フィリングにお好みで玉ねぎのみじん切りを加えてもOK。

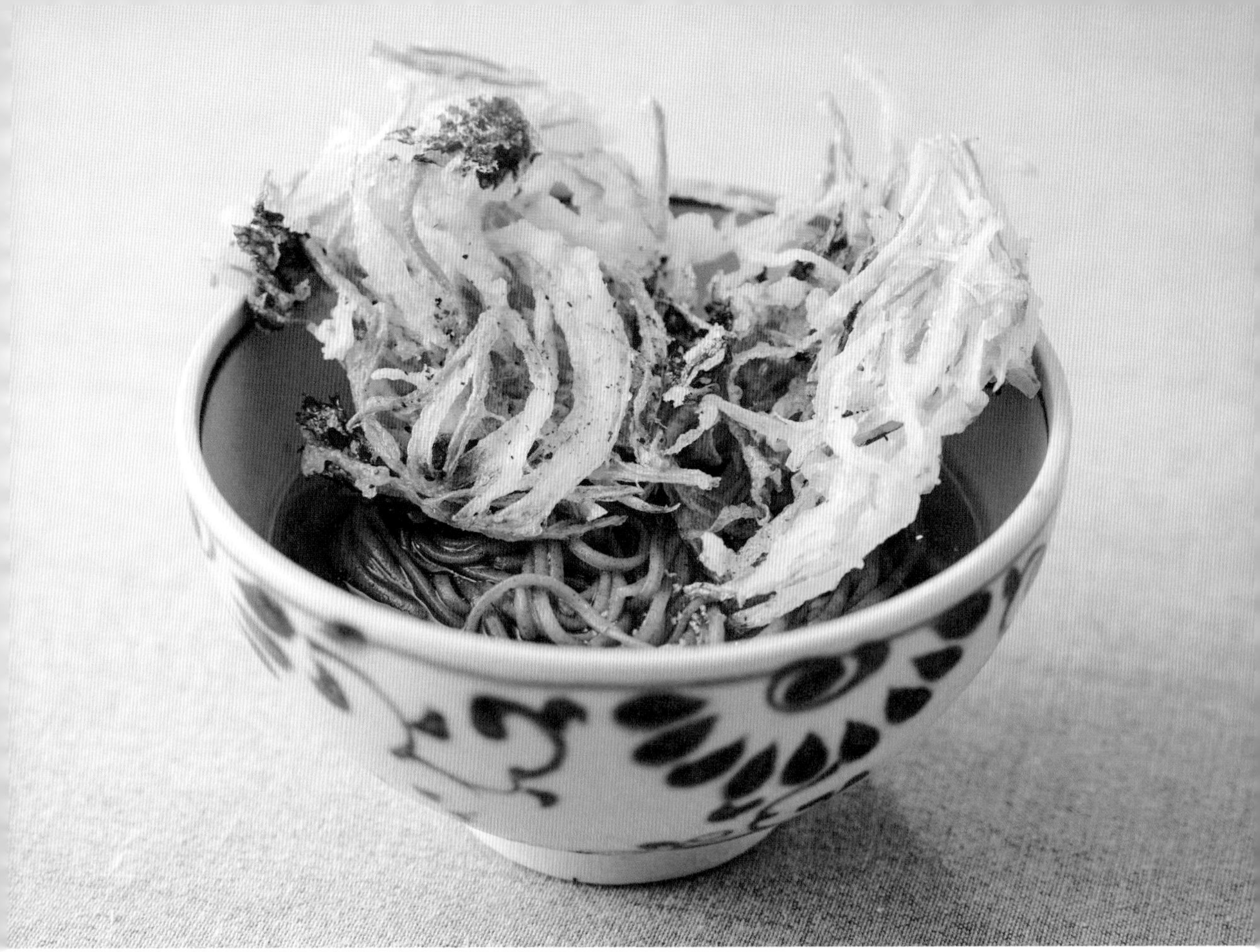

三つ葉と玉ねぎのかき揚げそば

材料（1人分）

げんたそば…100g
玉ねぎ…50g
にんじん…15g
三つ葉…4g

A	小麦粉…15g 片栗粉…9g 水…50g
B	だし汁…150g しょうゆ…8g みりん…6g

揚げ油…適量
七味唐辛子…好みで少々

作り方

1 そばはたっぷりの湯で袋の表示通りゆで、ざるにあげて流水でぬめりを取り、水気をよく切って器に盛る。

2 玉ねぎはせん切り、にんじんは3cm長さのせん切り、三つ葉は3cm長さに切る。Aを合わせたボウルに加えて絡め、170℃の揚げ油に等分して入れ、まとめながらからりと揚げて油を切る。

3 小鍋にBを合わせて火にかけ、ひと煮立ちしたら1にかけ、2をのせる。好みで七味唐辛子を振る。

1人分
塩分量 1.3g
たんぱく質量 5.4g
エネルギー 691kcal

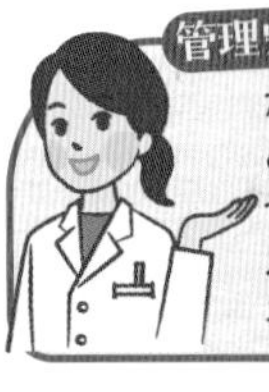

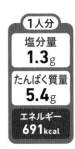

管理栄養士のアドバイス

かき揚げのサクサク衣の食感と野菜の甘味で、だし主体のやさしいつゆながら食べごたえのある一品に。揚げ物でエネルギー量もアップします。

親子丼

材料（1人分）

低たんぱくごはん1/25
…1パック（180g）
鶏もも肉…20g
玉ねぎ…50g
卵　1個（50g）
A だし汁…80g
A しょうゆ…8g
A みりん…5g
三つ葉（ざく切り）…少々

作り方

1 鶏肉は一口大に切り、玉ねぎは繊維に沿って薄切りにする。卵は割りほぐす。

2 ごはんは電子レンジなどで温めて器に盛る。

3 小さめのフライパンにAを入れて中火にかけ、ふつふつしてきたら鶏肉と玉ねぎを加えて煮る。鶏肉に火が通ったら溶き卵をまわし入れる。

4 卵が半熟状になったら2にかけ、三つ葉をのせる。

1人分
塩分量 1.5g
たんぱく質量 11.0g
エネルギー 427kcal

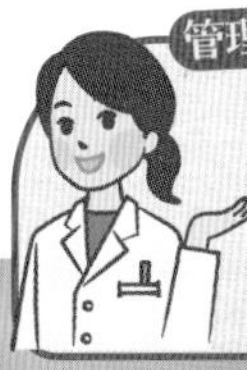

管理栄養士のアドバイス
低たんぱくごはんなら、鶏肉と卵の組み合わせも楽しめます。だしをきかせて旨味をたたせ、塩分を控えめに。

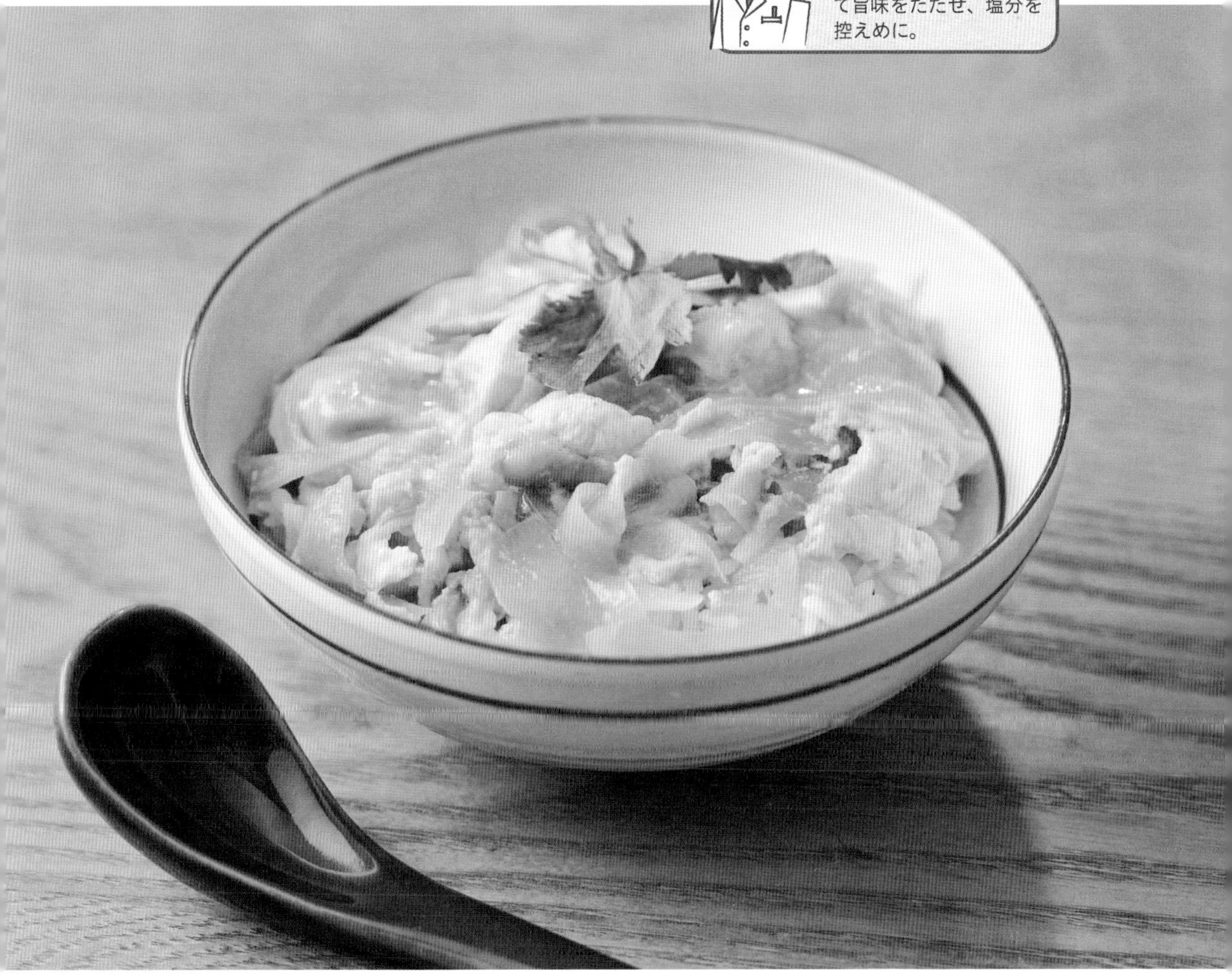

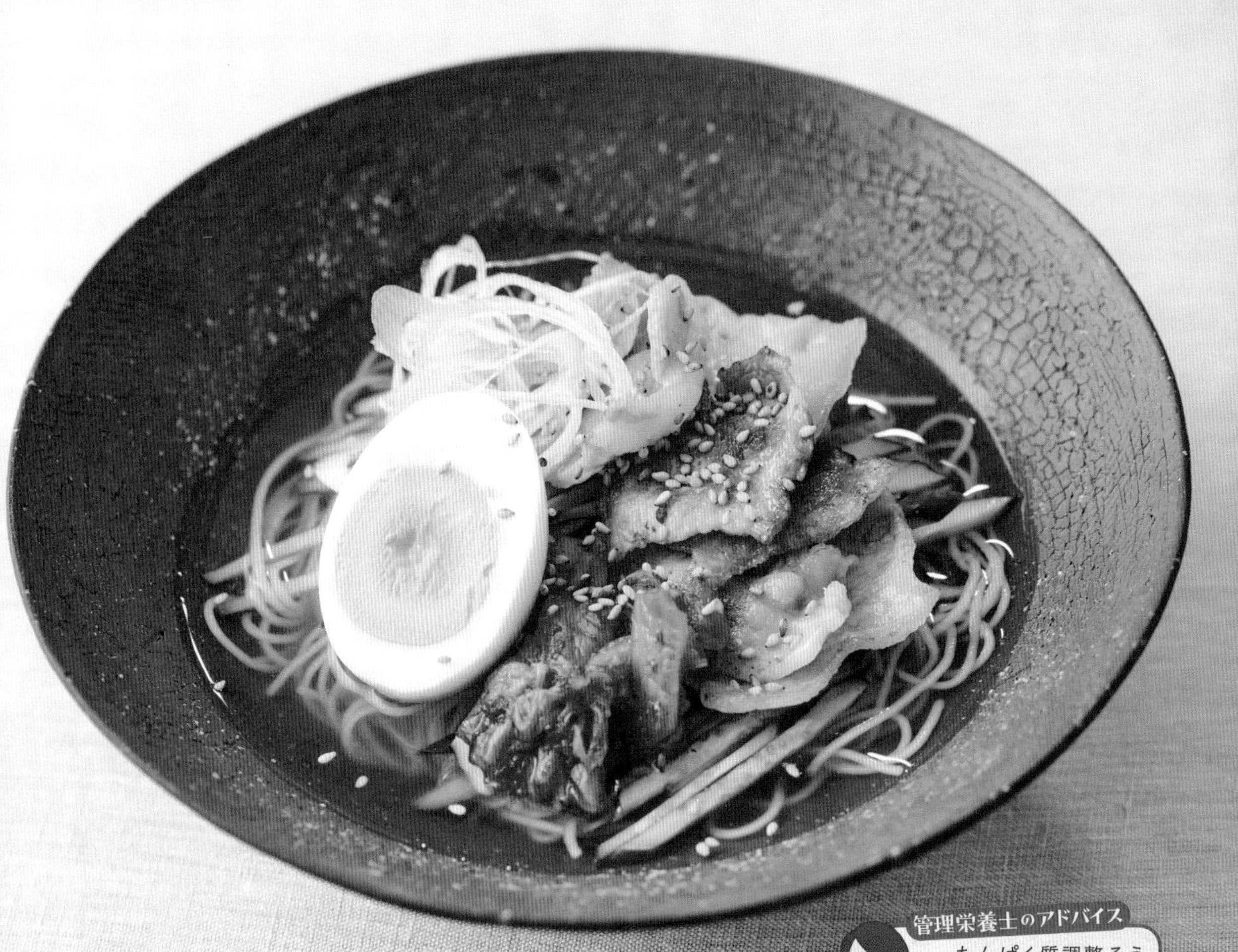

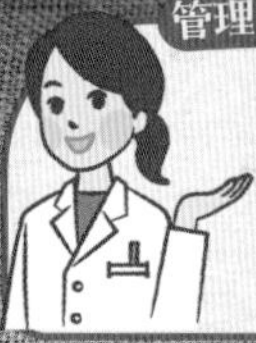

管理栄養士のアドバイス

たんぱく質調整そうめんは、なめらかで喉越しがよく違和感なく楽しめます。麺をげんたそばにしても◎。

冷麺風そうめん

材料（1人分）

そらまめ食堂
たんぱく質調整そうめん…80g
豚バラ薄切り肉…40g
きゅうり…25g
長ねぎ…5g
ゆで卵…1/2個（25g）
白菜キムチ…15g

A
- 酢…30g
- しょうゆ…6g
- 砂糖…1.5g
- 鶏ガラスープのもと…1.5g
- 水…150g

ごま油…2g
白いりごま…少々

作り方

1 鍋にたっぷりの湯を沸かし、そうめんを袋の表示通りゆでてざるにあげ、流水でぬめりを取り、水気を切る。

2 豚肉は4㎝幅に切ってごま油を中火で熱したフライパンで炒め、火が通ったら取り出して粗熱を取る。きゅうりはせん切り、長ねぎは斜め薄切りにする。

3 器に1のそうめんを盛り、混ぜたAをかけ、2、ゆで卵、キムチをのせ、ごまを振る。

1人分

塩分量 2.2g
たんぱく質量 10.1g
エネルギー 543kcal

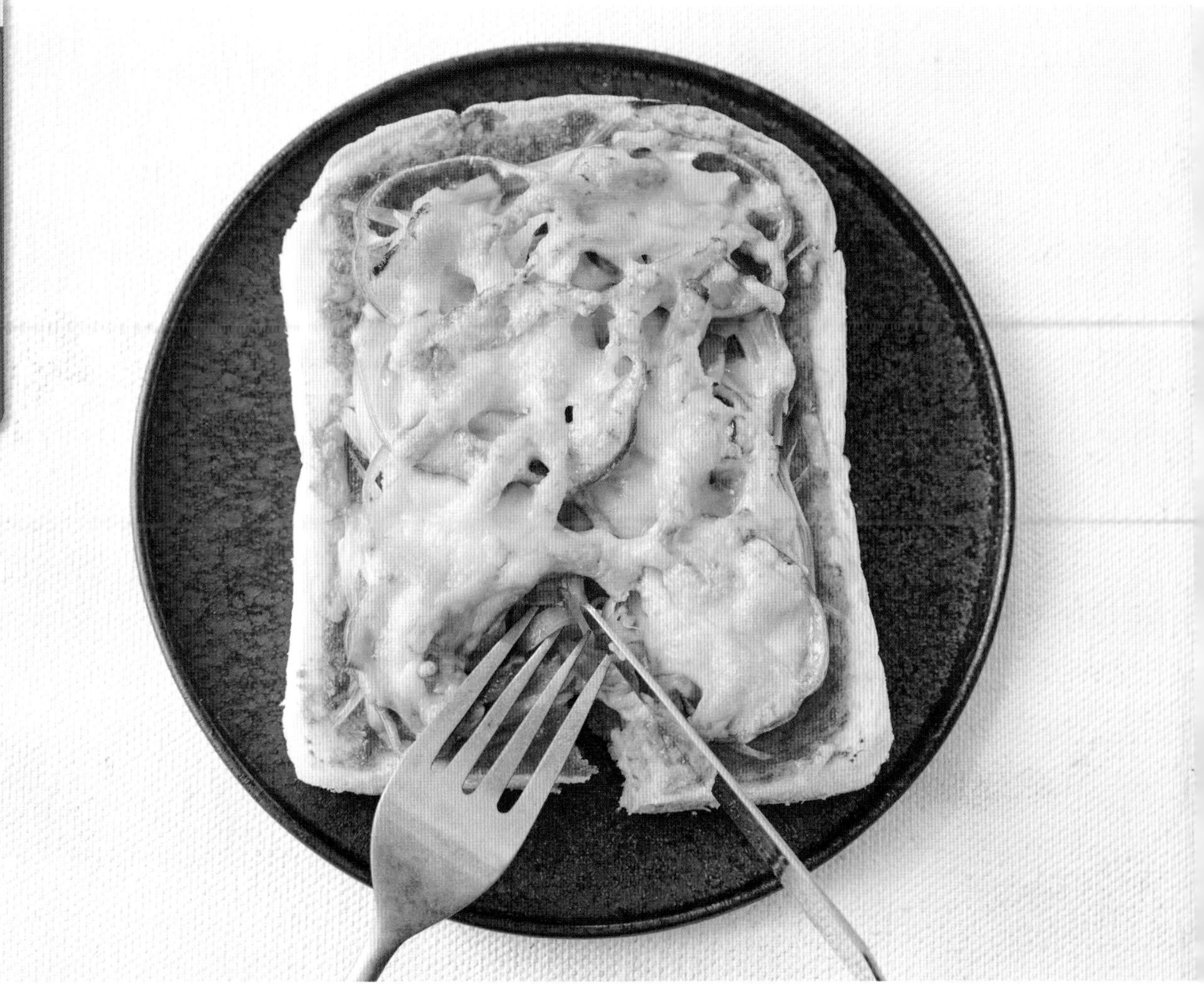

ピザトースト

材料（1人分）

たんぱく質調整食パン
…1枚（100g）
玉ねぎ…25g
ピーマン…10g
スライスベーコン…10g
トマトケチャップ…18g
ピザ用チーズ…25g
粗びき黒こしょう…少々

作り方

1 玉ねぎは薄切り、ピーマンは輪切り、ベーコンは5㎜幅に切る。

2 食パンにケチャップを塗り、1をのせてチーズを散らし、黒こしょうを振る。オーブントースターで7～8分、チーズが溶けて香ばしくなるまで焼く。

1人分
塩分量
0.9g
たんぱく質量
6.9g
エネルギー
420kcal

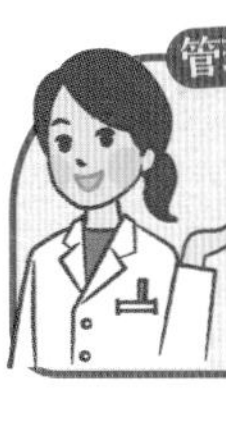

管理栄養士のアドバイス

たんぱく質調整食パンを使うことでベーコンやチーズを具に使えます。塩分も不使用なのでケチャップをソースにして味をしっかり目に。お好みでペッパーソースを振ってどうぞ。

天むす風おにぎり

材料（1人分）

低たんぱくごはん1/25
…1パック（180g）

A
- 天かす（市販）…3g
- 桜えび（乾燥）…3g
- めんつゆ（ストレート）…5g
- 青のり…0.5g
- 砂糖…1g

作り方

ごはんは電子レンジなどで温めてボウルに入れ、Aを加えてこねないようにさっくり混ぜる。半分に分けておにぎりを2個作る。

1人分

塩分量	0.3g
たんぱく質量	2.5g
エネルギー	316kcal

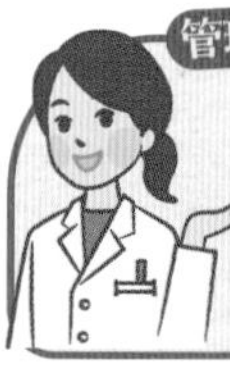

管理栄養士のアドバイス

おにぎりなのに食塩はゼロ。めんつゆの塩気と旨味、桜えびと青のりの風味、天かすと砂糖のコクで味はしっかり！

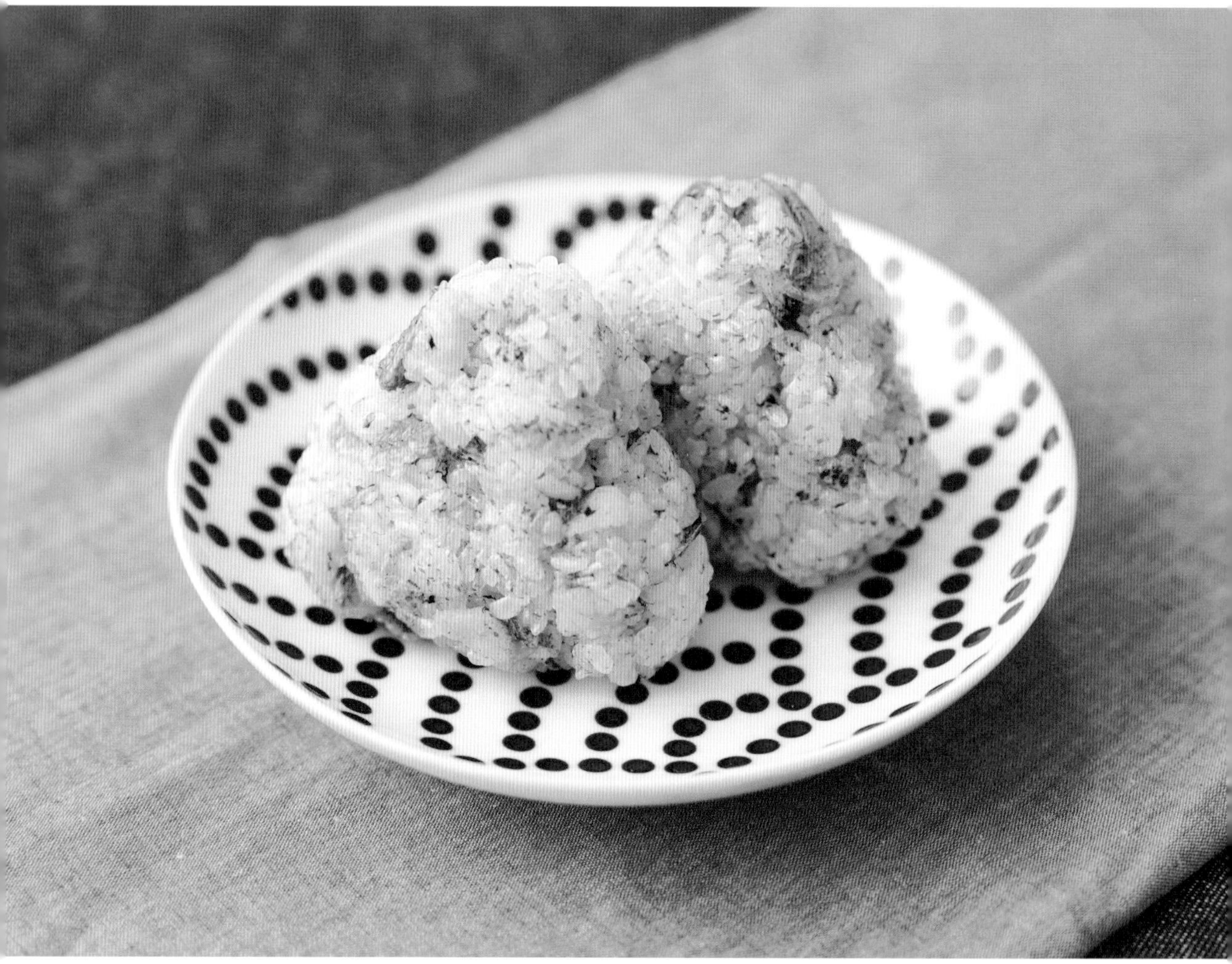

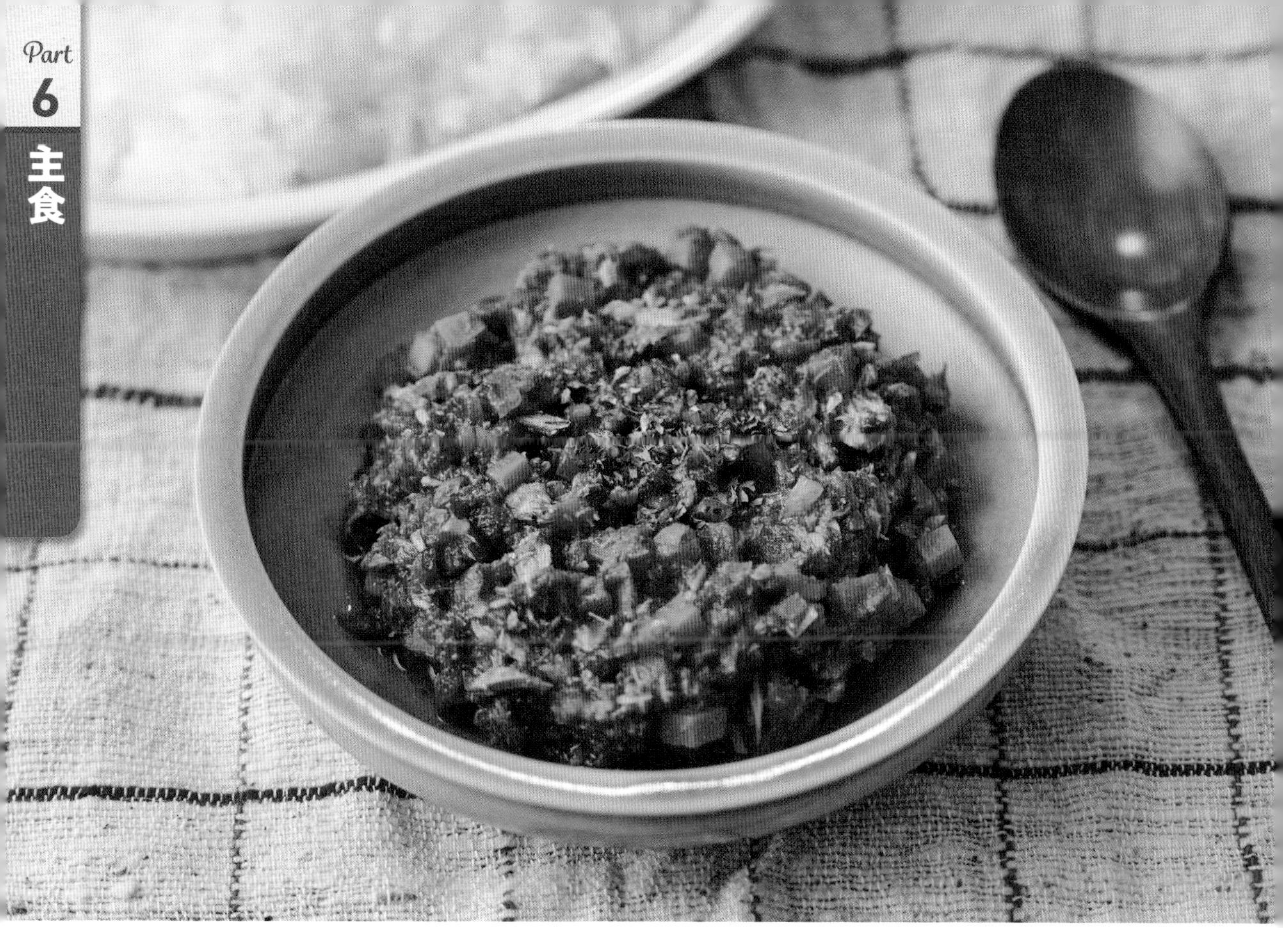

さば缶キーマカレー

材料(1人分)

低たんぱくごはん1/25
…1パック(180g)
さば水煮缶…固形50g
にんじん…20g
玉ねぎ…50g
しょうが…5g
にんにく…2.5g
こしょう…少々
トマトホール缶
(食塩無添加)…100g
A カレー粉…3g
中濃ソース…3g
ブイヨン(固形)…1.5g
オリーブ油…3g
パセリ(乾燥)
…好みで少々

作り方

1 にんじんは5㎜の角切り、玉ねぎ、しょうが、にんにくはみじん切りにする。

2 フライパンにオリーブ油、しょうが、にんにくを入れて中火で炒め、香りが立ったら玉ねぎ、にんじんを加え、こしょうを振って炒める。

3 野菜が香ばしく色づいたらさば缶を加え、強火でほぐしながらさらに炒め、トマト缶を加えてつぶしながら2～3分炒め煮する。

4 Aを加えて中火にし、さらに2～3分炒めたら器に盛り、好みでパセリを振る。電子レンジなどで温めたごはんを添える。

1人分
塩分量 1.3g
たんぱく質量 12.9g
エネルギー 462kcal

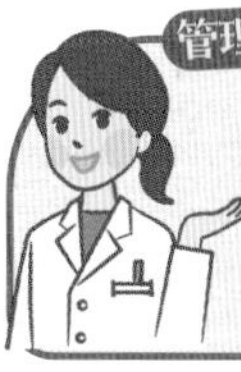

管理栄養士のアドバイス

缶詰を使用し、食材も細かくカットすることで調理時間を短くすることができます。さばに塩気があるので食塩は加えなくても味がつきます。

ハムとチーズのホットサンド

材料（1人分）

たんぱく調整丸パン
…1個（50g）
とろけるスライスチーズ
…1枚（18g）
ロースハム…1枚（10g）
マヨネーズ…3g
マスタード…1g
バター（食塩不使用）…10g

作り方

1 パンはオーブントースターなどで軽く温めて、水平に半分に切る。チーズは十字に4等分に切る。

2 マヨネーズとマスタードを混ぜてパンの断面（片面）に塗り、チーズ2枚、ハム、チーズ2枚の順にのせて残りのパンでサンドする。

3 フライパンをごく弱～弱火にかけてバターを溶かし、2を入れてフライ返しで軽く抑えながら焼く。途中返し、両面焼き色がつくまで焼く。

1人分
塩分量 0.9g
たんぱく質量 6.3g
エネルギー 319kcal

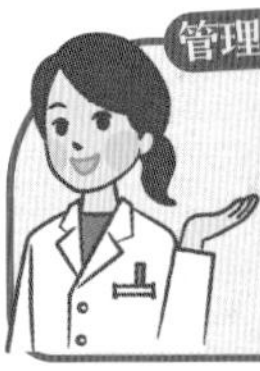

管理栄養士のアドバイス

たんぱく調整丸パンはほんのり甘めで、バターで香ばしく焼きつけるとコクが増します。朝ごはんにもおすすめ。温かいうちにどうぞ。

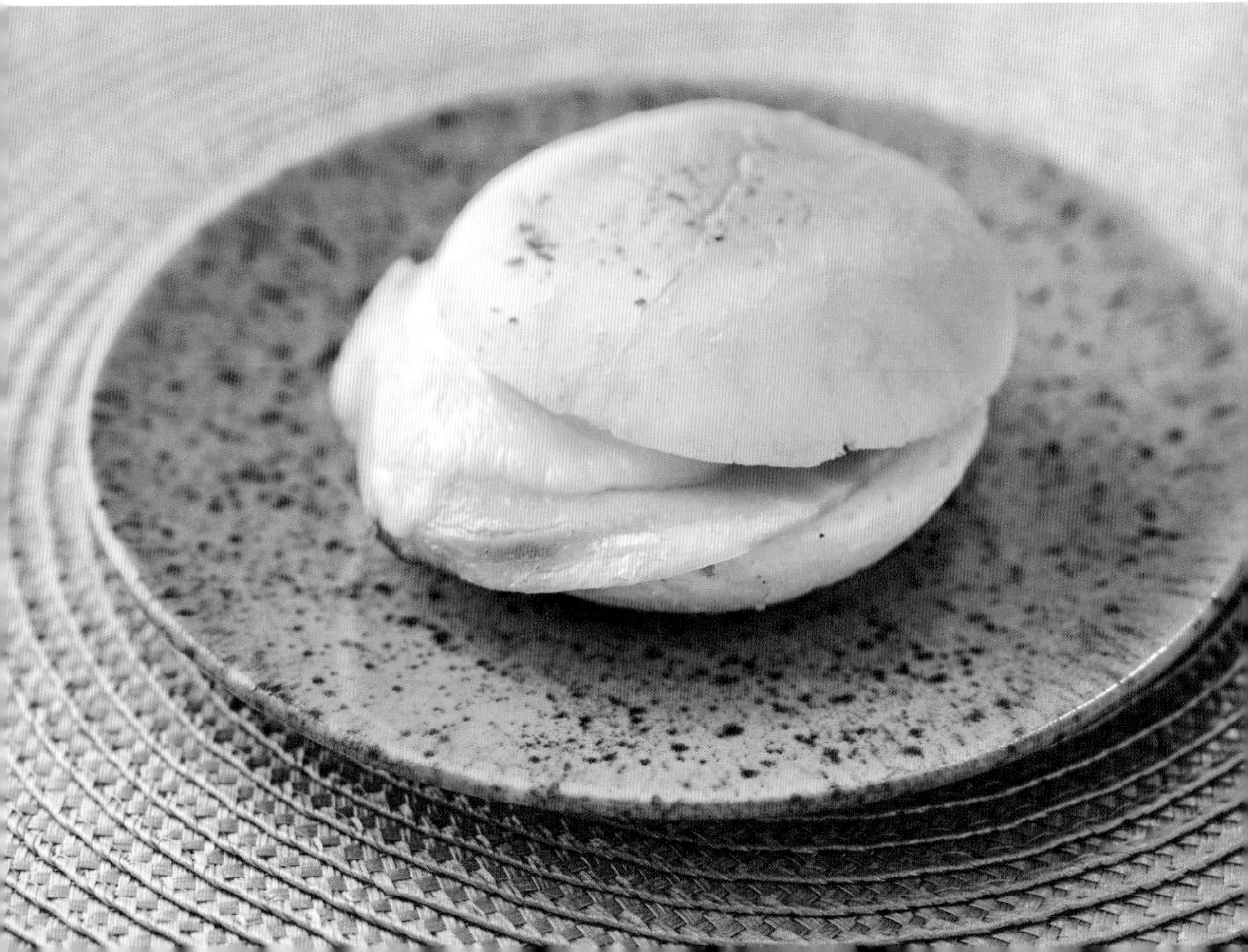

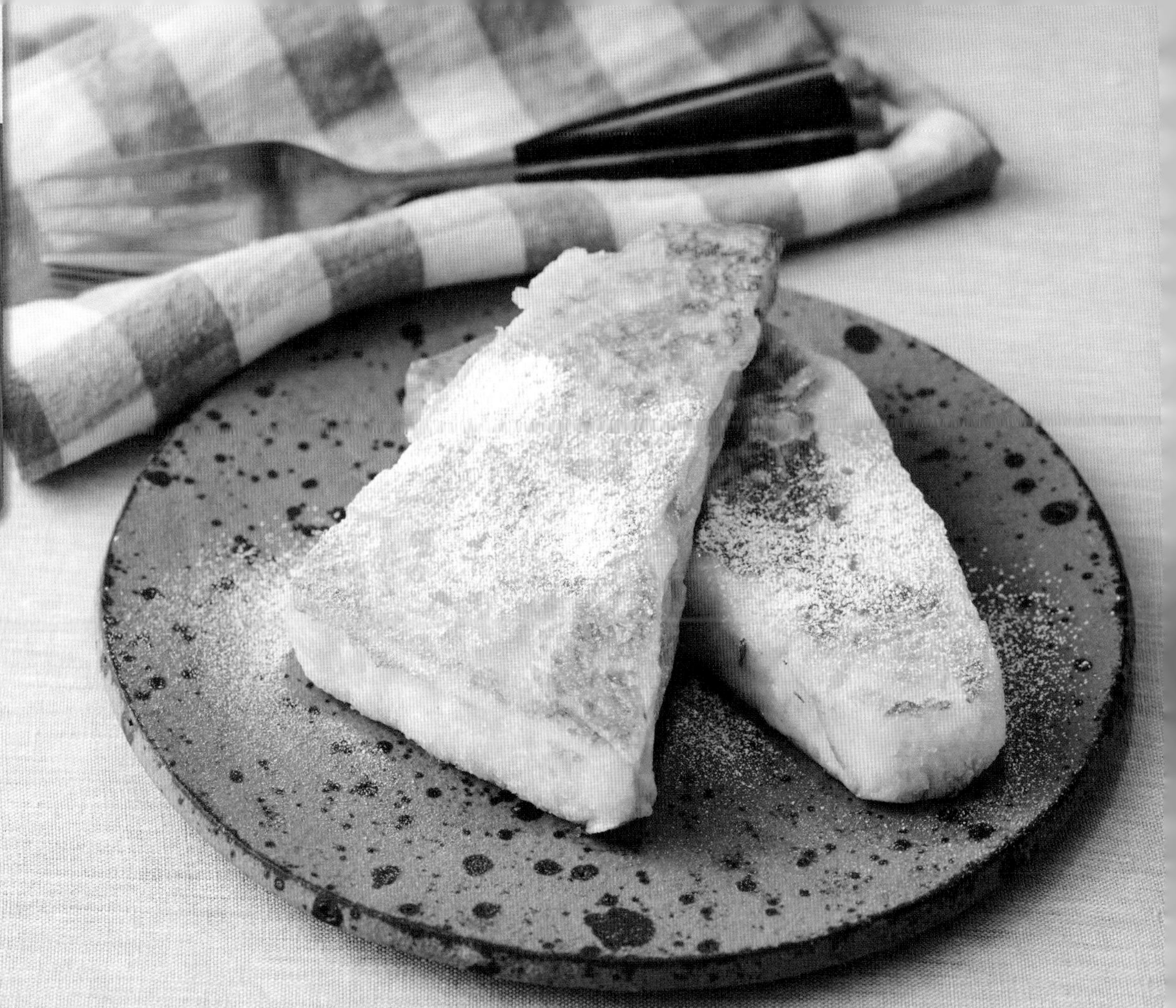

フレンチトースト

材料（1人分）

たんぱく質調整食パン…１枚（100g）
卵…1個（50g）
砂糖…9g
生クリーム…20g
バター（食塩不使用）…5g
粉砂糖…1g

作り方

1 バットに卵を割りほぐし、砂糖と生クリームを加えてよく混ぜる。半分に斜め切りにした食パンを浸して約20分、途中返しながら卵液を吸わせる。

2 フライパンをごく弱～弱火にかけてバターを溶かし、1を入れて焼く。途中返しながら（バットに卵液が残っていたらまぶしつけながら）表面全体をこんがりと焼き、中まで火が通ったら皿に盛る。茶こしを使って粉砂糖を振る。

1人分
塩分量 0.3g
たんぱく質量 7.0g
エネルギー 487cal

管理栄養士のアドバイス

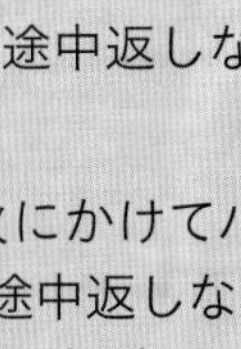

たんぱく質調整食パンなら卵1個使ったフレンチトーストも楽しめます。砂糖や生クリームを加えてエネルギー量アップ！

Column

たれやドレッシングの減塩テクニック

器に盛りつけてから調味料をかける料理は塩分が多くなりがち。塩分量を減らし、しかもおいしくなる工夫をご紹介。

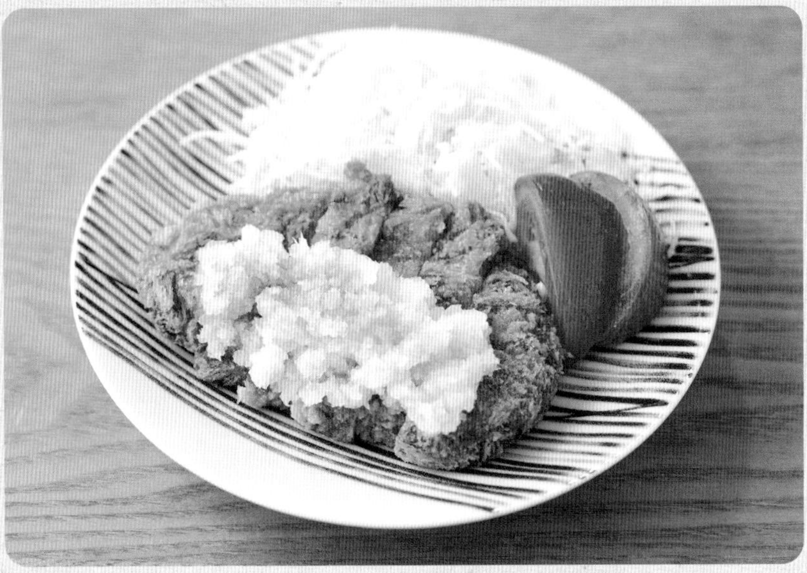

サラダを食べている途中で味の薄まりを感じ、追加でドレッシングかけてしまうことはありませんか？　それは塩分増になるため、避けたい使い方です。そこでおすすめなのが、ドレッシングにすりおろした野菜を加える方法。塩分量はそのままにカサが増し、さらりと流れず野菜や肉にまんべんなくかかります。ドレッシングのベースの油をオリーブ油やごま油でアレンジすると、風味が変わって楽しめます。また、マヨネーズはプレーンヨーグルトや酢、レモン汁を混ぜると塩分量が抑えられ、ほどよい酸味が加わります。

とんかつなどのフライものは、ソースを大根おろしとポン酢しょうゆに代えるのも手。食べごたえはしっかりありつつ、塩分量を抑えられます。天ぷらもしょうゆではなく、かつおだしつゆに大根おろしやおろししょうがを加えたものがよいでしょう。

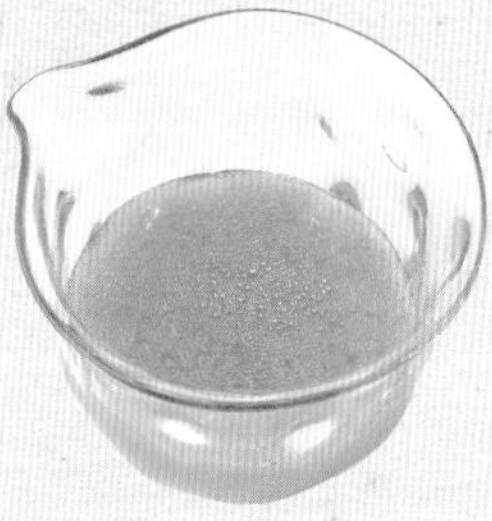

すりおろしにんじん

オリーブ油ベースののドレッシングにすりおろしたにんじんをプラス。サラダのほか、肉や魚のソテーにかけても。

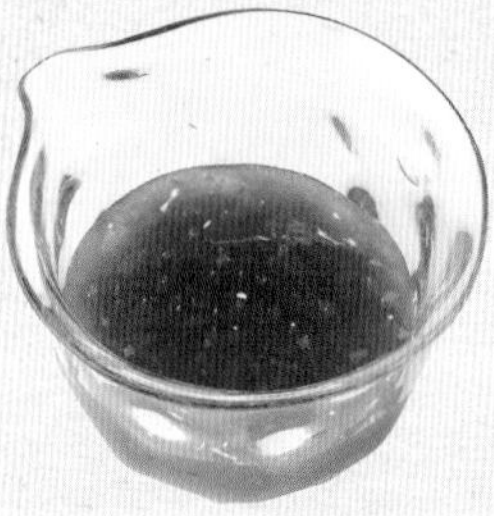

すりおろし玉ねぎ

しょうゆベースのドレッシングにすりおろした玉ねぎをプラス。しゃぶしゃぶサラダやローストビーフに。

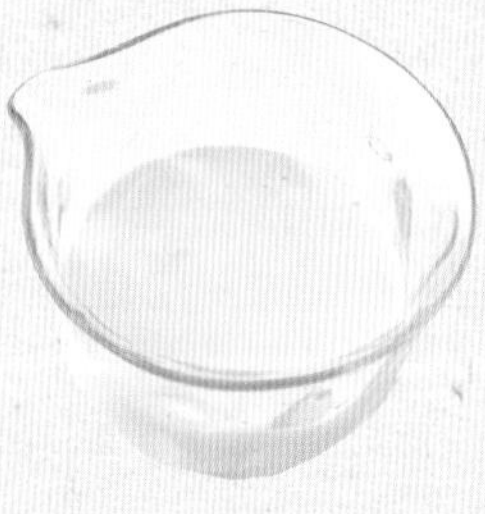

マヨネーズとヨーグルト

好みで2:1または同量混ぜてサラダや魚料理に。パセリのみじん切りを加えてタルタル風にしても。

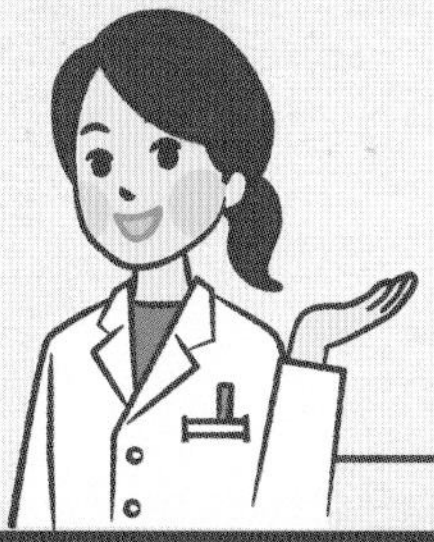

Part 7

献立にもう1品
食事が楽しくなるサイドメニュー

献立の基本は主食とおかずですが、たまにはスープやデザートも楽しみたいもの。
そこで塩分やたんぱく質を抑えたスープ、エネルギー補給になるデザートをご紹介。
栄養的に余裕がある日に組み合わせて楽しんでください。

かぶの豆乳ポタージュ

材料（1人分）

かぶ…100g
水…50g
塩…1g
調整豆乳…50g
バター…5g
粗びき黒こしょう…適量
オリーブ油…1g

作り方

1 かぶは薄切りにする。

2 鍋を弱～中火にかけてバターを溶かし、1を加えて焦がさないように炒める。かぶが透き通ってきたら水、塩を加えて中火で煮る。

3 ふつふつとしたら火を止めて豆乳を加え、ブレンダーやミキサーでなめらかになるまで攪拌する。

4 鍋に戻して再び火にかけ、温まったら器に盛り、黒こしょうを振り、オリーブ油をかける。

1人分
塩分量 1.1g
たんぱく質量 2.2g
エネルギー 95kcal

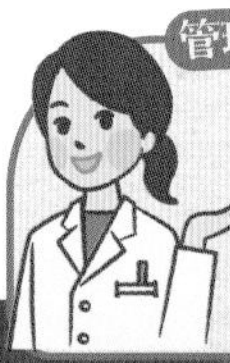

管理栄養士のアドバイス

スープも少量なら楽しめます。バターで炒めて、少量でも満足感のある味わいに。仕上げにオリーブ油をかけてエネルギー量をアップします。

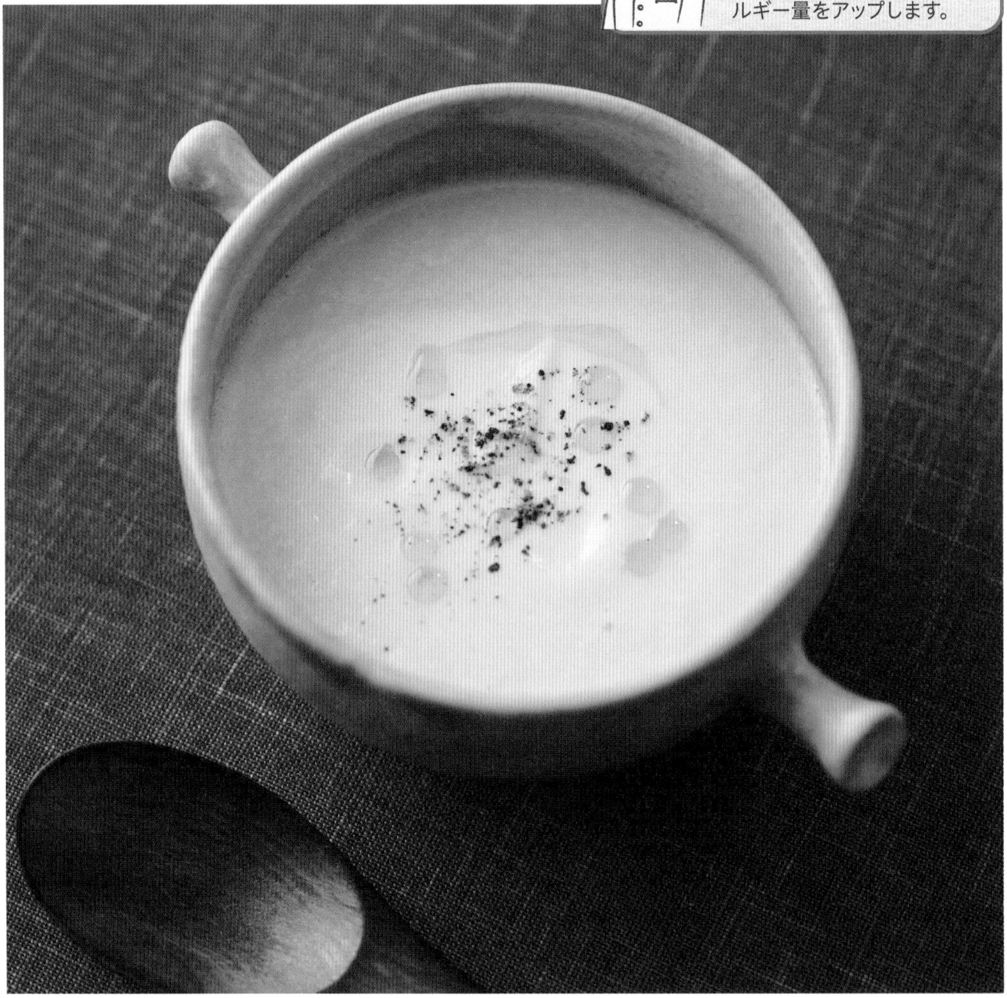

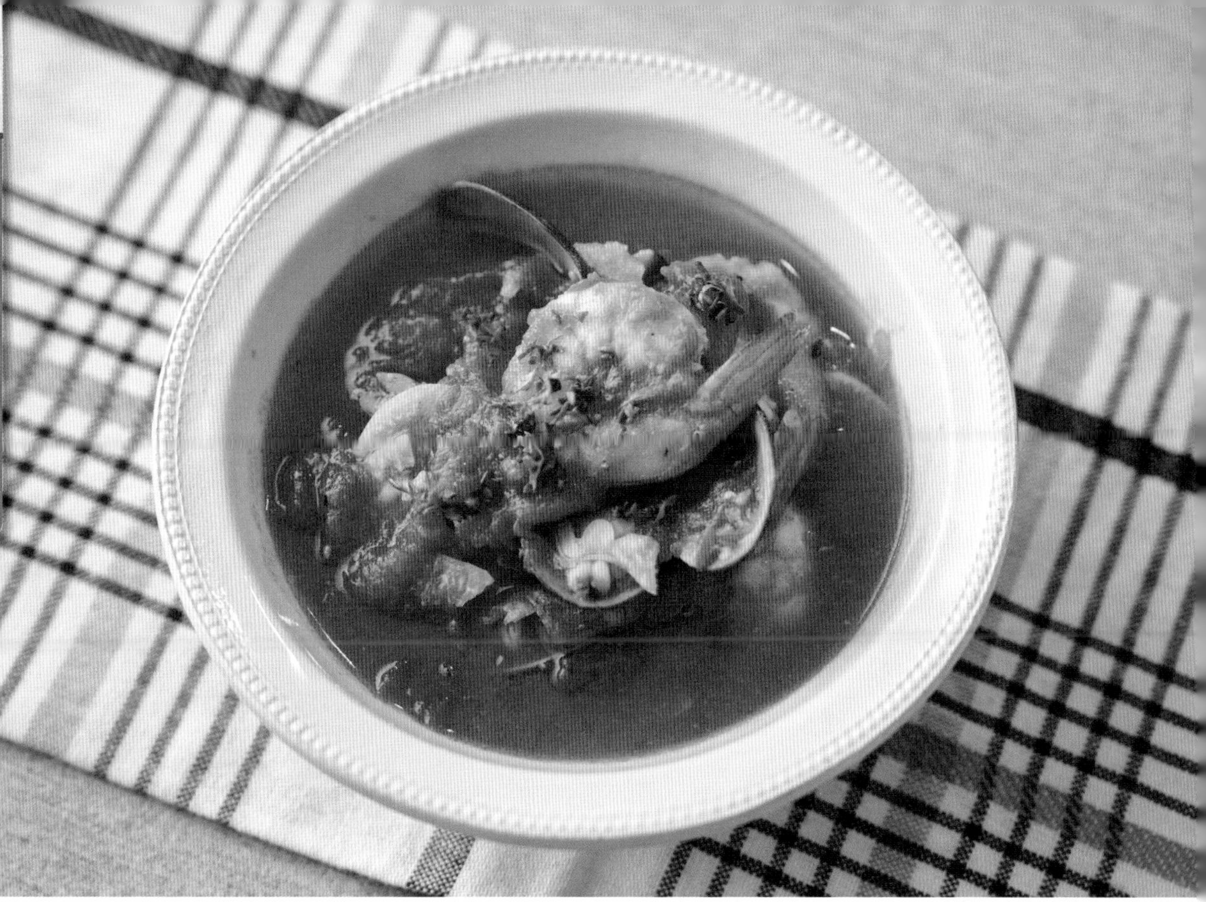

ブイヤベース風トマトスープ

材料（1人分）

あさり（砂抜き済み）
…30g
えび…50g
にんにく…5g
水…100g

A
- トマトホール缶（食塩無添加）…100g
- 塩…1g
- 粗びき黒こしょう…少々

オリーブ油…2g
パセリ（みじん切り）
好みで少々

作り方

1 えびは殻をていねいにはずし（後で使う）、背わたを取り除いて洗い、水気をよく拭く。にんにくはつぶして刻む。

2 フライパンにえびの殻を入れて弱火にかけ、焦がさないように注意しながら香りが立つまでから煎りし、水分が飛んだら一旦取り出す。

3 鍋にオリーブ油を中火で熱してにんにくを炒め、香りが立ったらあさりと水を加える。あさりの殻が開いたら、2を戻し入れて煮る。

4 ふつふつとしてきたらAとえびを加える。ひと煮立ちしたらえびの殻を除いて器に盛り、好みでパセリを振る。

1人分
塩分量 1.8g
たんぱく質量 13g
エネルギー 97kcal

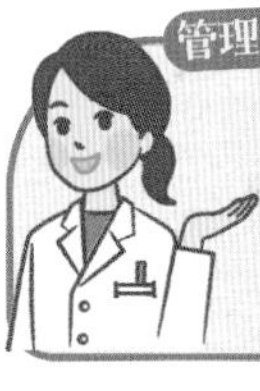

管理栄養士のアドバイス

えびの殻を有効活用。から煎りすることで香ばしい風味が際立ち、スープの旨味が増します。

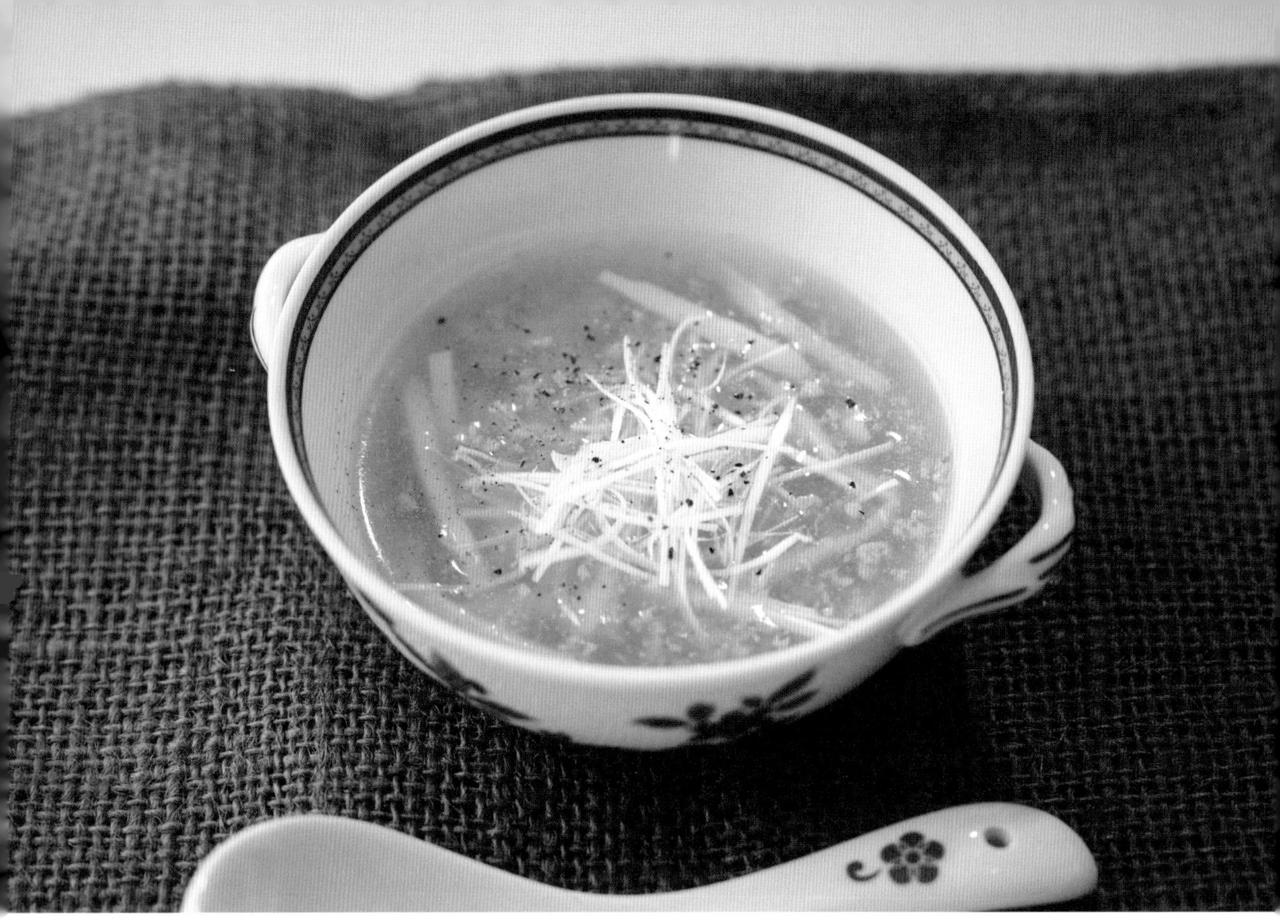

中華スープ

材料（1人分）

たけのこ（水煮、細切り）…10g

A
- 豚ひき肉…10g
- にんにく（すりおろし）…1g
- しょうが（すりおろし）…1g

水…150g

酒…3g

鶏ガラスープのもと…1.5g

しょうゆ…1g

B
- 片栗粉…3g
- 水…3g

ごま油…2g

白髪ねぎ…少々

粗びき黒こしょう…適量

作り方

1 たけのこは水気をよく切る。

2 フライパンにごま油を中火で熱し、Aを炒める。ひき肉の色が変わったら、水と酒、1を加える。

3 ふつふつとしてきたら中～強火にして鶏ガラスープのもととしょうゆを加え、Bの水溶き片栗粉をまわし入れてとろみをつける。器に盛り、白髪ねぎをのせ、黒こしょうを振る。

1人分
塩分量 0.9g
たんぱく質量 2.5g
エネルギー 64kcal

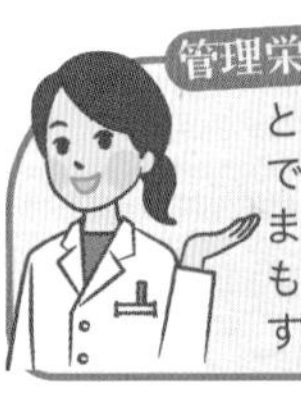

管理栄養士のアドバイス

とろみをつけることで具にしっかり絡まり、塩分控えめでも満足感があります。

豚汁

材料（1人分）

豚肩ロース薄切り肉…10g
里いも…20g
大根…20g
にんじん…10g
ひらたけ…20g
だし汁…150g
みそ…8g
サラダ油…2g

作り方

1 豚肉は5㎝幅に切る。里いもは食べやすい大きさに切ってよく洗い、ぬめりを取る。大根とにんじんはいちょう切り、ひらたけは石づきを取って食べやすい大きさに裂く。

2 鍋にサラダ油を中火で熱し、1を加えて炒め、油がまわったらだし汁を加えて煮る。具がやわらかくなったらみそを溶き入れる。

1人分
塩分量 1.2g
たんぱく質量 4.4g
エネルギー 86kcal

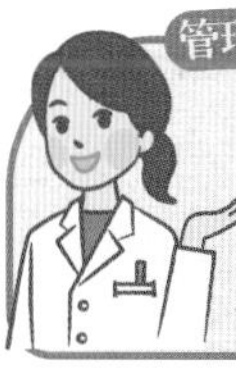

管理栄養士のアドバイス
根菜やきのこからもだしが出て、深みのある味わいになります。ごぼうや他のきのこ類を入れてもおいしいです。

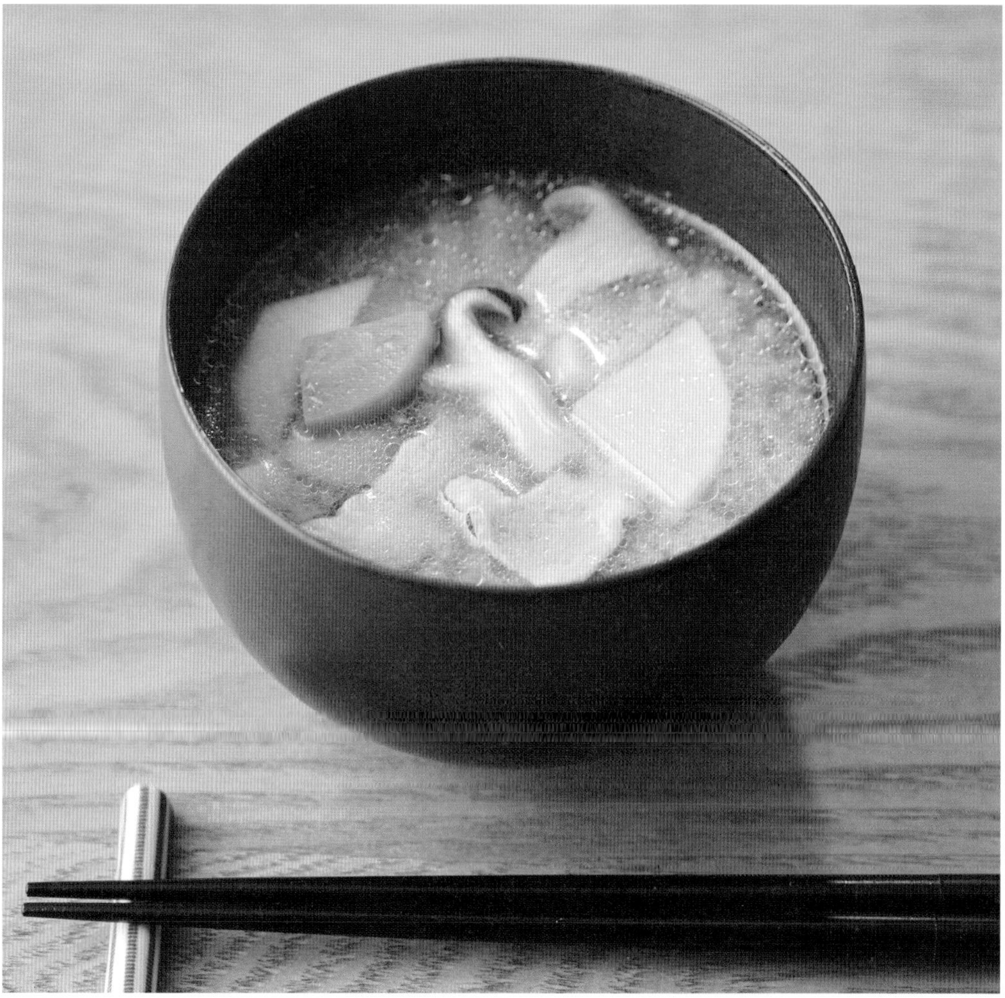

スイートポテト

管理栄養士のアドバイス

しっとりしてやさしい甘さのおやつです。エネルギー量を上げたいときは、砂糖を粉飴にするとよいでしょう。

材料（1人分）

さつまいも…40g
バター（食塩不使用）…5g
砂糖…3g
生クリーム…8g
卵黄…2g

1人分
塩分量 0.0g
たんぱく質量 1.0g
エネルギー 137kcal

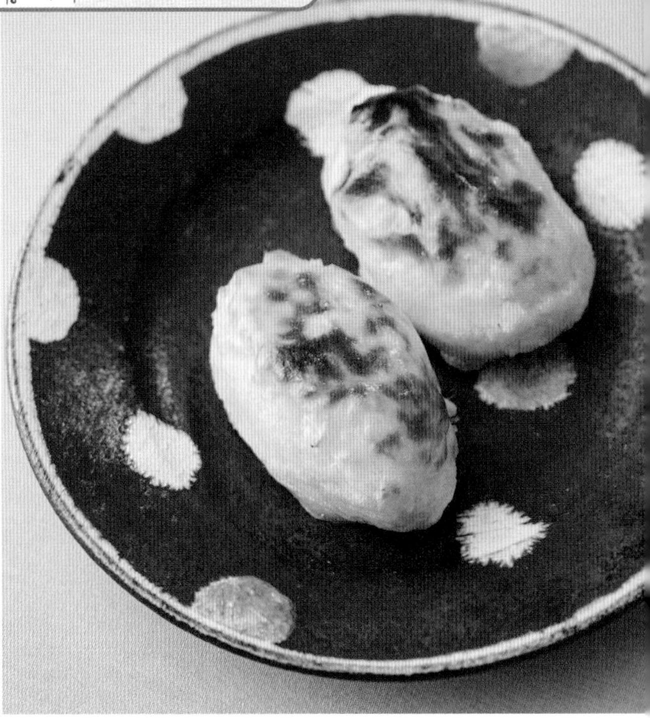

作り方

1 さつまいもは皮をむいて2㎝角に切り、やわらかくなるまでふかす。バターは常温に出してやわらかくする。

2 さつまいもが熱いうちにつぶしてボウルに入れ、砂糖、生クリーム、バターを加えてよく混ぜ合わせ、粗熱を取る。

3 2等分して木の葉形に整え、オーブントースターの天板にのせて、表面にはけで卵黄を塗る。トースターで香ばしい焼き色がつくまで7〜8分焼く。

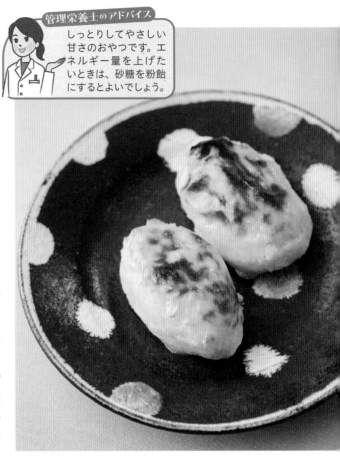

サイダーゼリー

管理栄養士のアドバイス

色がついた炭酸飲料で作って組み合わせてもきれいです。

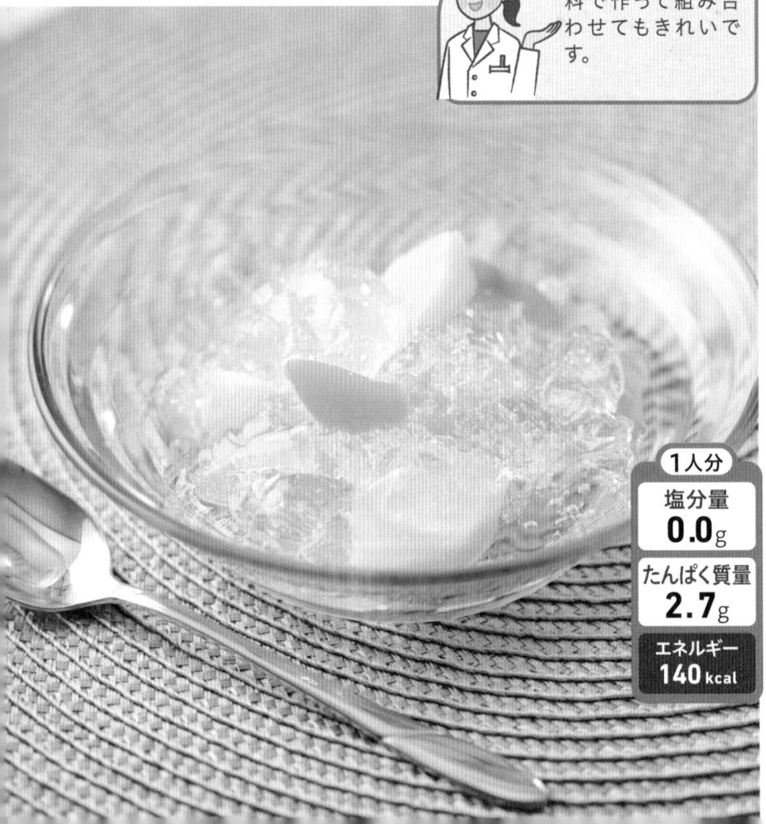

1人分
塩分量 0.0g
たんぱく質量 2.7g
エネルギー 140kcal

材料（1人分）

サイダー…140g
白桃缶詰…12g
黄桃缶詰…12g
粉ゼラチン…3g
水…15g
砂糖…13.5g

作り方

1 サイダーは常温に出しておく。

2 耐熱性容器にゼラチンを入れ、水を加えてふやかし、電子レンジで20〜30秒加熱して溶かす。

3 サイダー40gに砂糖を加えてよく混ぜ、溶かす。バットに移し、残りのサイダー、2を加えてよく混ぜ、冷蔵庫で約3時間冷やし固める。

4 固まったらフォークで粗くつぶし、乱切りにした白桃、黄桃と合わせて器に盛る。

いちごのシャーベット

材料（1人分）

いちご…50g
砂糖…15g
水…30g
レモン汁… 3g

作り方

1 いちごはそれぞれ縦に4等分に切る。

2 耐熱容器に砂糖と水を入れてよく混ぜ、ラップをふんわりとかけて電子レンジで約30秒加熱し、かき混ぜて砂糖を溶かす。

3 粗熱が取れたら1とレモン汁を加えていちごを適度につぶしながら混ぜ合わせる。ジッパー付き保存袋に流し入れて空気を抜いて口を閉じ、平らにならして冷凍庫に入れる。15分ほど経ったら袋を揉むようにして混ぜ、再度冷凍庫に入れて凍らせる。

1人分
塩分量 0.0g
たんぱく質量 0.5g
エネルギー 75kcal

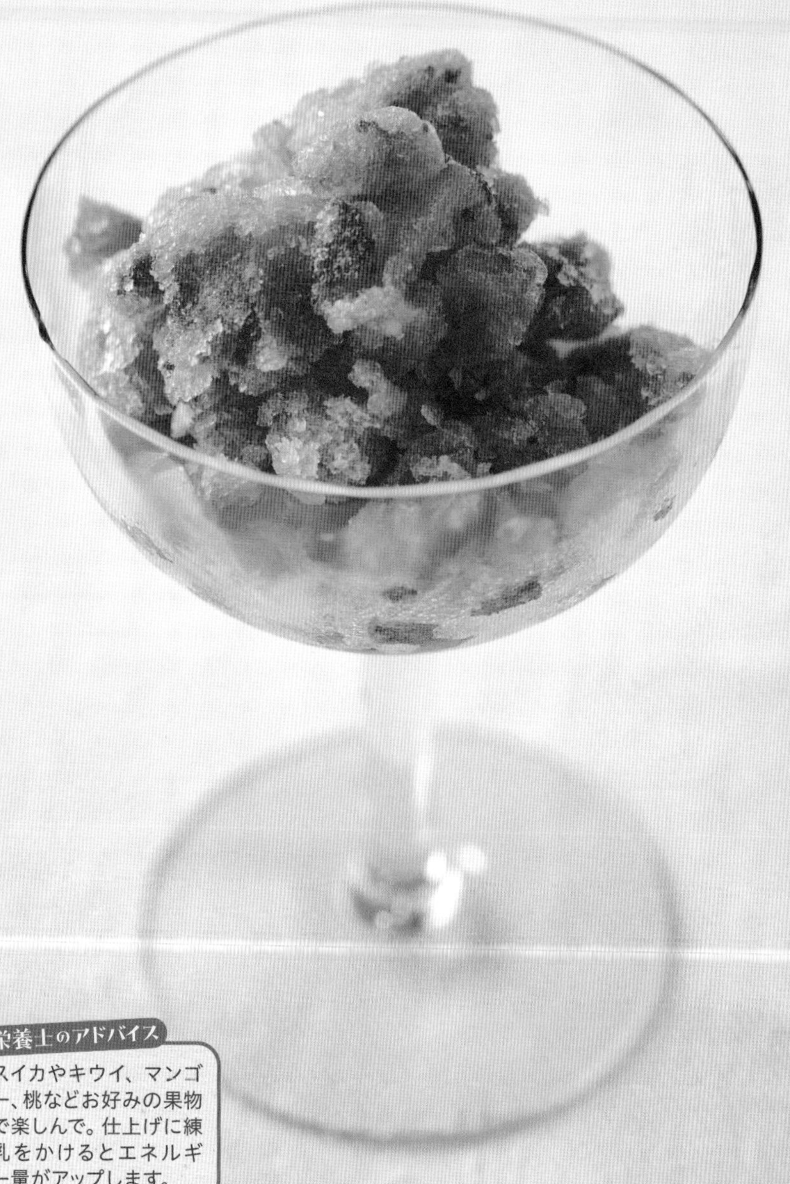

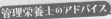

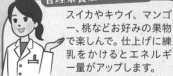

管理栄養士のアドバイス

スイカやキウイ、マンゴー、桃などお好みの果物で楽しんで。仕上げに練乳をかけるとエネルギー量がアップします。

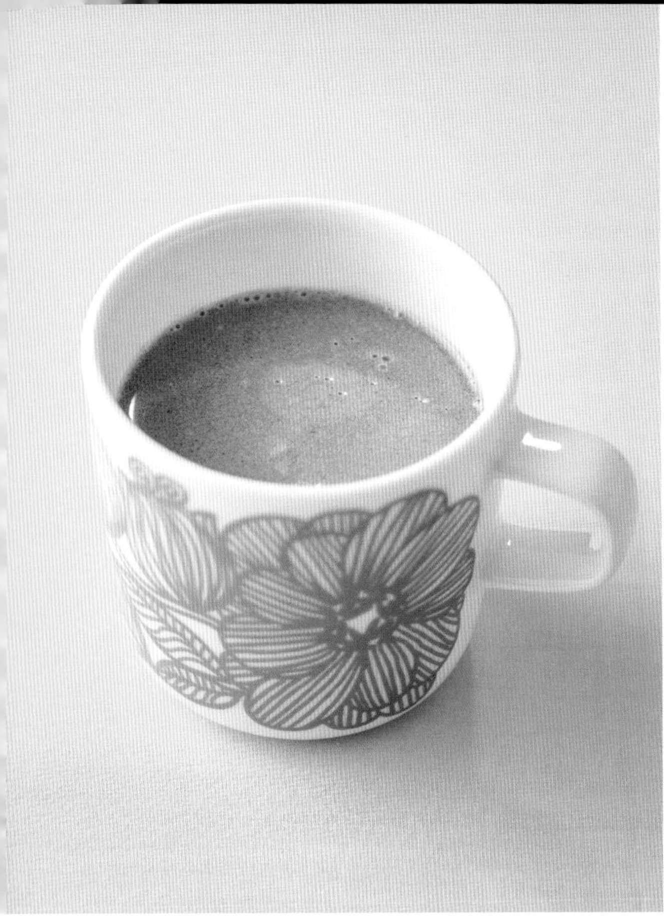

ホットチョコレート

材料（1人分）

ミルクチョコレート…25g
牛乳…100g
生クリーム…50g

1人分
塩分量 0.2g
たんぱく質量 6.0g
エネルギー 401kcal

作り方

1 チョコレートは細かく刻む。

2 小鍋に牛乳と生クリームを入れて弱火にかけ、焦げないように混ぜながら煮立たせる。

3 火を止めて1を加えてよくかき混ぜ、再び火にかけ、チョコレートが溶けて温まるまで加熱する。

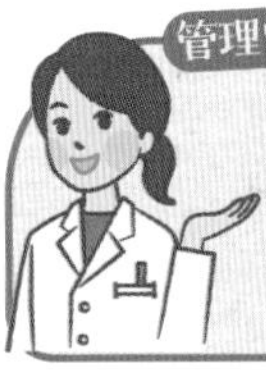

管理栄養士のアドバイス

1/3を生クリームにしてコクを出します。エネルギー量を高めたいときはホイップクリームをトッピングしてどうぞ。

簡単レモネード

材料（1人分）

レモン汁…30g
粉飴…45g
水…150g
レモン（輪切り）…1枚（10g）
氷…好みで適量

1人分
塩分量 0.0g
たんぱく質量 0.2g
エネルギー 170kcal

作り方

1 グラスに水、粉飴の順に入れて、よくかき混ぜて溶かす。

2 レモン汁を加えて混ぜ、レモンを浮かべ、好みで氷を加える。

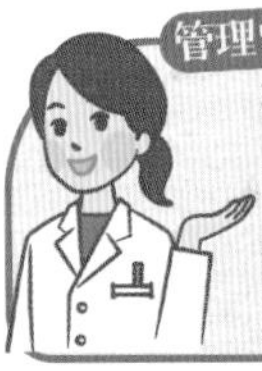

管理栄養士のアドバイス

砂糖の代わりに粉飴を使うことで簡単にエネルギー量がアップでき、甘さは砂糖の1/5程度まで抑えられます。炭酸水を使うとレモンスカッシュに。

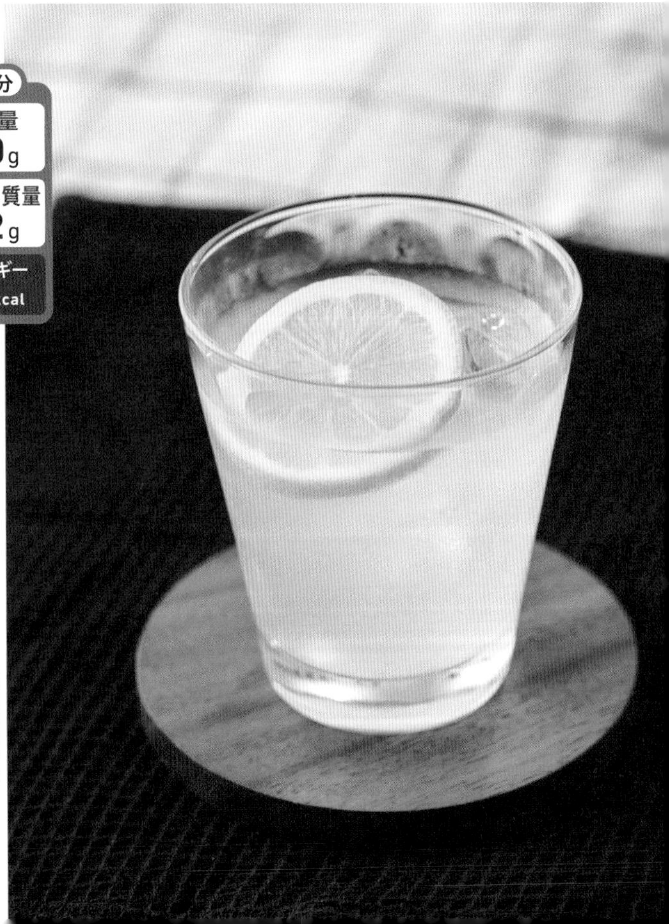

Column

腎臓病の外食法

塩分だけでなく、たんぱく質やエネルギー量も気にしなければならない食事において、選ぶのが難しいのが外食です。メニューや惣菜の選び方を覚えておきましょう。

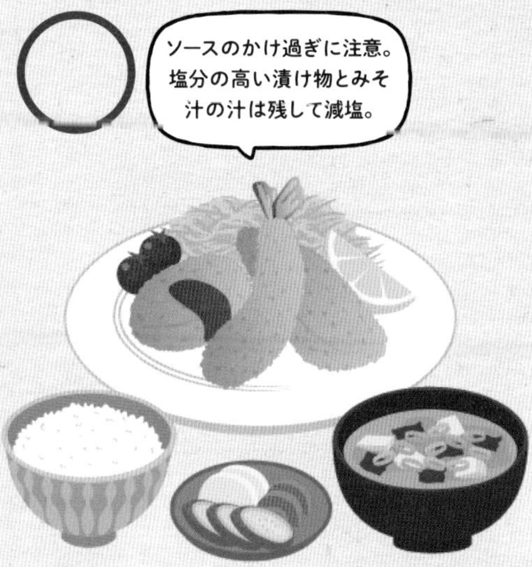
ソースのかけ過ぎに注意。塩分の高い漬け物とみそ汁の汁は残して減塩。

コロッケの入ったミックスフライ定食
（フライ、みそ汁、漬け物、サラダ、ごはん）

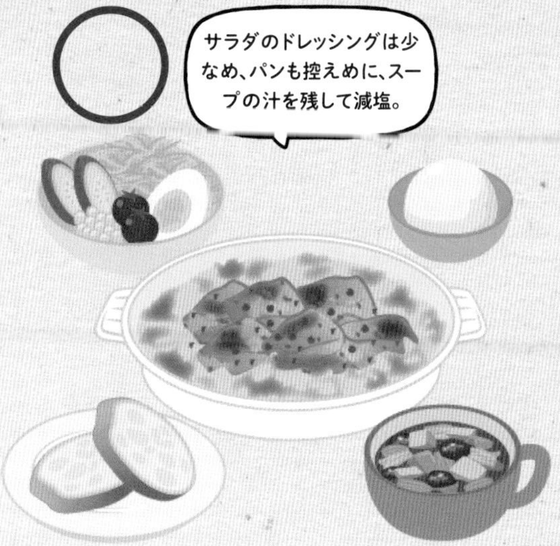
サラダのドレッシングは少なめ、パンも控えめに、スープの汁を残して減塩。

チキングラタンセット
（マカロニなしのチキングラタン、サラダ、ミネストローネ、アイスクリーム、パン）

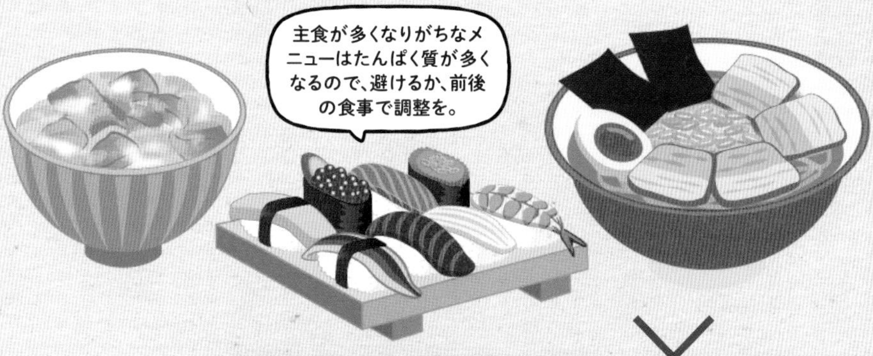
主食が多くなりがちなメニューはたんぱく質が多くなるので、避けるか、前後の食事で調整を。

親子丼、寿司、チャーシュー麺 ×

外食では、栄養価がわかりにくいのが難点です。お店を選ぶ際はメニューにエネルギー量を表示しているファミリーレストランなどがおすすめですが、ないときは主食とおかずが別々になった定食タイプの献立を選びましょう。エネルギー量を意識してフライやグラタンなどカロリー高めの主菜を選び、塩分は上記のようにして調整します。たんぱく質制限の厳しい人は状況に応じて低たんぱくごはんを持参するのも手です。

コンビニエンスストアなどの商品は成分表示があるので便利ですが、お弁当類はまとめて書かれているので何を食べてよいのか迷います。おにぎり、おかず、サラダなどを個別に選ぶと食べた量がわかり、栄養価の計算もしやすいです。サラダのドレッシングは別添えにして、少なめにかけて減塩しましょう。

腎臓病食を持ち歩く

お弁当

オフィスや日帰り旅にはお弁当を持っていくと、栄養価を気づかうことなく食べられます。低たんぱくごはんを主食にして、おかずもしっかり！

天むす風おにぎり弁当

1人分　塩分量1.0g｜たんぱく質量11.7g｜エネルギー　490kcal

低たんぱくごはんのおにぎりにして肉おかずをプラス。
フルーツを合わせてエネルギー量を調整します。

1人分　塩分量 0.3g　たんぱく質量 2.4g　エネルギー 314kcal

天むす風おにぎり

材料と作り方（1人分）

➡136ページ参照

1人分　塩分量 0.0g　たんぱく質量 0.8g　エネルギー 36kcal

フルーツ盛り合わせ

材料と作り方（1人分）

キウイフルーツ、オレンジの皮をむいて各40g用意し、食べやすく切る。

1人分　塩分量 0.7g　たんぱく質量 8.5g　エネルギー 140kcal

鶏肉の照り焼き

材料（1人分）

鶏もも肉…50g

A
- しょうが（すりおろし）…2g
- しょうゆ…4g
- 酒…2g
- みりん…2g

サラダ油…4g

作り方

1 鶏肉は一口大に切る。Aは合わせておく。

2 フライパンにサラダ油を中火で熱し、鶏肉を皮目を下に並べて焼く。途中返して火が通ったらAを加えて煮絡める。

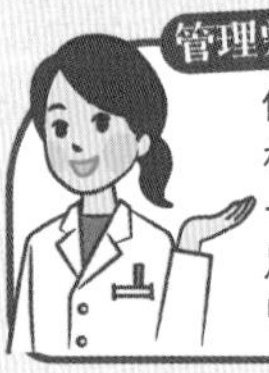

管理栄養士のアドバイス

低たんぱくごはんのおにぎりにすれば肉おかずも楽しめます。フルーツでエネルギーを補いますが、足りなければエネルギー調整ゼリーにしても。

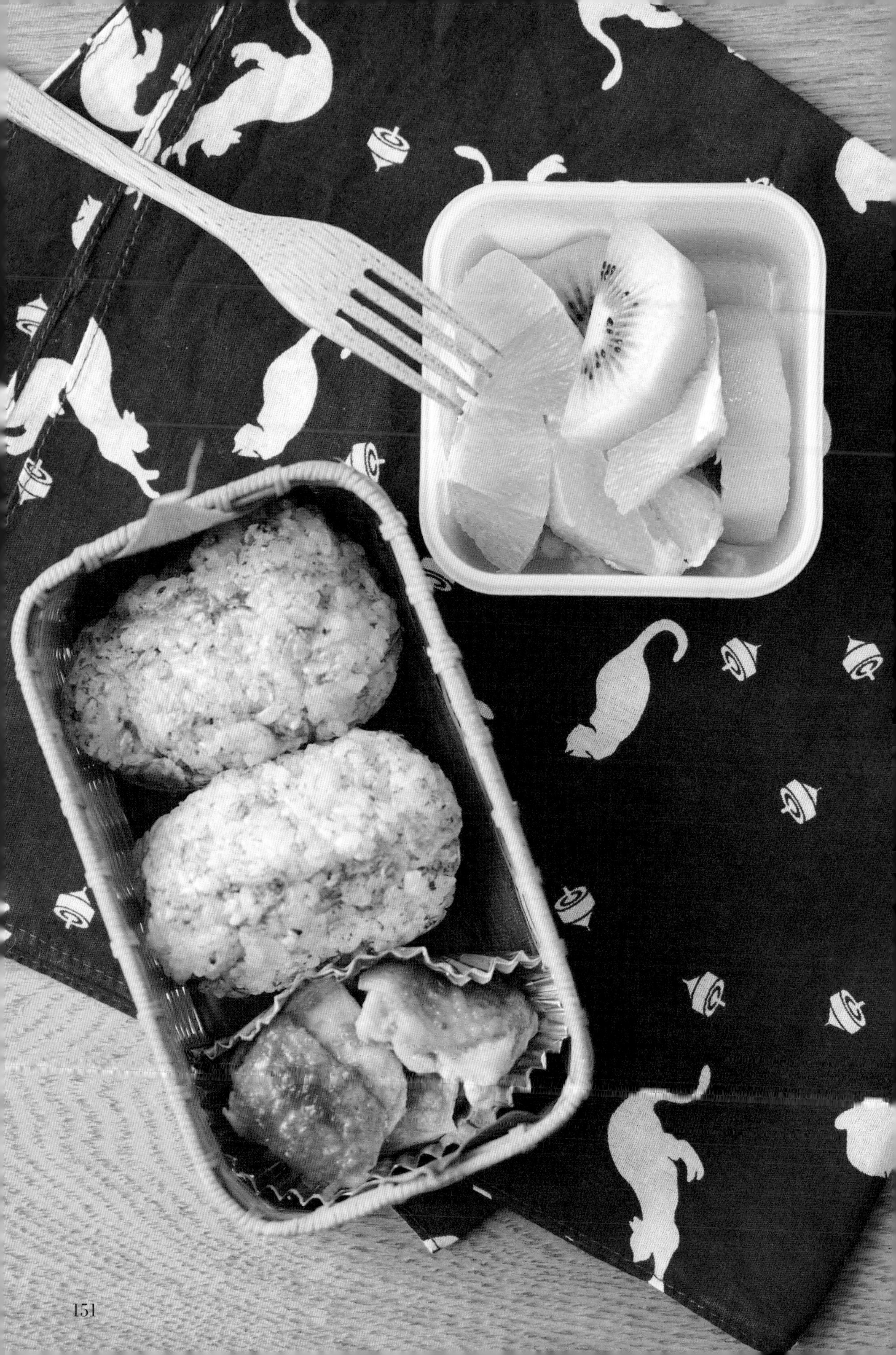

スパイシーそぼろ弁当

1人分　塩分量1.8g｜たんぱく質量10.3g｜エネルギー　614kcal

**カレー粉を使ってごはんが進むスパイシーなそぼろに。
高カロリーゼリーでエネルギー量を調整します。**

1人分　塩分量 1.4g　たんぱく質量 4.0g　エネルギー 99kcal

スパイシーそぼろ

材料（1人分）

豚ひき肉…15g
エリンギ…15g
玉ねぎ…10g
A トマトケチャップ…3.5g
　中濃ソース…3.5g
　カレー粉…2g
　塩…1g
　こしょう…少々
　チリパウダー…少々
オリーブ油…4g

作り方

1 エリンギと玉ねぎは粗みじん切りにする。
2 Aは合わせておく。
3 フライパンにオリーブ油を中火で熱し、ひき肉と1を炒める。肉の色が変わってきたらAを加えて完全に火が通るまで炒める。
4 粗熱を取り、ごはんの上半分にのせる。

1人分　塩分量 0.3g　たんぱく質量 6.2g　エネルギー 127kcal

炒り卵

材料（1人分）

卵…1個（50g）
砂糖…3g
マヨネーズ…4g
サラダ油…2g

作り方

1 ボウルに卵を割りほぐし、砂糖とマヨネーズを加えて混ぜる。
2 フライパンにサラダ油を中火で熱し、1を流し入れて泡立て器で混ぜながらそぼろ状になるまで加熱する。
3 粗熱を取り、ごはんの上半分にのせる。

1人分　塩分量 0.0g　たんぱく質量 0.2g　エネルギー 282kcal

ごはん

材料と作り方（1人分）

低たんぱくごはん1/25 1パック（180g）は電子レンジなどで温め、弁当箱に詰める。

エネルギー調整ゼリー

材料（1人分）　小2個（50g）

1人分　塩分量 0.1g　たんぱく質量 0.0g　エネルギー 106kcal

腎臓病食を持ち歩くお弁当

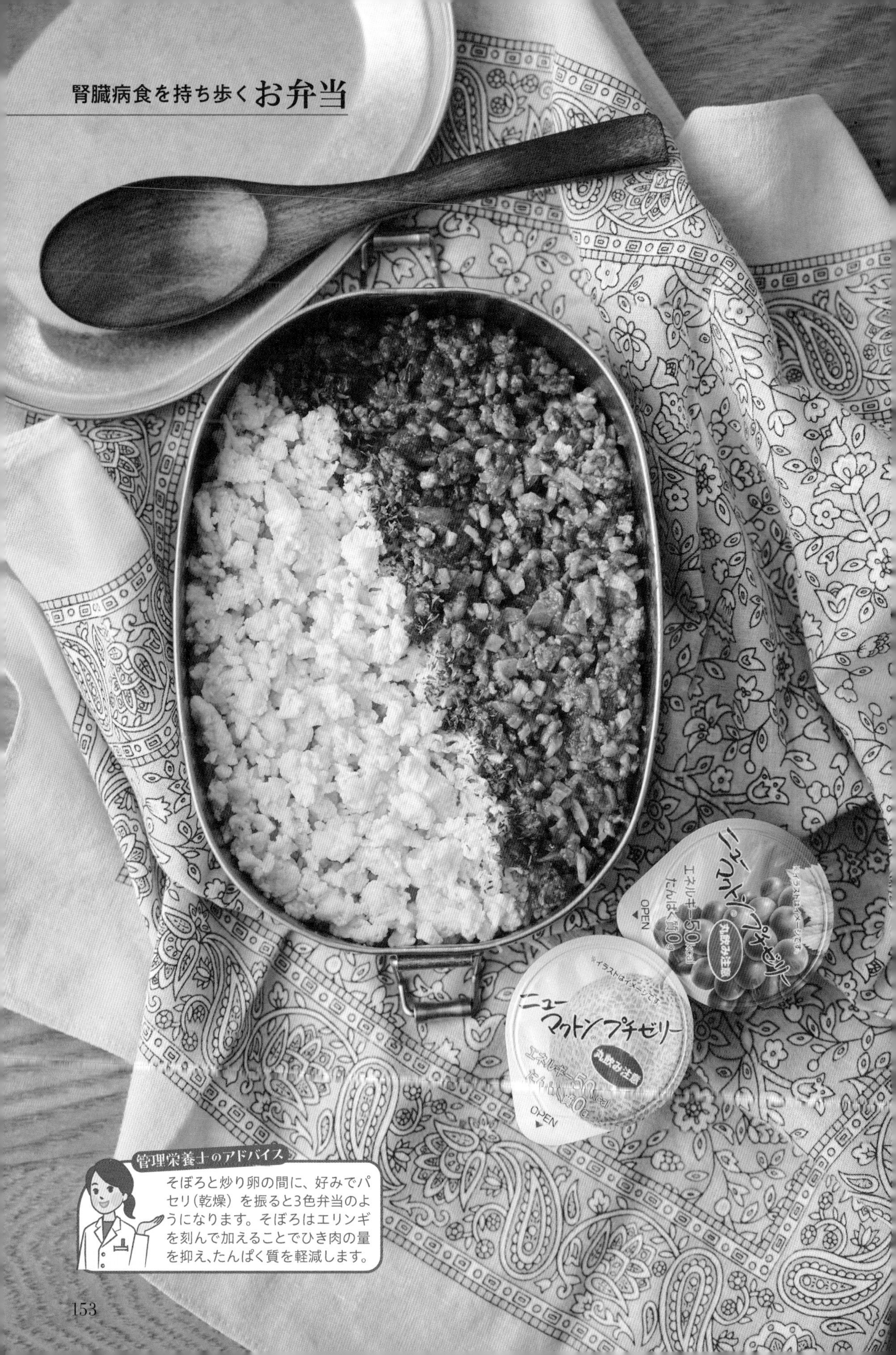

管理栄養士のアドバイス

そぼろと炒り卵の間に、好みでパセリ（乾燥）を振ると3色弁当のようになります。そぼろはエリンギを刻んで加えることでひき肉の量を抑え、たんぱく質を軽減します。

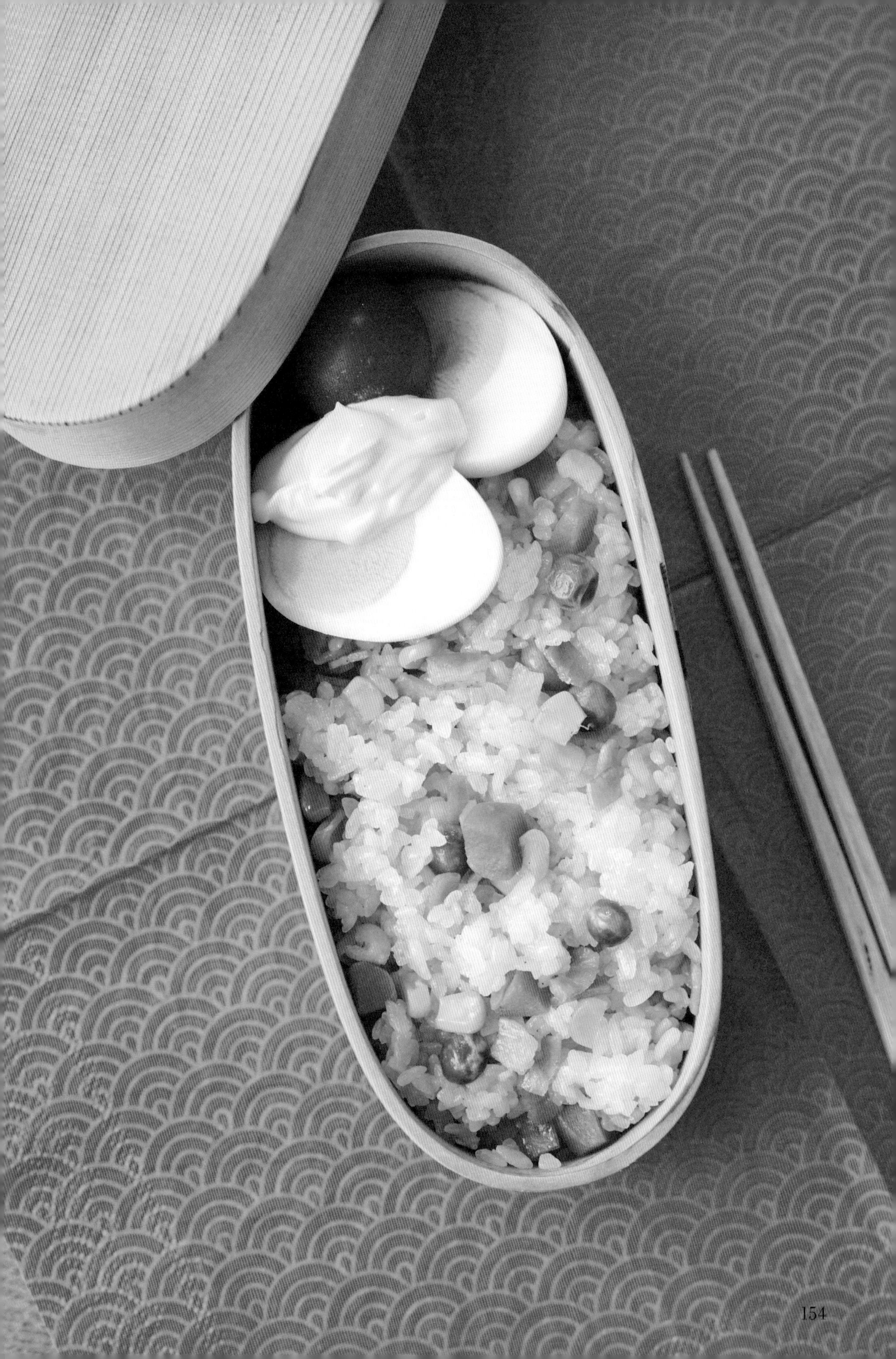

ピラフ弁当

1人分　塩分量1.6g｜たんぱく質量9.3g｜エネルギー　550kcal

ごはんを炒めて作る、即席ピラフ。
バターやオリーブ油を使ってエネルギー量をアップします。

1人分　塩分量 1.3g　たんぱく質量 2.7g　エネルギー 410kcal

ミックスベジタブルピラフ

材料（1人分）

低たんぱくごはん1/25…1パック（180g）
ショルダーベーコン…10g
冷凍ミックスベジタブル…20g
顆粒コンソメ…2g
オリーブ油…4g
バター…8g

作り方

1 ごはんは電子レンジなどで温める。ベーコンはミックスベジタブルの大きさに合わせて小さく切る。

2 フライパンにオリーブ油を中火で熱し、ベーコンとミックスベジタブルを炒める。油がまわったらバター、コンソメを加えて軽く炒め、ごはんを加えて炒め合わせる。

1人分　塩分量 0.0g　たんぱく質量 0.2g　エネルギー 6kcal

ミニトマト

材料（1人分）　1個（20g）

1人分　塩分量 0.3g　たんぱく質量 6.4g　エネルギー 134kcal

ゆで卵

材料と作り方（1人分）

ゆで卵1個（50g）を半分に切ってマヨネーズ10gをかける。

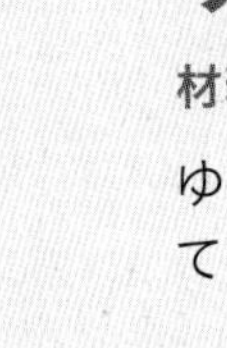

管理栄養士のアドバイス

低たんぱく質ごはんで作ったピラフはもちもちとして食べごたえがあります。ごはんのたんぱく質量を抑えることでゆで卵を添えることができ、満足度がアップします。

調理がラクになる 小分け冷凍術

食材を毎回、材料欄のg数に合わせて切り分けるのは大変。
調理がラクになり、日持ちもする保存方法をご紹介します。

肉・魚の冷凍術

肉や魚は40gごとに小分けして冷凍保存すると調理のとき便利！

1食あたりのたんぱく質量を約10gと考えると、主菜で使う肉や魚の1回あたりの使用量はおおよそ40gになります。スーパーマーケットのパック詰め商品はそれよりも多く、分量分、毎回切り分けるのは結構面倒。そこでおすすめなのが小分け冷凍です。特売のときに購入して40gごとラップで包み、冷凍しておけば必要なときにパッと取り出して使えます。冷凍後1ヶ月以内を目安に使い切りましょう。

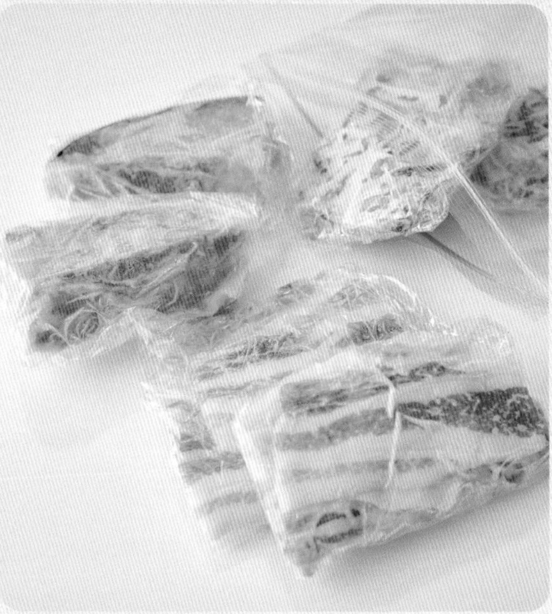

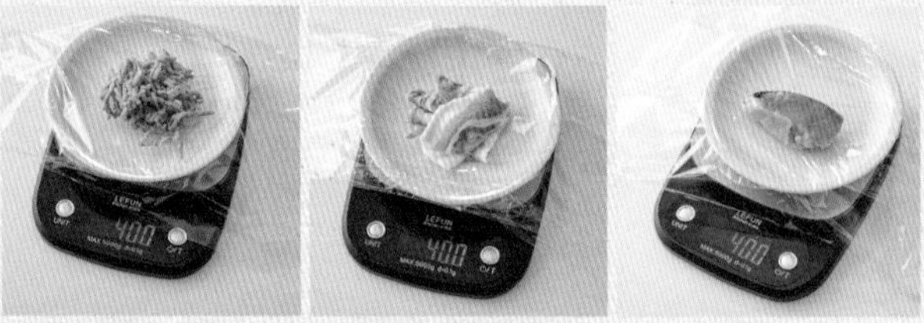

❶計りの上にラップを敷き、肉や魚を40gずつ計ってラップで包む。

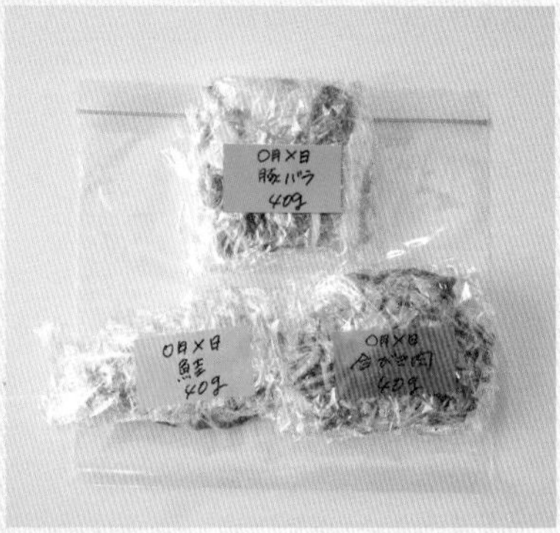

❷ジッパー付き保存袋に入れて冷凍庫で保存。見分けがつきにくいものは名前を書いておくと便利。

肉・魚介の40gあたりのたんぱく質量、エネルギー量早見表

肉（40g）		
食材名	エネルギー量	たんぱく質量
鶏もも肉	76kcal	6.6g
豚肩ロース肉	95kcal	6.8g
豚バラ薄切り肉	146kcal	5.8g
豚ひき肉	84kcal	7.1g
牛肩ロース薄切り肉	152kcal	5.5g
牛もも赤身肉	70kcal	8.5g

魚（40g）		
食材名	エネルギー量	たんぱく質量
たら	29kcal	7.0g
生鮭	50kcal	8.9g
ぶり	89kcal	8.6g
生さば	84kcal	8.2g
えび（ブラックタイガー）	31kcal	7.4g
かき	23kcal	2.8g

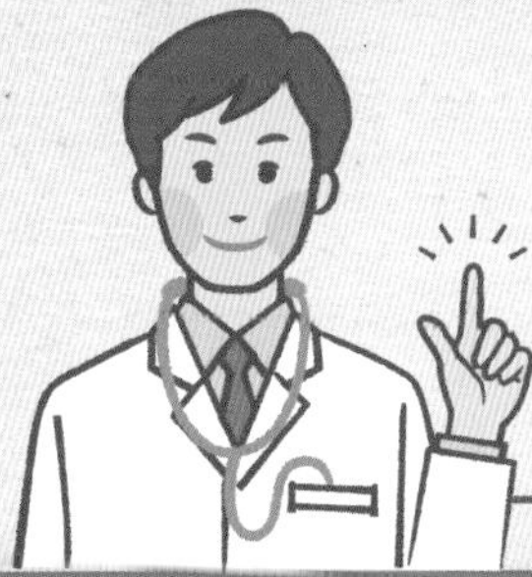

Part 8

腎臓病の基礎知識2

腎臓の病気でもっとも患者が多いのが慢性腎臓病（ＣＫＤ）。
慢性腎臓病と診断されたら、
どのような事に気をつけて生活をすれば良いのでしょう?
慢性腎臓病の確定診断から、日常生活のスタイルをアドバイスします。

基礎7

こんな症状がでたら腎臓病かも？

尿の異常をチェック

腎臓病は初期の段階ではほとんど自覚症状はありません。しかし、進行してくると、日常生活でも気になる症状が現れます。自己判断が難しい場合もありますが、症状を知っておくことは受診のきっかけにもなるので、ぜひチェックしておきましょう。

まず、気づきやすいのは尿の異常です。尿が泡立つ、泡がなかなか消えないなどの場合は「たんぱく尿」の可能性があります。血液中のたんぱくが一定量以上尿に排出されることをたんぱく尿といい、腎臓病の重要な症状のひとつです。「血尿」も、腎炎などの腎臓病が疑われる場合があります。少量しか含まれていないときなどは、自己判断が難しいのですが、明らかに赤褐色の尿がでるようならば、医療機関を受診してみましょう。

また、「夜間尿」も注意が必要です。就寝中は血液がよく循環して、腎臓の血流もよくなります。その際に腎臓のろ過機能に問題があると、尿を濃縮できず尿量が増えてしまうのです。寝ている間の尿の量が増えたと感じる人は、注意しましょう。

糖尿病の症状として知られている「尿の甘いにおい」も要注意です。糖尿病を原疾患とする糖尿病性腎症の方に現れることがあります。

靴下跡が残るようなら注意

腎機能が低下すると、水分を排出する力が弱くなることなどが原因で、全身に「むくみ（浮腫）」がみられるようになります。一般的に気づきやすいのが足のむくみです。靴下のゴムの跡が残る、靴がきつくなった、足のすねを押すとへこんだまま戻らないなどの症状には注意しましょう。

まぶたが腫れている、指輪がきつくて抜けないなどの場合も、顔や手指のむくみの可能性もあります。症状が進むと内臓にもむくみが現れます。肺に水が溜まると、息切れや呼吸困難などの症状が現れます。

頭痛やめまいも腎臓病の注意信号？

また、直接的な腎臓病の症状ではありませんが、高血圧が原因の腎硬化症の場合は、頭痛やめまいなどを感じることもあります。

頭痛などで非ステロイド性抗炎症薬　ＮＳＡＩＤｓを頻用すると、いわゆる「鎮痛剤腎症」を起こすことがあります。鎮痛剤ではアセトアミノフェンが腎臓に対して比較的安全です。

腎臓病の主な症状

尿の異常

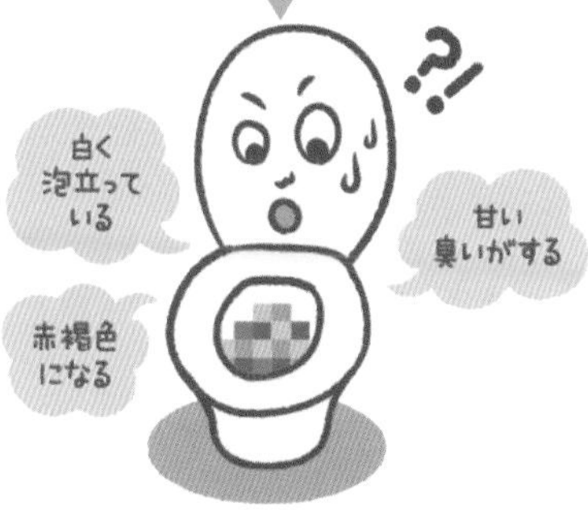
白く泡立っている
甘い臭いがする
赤褐色になる

夜間尿

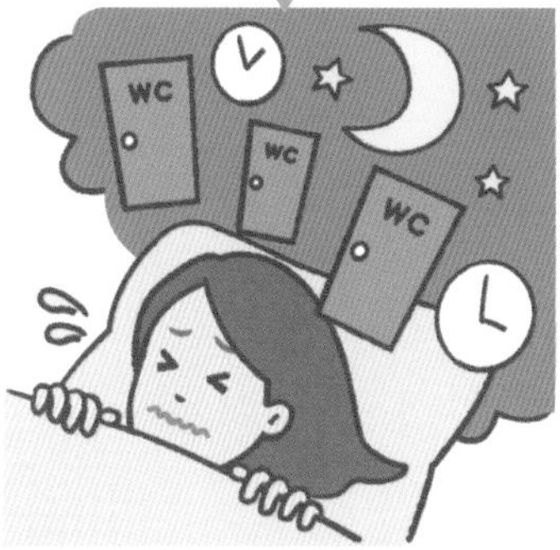

尿毒症

腎機能が重篤に障害され、体内の老廃物や余分な水分を排出ができなくなってしまった状態が「尿毒症」です。

末期腎不全と呼ばれる状態で、体内に毒素が高濃度で存在しているため、疲労感や食欲不振、吐き気、むくみ、頭痛、神経障害など全身に多くの症状が現れることもあります。

このような状態になると、そのまま治療をしなければ生命に関わります。透析療法や腎移植などの、腎代替療法が必要になります。

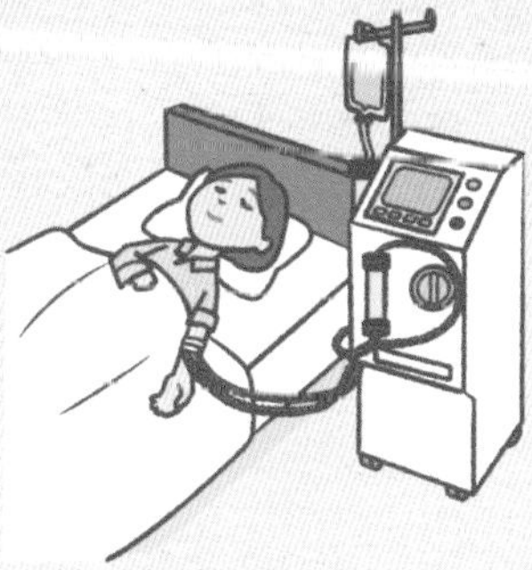

顔や足がむくむ

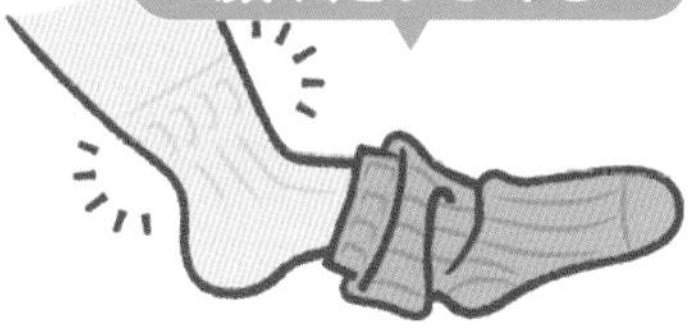

靴下あとが残るようになった

動悸・息切れ・倦怠感

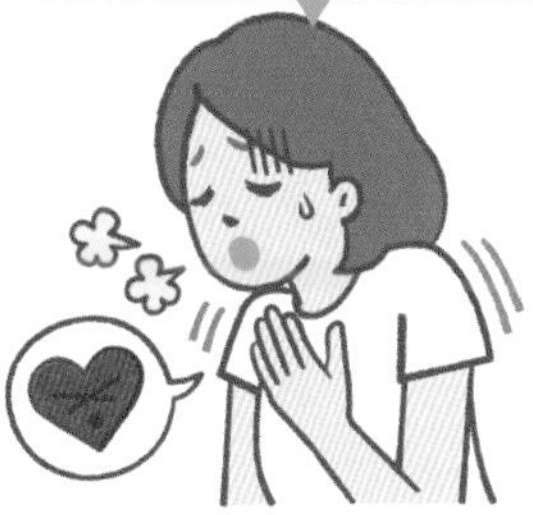

呼吸困難

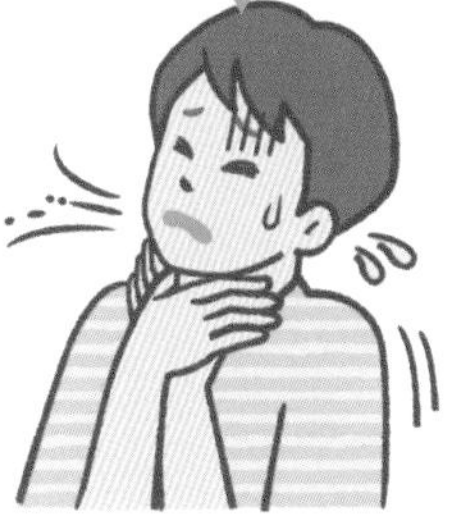

頭痛

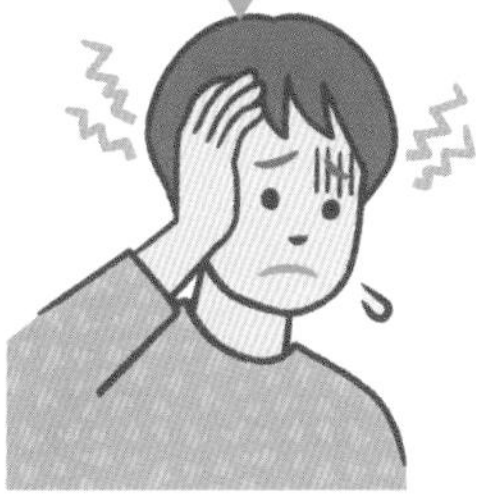

食欲低下・吐き気

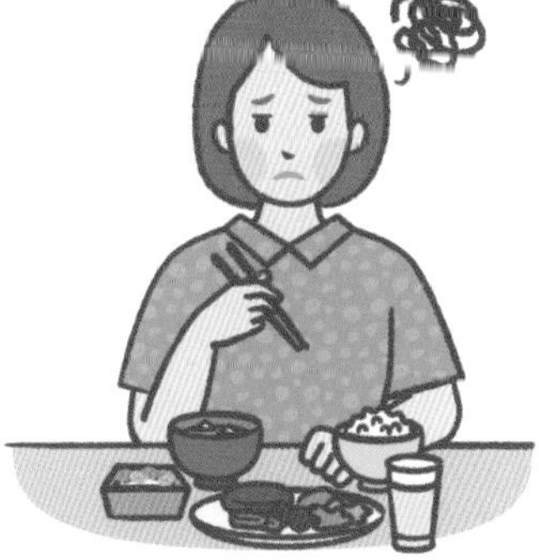

基礎8

検査と診断①健康診断

血液検査で腎臓の異常がわかることも

腎臓病は早期発見が何より大切です。自覚症状が出る前に異変に気づくためにも、定期的な健康診断は必ず受けましょう。

健康診断でチェックするべき項目のひとつは、血液検査で分かる「クレアチニン」です。クレアチニンは筋肉を動かしたときに生じる老廃物で、本来は腎臓でろ過され、尿の中に排出されます。腎臓のろ過機能が正常な場合は血液中のクレアチニンはさほど高くありませんが、機能が低下していると高くなってきます。

「ｅＧＦＲ（推算糸球体濾過量）」も、注意しましょう。これはクレアチニン値、年齢、性別から腎臓の糸球体のろ過量を計算した数値です。腎臓の機能がどれくらいあるかを示しており、腎機能の指標として使われています。

尿検査の結果もしっかり確認を

尿検査も重要なポイントです。「尿たんぱく」は、尿に含まれるたんぱくを調べる検査で、一定量を超えるとたんぱく尿と診断されます。たんぱくは体にとって大切な構成成分なので、健康な状態ならば尿にはほとんど混ざりません。ですが、腎臓に障害があると、本来なら糸球体を通過しないたんぱくが尿に出てしまうのです。たんぱく尿が認められる場合は、腎臓に何らかの障害が発生している可能性があります。

「尿潜血」は、尿の中に血液が含まれているかどうかを調べる検査です。いわゆる血尿と呼ばれる症状で、腎臓の病気で血尿が出ることもありますが、尿路結石や癌などが原因の場合もあります。健康な人でも体調不良などで一時的に出ることもあります。

健康診断の結果ではクレアチニンとそれから計算されるｅＧＦＲ、尿たんぱく、尿潜血が注視すべきポイントです。これらが基準値を超えていると、専門機関への受診をすすめられます。

それ以外の項目も基準値を超える場合は要注意

また、血糖値、血圧、中性脂肪値なども数値が悪いと、生活習慣病の要因になります。高血圧や糖尿病などの生活習慣病が腎臓病を引き起こすこともあるので、これらの数値も正常範囲を保つようにしましょう。

腎臓病に関する検診項目

□**BMI**（体格指数）＝25.0以上
□**尿タンパク**＝陽性（＋以上）
□**尿潜血**＝陽性（＋以上）
□**空腹時血糖値**＝110㎖／㎗以上
□**HbA1c**（ヘモグロビンA1c）（国際基準値）
＝6.2％以上※学会によって異なる
□**中性脂肪値**＝150㎖／㎗以上
□**HDLコレステロール値**＝40㎖／㎗未満
□**LDLコレステロール値**＝140㎖／㎗未満

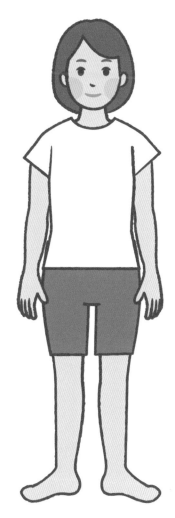

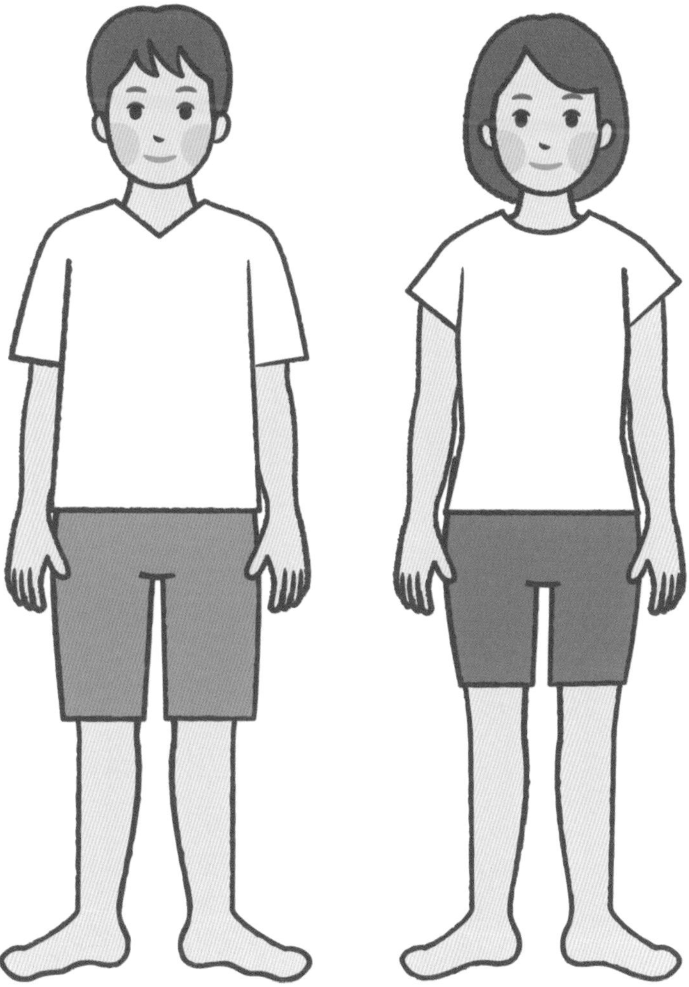

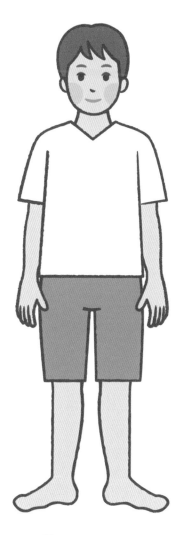

□**ウエスト周囲長**
男性＝85㎝以上
女性＝90㎝以上
□**クレアチニン値**
男性＝1.1㎎／㎗以上
女性＝0.9㎎／㎗以上
□**尿酸値**
男性＝7.0㎖／㎗以上
女性＝5.5㎖／㎗以上
□**血圧**
収縮期＝130㎜Hg以上
拡張期＝80㎜Hg以上
（メタボリックシンドロームでは85㎜Hg以上）

基礎 9

検査と診断② 腎臓病の確定診断

詳細な尿、血液、画像の検査などを行う

専門病院ではまず、さらに詳しい尿検査、血液検査が行われます。

一般的な健康診断の尿検査で行われるのは、試験紙法を用いた定性検査です。これは比較的簡便な検査なので、専門機関では尿を顕微鏡でみる「沈査」を行い、赤血球や白血球などが、どれくらい出ているかを詳しく調査します。たんぱく尿が出ている際は、1日分の尿を溜める「蓄尿検査」で、たんぱくがどれくらい出ているかを正確に測ります。

血液検査では赤血球やクレアチニン、血液尿素窒素などのなどの検査に加え、血液中の抗体などを調べる免疫学的検査、ホルモンを調べる内分泌学的検査もあります。

超音波、レントゲンなどの「画像検査」も行います。これにより腎臓の形、大きさ、血流、結石や腫瘍があるかないかなどが分かります。

必要に応じて行われる「腎生検」とは？

尿検査、血液検査、画像検査の3つを行い、その結果により必要ならば「腎生検」を行います。皮膚の上から針を刺して腎臓の組織の一部を採取し、顕微鏡で調べる検査です。出血などのリスクもあるので、必ずしも全ての人が行うものではありません。診断結果や病歴なども勘案して、総合的に判断されます。

慢性腎臓病（CKD）の診断基準

これらの結果、①**腎障害の存在が明らかで、とくに0.15g／gCr以上のたんぱく尿が出ている**場合。②**糸球体ろ過量（GFR）が60㎖／1.73㎡未満**。どちらかひとつ、または両方が3カ月以上持続することで、慢性腎臓病（CKD）と診断されます。

慢性腎臓病（CKD）の重症度分類

慢性腎臓病と診断されたら、糸球体ろ過量とたんぱく尿の値により、重症度がG1～G5に判定されます。たんぱく尿は、糖尿病があれば尿アルブミンで、糖尿病がなければ尿たんぱくの値で判断します。尿たんぱくが多く、糸球体ろ過量が低いほど重症度は高くなります。左ページの表「CKDの重症度分類」で緑、黄色のところは比較的障害が軽く、オレンジ、赤になるに従い、障害度が高いということになります。

■CKDの検査の流れ

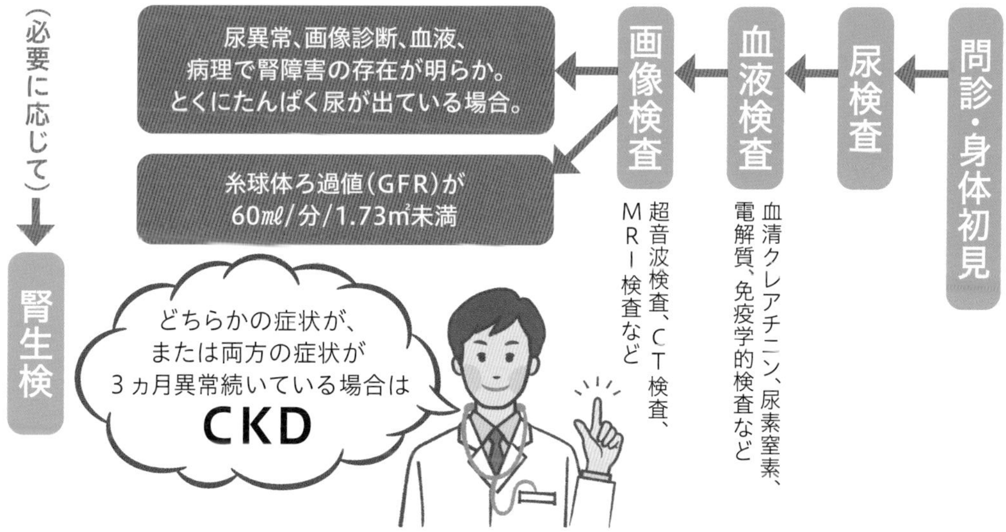

■CKDの重症度分類

<table>
<tr><th colspan="2">原疾患</th><th colspan="2">蛋白尿区分</th><th>A1</th><th>A2</th><th>A3</th></tr>
<tr><td colspan="2" rowspan="2">糖尿病</td><td colspan="2" rowspan="2">尿アルブミン定量(mg/日)
尿アルブミン/Cr比(mg/gCr)</td><td>正常</td><td>微量アルブミン尿</td><td>顕性アルブミン尿</td></tr>
<tr><td>30未満</td><td>30〜299</td><td>300以上</td></tr>
<tr><td colspan="2" rowspan="2">高血圧/腎炎
多発性囊胞性腎
移植腎
不明/その他</td><td colspan="2" rowspan="2">尿蛋白定量(g/日)
尿蛋白/Cr比(mg/gCr)</td><td>正常</td><td>軽度蛋白尿</td><td>高度蛋白尿</td></tr>
<tr><td>0.15未満</td><td>0.15〜0.49</td><td>0.50以上</td></tr>
<tr><td rowspan="6">GFR区分(㎖/分/1.73㎡)</td><td>G1</td><td>正常または高値</td><td>≧90</td><td></td><td></td><td></td></tr>
<tr><td>G2</td><td>正常または軽度低下</td><td>60〜89</td><td></td><td></td><td></td></tr>
<tr><td>G3a</td><td>軽度〜中等度低下</td><td>45〜59</td><td></td><td></td><td></td></tr>
<tr><td>G3b</td><td>中等度〜高度低下</td><td>30〜44</td><td></td><td></td><td></td></tr>
<tr><td>G4</td><td>高度低下</td><td>15〜29</td><td></td><td></td><td></td></tr>
<tr><td>G5</td><td>末期腎不全(ESKD)</td><td><15</td><td></td><td></td><td></td></tr>
</table>

日本腎臓学会編「CKD診察ガイド2012」(KDIGO CKD guideline2012を日本人用に改変)

重症度は原疾患(腎臓病の原因)・GFR区分(腎機能)・蛋白尿区分(たんぱく尿)を組み合わせて評価する。CKDの重症度(死亡、末期腎不全、心血管死亡発症リスク)は、緑のステージを基準に、黄、オレンジ、赤の順にリスクは上昇する。例えば、3つの要素の組み合わせで「糖尿病G2A3」と表記し、これはオレンジなので、かなり重症度が高いということになる。

基礎 10

日常で気をつけること

日常生活の注意

慢性腎臓病と診断されても、症状が安定していて、腎機能がそれほど低下していない場合はふつうに日常生活をおくることができます。仕事や通学、家事なども、無理をしなければ問題ありません。ですが、病気を進行させないために気をつけるべき点はあります。

肥満の人は体重を落とす、血圧が高い人は血圧を下げる、たばこを吸っている人は禁煙をするなど、腎臓の負担になるような生活習慣は改めましょう。

睡眠も大切です。疲労がたまると腎臓にも負担がかかるので、しっかり睡眠をとって、疲労をためないようにしてください。睡眠時無呼吸症候群の症状がある人も注意が必要です。眠りの質が悪くなり、日中のだるさや眠気を引き起こすうえ、高血圧や慢性腎臓病のリスクになるとも言われています。睡眠中に呼吸が止まるような症状があれば、主治医に相談してみましょう。

ワクチン接種も必須です。慢性腎臓病の方は免疫が低下しているので、感染症になると重症化する恐れがあります。慢性腎臓病の患者さんに推奨されているインフルエンザ、肺炎球菌ワクチンなどは、必ず接種しておきましょう。手洗いやうがいもしっかり行い、感染症にかからないよう心がけてください。

適度な運動

過労は大敵ですが、安静にしすぎるのも良くありません。かつては腎臓病の悪化防止のため、運動は推奨されないという考え方もありました。ですが、現在では適度な運動を続けることは筋力低下を防ぐだけでなく、腎臓の機能も保護するという研究結果が出ています。体重管理や体力保持のためにも、適度な運動習慣を取り入れましょう。

ある程度の時間をかけながら、小~中程度の負荷をかけて行う有酸素運動がいいと言われています。主治医とも相談しながら、自分の体力に合わせて、心地よいと感じる程度の運動を行いましょう。

生活の中で無理なくできる運動を取り入れることも効果があります。エレベーターを使わずに階段を利用する、少し早めに歩くなど、心がけるようにしてみましょう。

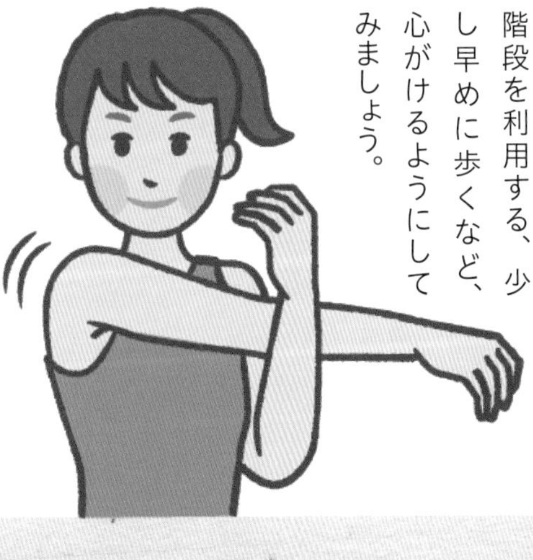

自覚的運動強度（ボルグ指数）

「13」を【息がはずむくらいの運動】とし、運動中の自覚症状が「11、13」となるように運動を実施しましょう！

	自覚症状
20	
19	非常にきつい
18	
17	かなりきつい
16	
15	きつい
14	
13	ややきつい
12	
11	楽である
10	
9	かなり楽である
8	
7	非常に楽である
6	

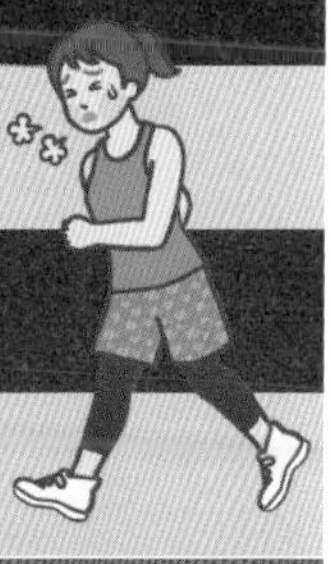

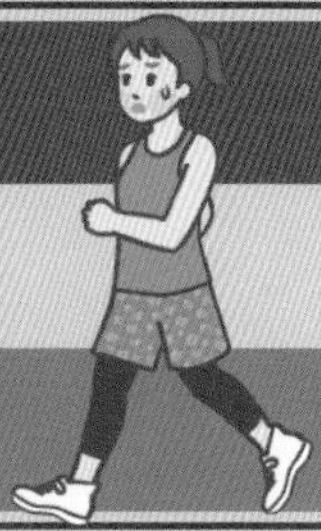

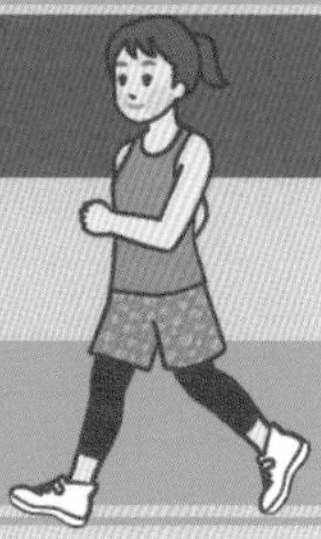

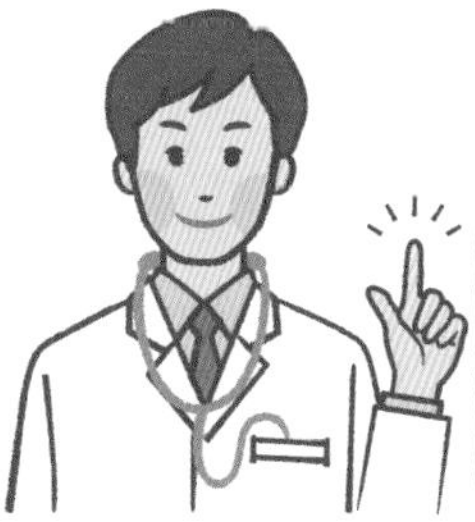

各運動終了後、かなり楽だと感じたら、運動のレベルを１段階上げてみましょう。

基礎11

自宅でできる記録管理

体重測定

肥満の方は体重を減らすことが大事ですが、適正体重の人がやせすぎるのはよくありません。適切な食事療法を行い、毎日決まったタイミングで体重を測り、健康的な体重を保ちましょう。

慢性腎臓病患者さんの体重が、数日～1週間単位の短期間で増えた場合は、体液量が過剰になってむくみが進んだ可能性が考えられます。むくみが進むということは、腎臓の機能低下も進んでいるというサインです。早めに主治医に相談しましょう。

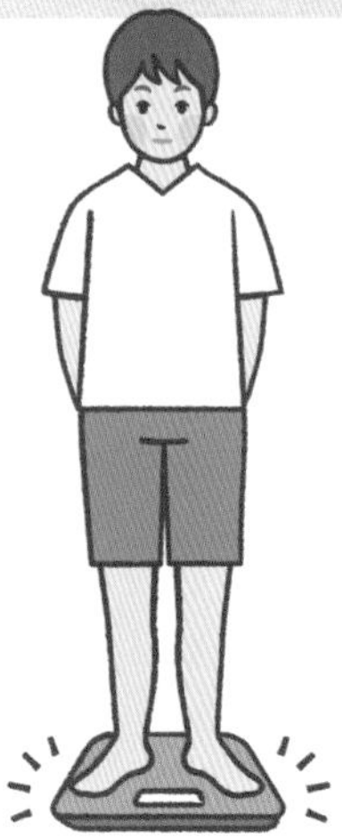

また、たんぱく質の制限をがんばりすぎると、カロリー不足になってしまうことがあります。低栄養になって、痩せすぎてしまうと腎臓にも悪影響を与えますので、たんぱく質とカロリーの摂取バランスを適正に保つことが大切です。体重に大きな増減がなければ、カロリー摂取量が正しいことの確認にもなります。

血圧測定

血圧を測定して、コントロールできているかをチェックすることは、生活改善や治療の効果を確認する目安にもなります。血圧は1日のなかでも変動するので、毎日朝晩2回、タイミングを決めて測るのがベストです。特に朝の数値が参考になるので、症状が落ち着いている場合や、朝晩2回の測定が難しい場合は、朝だけでも大丈夫です。目が覚めてから1時間くらいたったタイミング、朝食前や薬を飲む前あたりに測りましょう。

血圧は朝の起床時がいちばん高めです。昼間の活動中も高い状態が続き、夕方から夜になり、活動量が減ると低くなるサイクルがよいとされています。しかし、腎機能が低下すると夜に下がらない、逆に夜に上がるような場合も起きてきます。うまくコントロールできていないと感じたら、主治医に相談しましょう。降圧薬を飲むタイミングなどで、調整できることもあります。

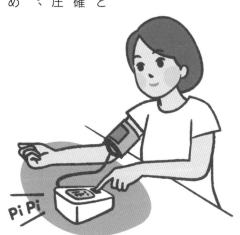

体重も血圧も、まずは毎日決まったタイミングで測定することが大事です。血圧手帳などに記入する習慣をつけると続けやすくなるので、ぜひ活用してみてください。

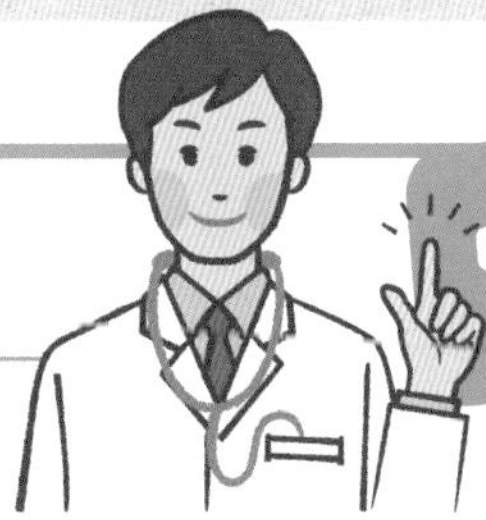

COLUMN 番外編 腎臓病 Q&A

Q「あなたが海で遊んでいたら遭難しました。その時、あなたは海の水を飲みますか？」

飲めるものは海水しかありません。海水を飲みますか？

A これは、学生の講義などでよく出す質問ですが、答えはNO。海水を飲んでも脱水は防止できないので、飲んではいけません。ポイントになるのが腎臓の濃縮力です。海水を飲めるかどうかというのは、つまり「海水より濃い尿を作れるかどうか？」ということ。

海水の塩分濃度は約3.4％、私たちの体液の塩分濃度は約0.9％。海水の塩分濃度は体液の約3倍ですが、腎臓がそれより塩分濃度の高い尿を作って過剰な塩分を排出できるならば、飲んでも大丈夫です。しかし、人間の腎臓にそこまでの濃縮力はありません。海水を飲むと体内の塩分量が多くなりすぎて、高ナトリウム血症になってしまいます。

なぜ腎臓には尿を濃縮する働きがあるのでしょうか？

A 腎臓の濃縮力は、哺乳類などの高等生物だけに備わっている高度な働きで、腎臓の進化の過程でも大切なポイントです。人間はこの濃縮力のおかげで、水分を少ししか摂らなくても活動できるのです。

10ページの「腎臓のしくみと働き」で、腎臓は1日に約150ℓの原尿を作っているというお話をしました。その150ℓの原尿から必要な成分は再吸収され、最終的に尿となるのはわずか2～3ℓ。この原尿の生産と再吸収は、一見すると非効率にも思われますが、尿を濃縮するための重要な働きです。

魚類や両生類などは腎臓のつくりが単純で、このような尿の濃縮力がありません。濃縮力がないので、原尿をそのまま排出することになります。つまり、大量の水分を摂り続けないと、あっという間に脱水状態になってしまうのです。

鳥類、哺乳類などは、腎臓の機能が進化しているため、尿を濃縮できます。このため、水分を少ししか摂らなくても、問題なく老廃物を排出できるのです。

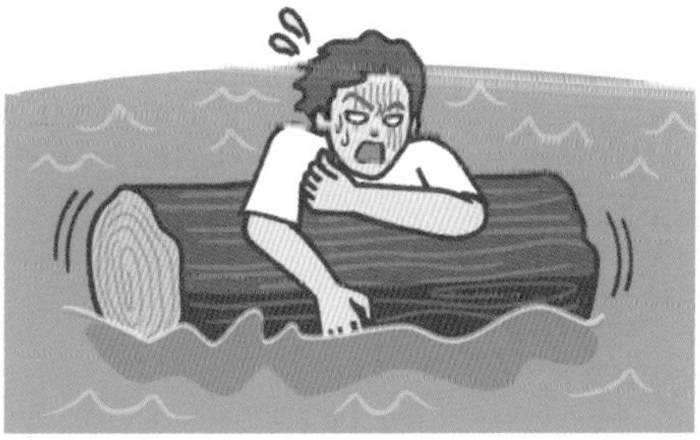

スーパーマーケットやコンビニで買える
食品・お惣菜の食品成分表

※成分値は「日本食品標準成分表 2020 年（八訂）」（文部科学省科学技術・学術審議会資源調査分科会編）を基にして算出しています。食品標準成分表に掲載のないものについては一般商品の成分表示等を参考に平均的な数値を算出しているため、特定の企業メーカーに準ずるものではありません。写真は必ずしも成分値に合わせたものではありません。

おにぎり・ツナマヨ
1個

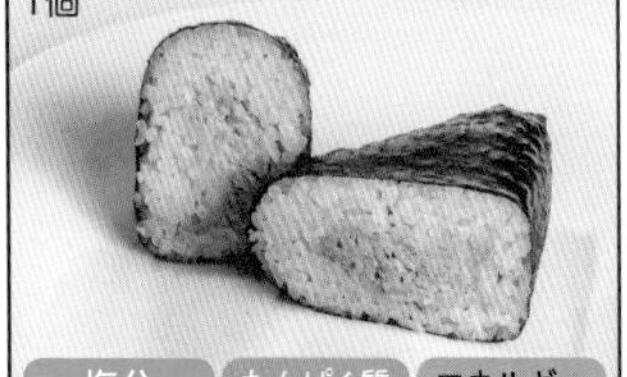

塩分	たんぱく質	エネルギー
0.3g	2.8g	145kcal

おにぎり・鮭
1個

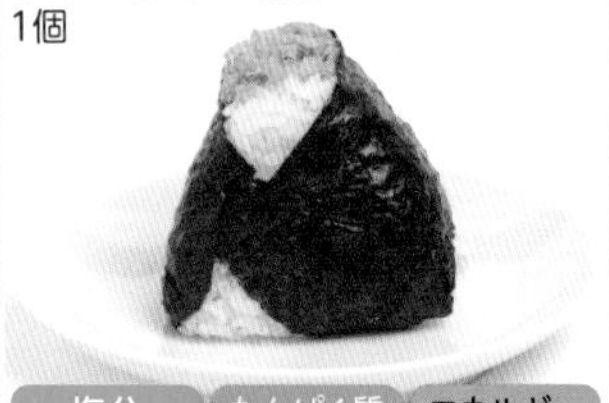

塩分	たんぱく質	エネルギー
0.4g	4.1g	135kcal

おにぎり・梅干し
1個

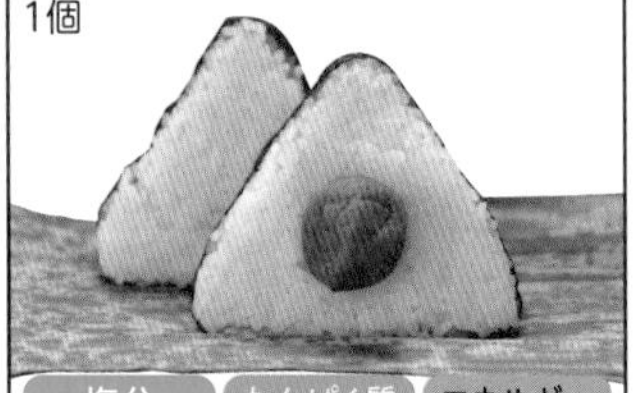

塩分	たんぱく質	エネルギー
0.5g	2.0g	125kcal

鉄火巻き

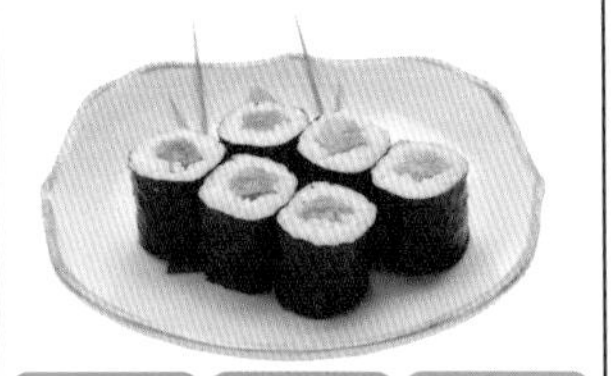

塩分	たんぱく質	エネルギー
0.5g	15.4g	170kcal

納豆巻き

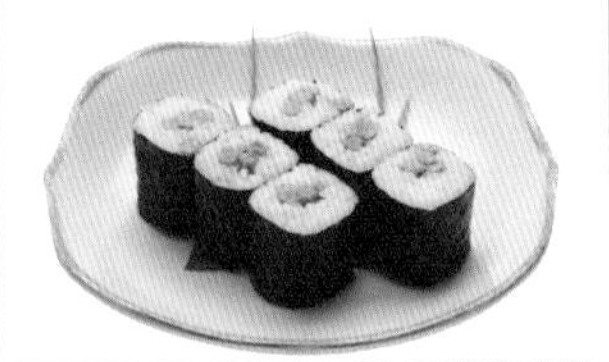

塩分	たんぱく質	エネルギー
0.5g	10.2g	200kcal

五目炊き込みごはん

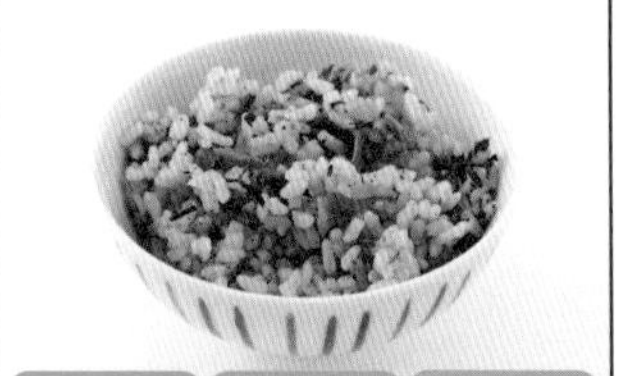

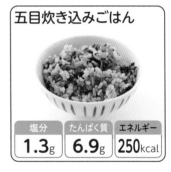

塩分	たんぱく質	エネルギー
1.3g	6.9g	250kcal

オムライス

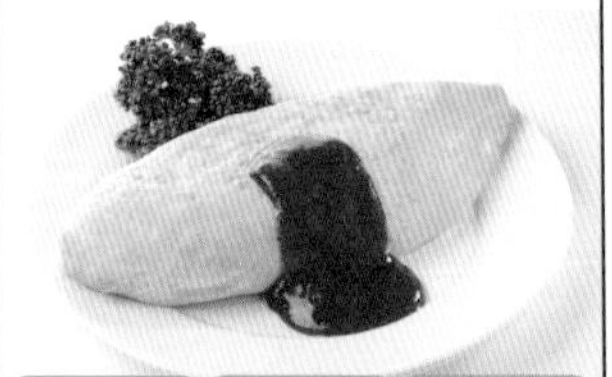

塩分	たんぱく質	エネルギー
3.3g	20.0g	645kcal

チャーハン

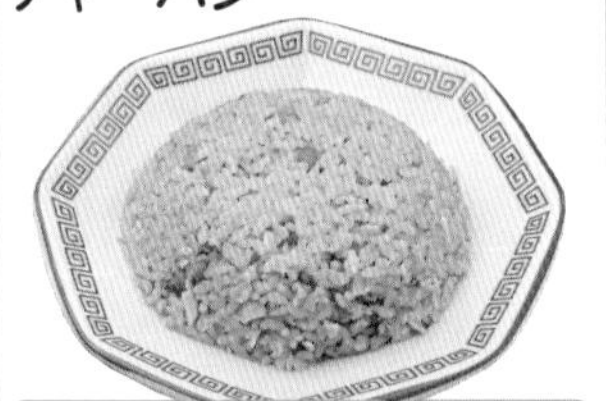

塩分	たんぱく質	エネルギー
2.4g	14.7g	580kcal

中華丼

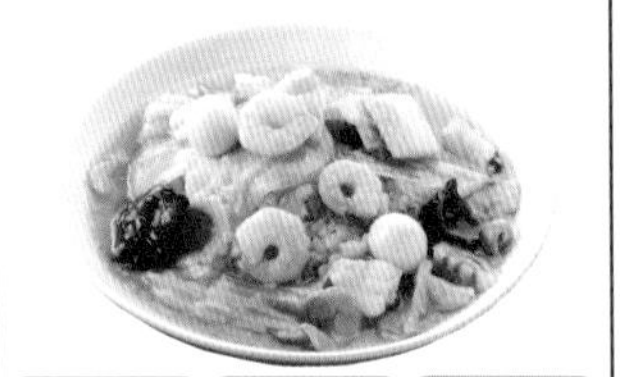

塩分	たんぱく質	エネルギー
2.2g	17.1g	670kcal

ビーフカレー

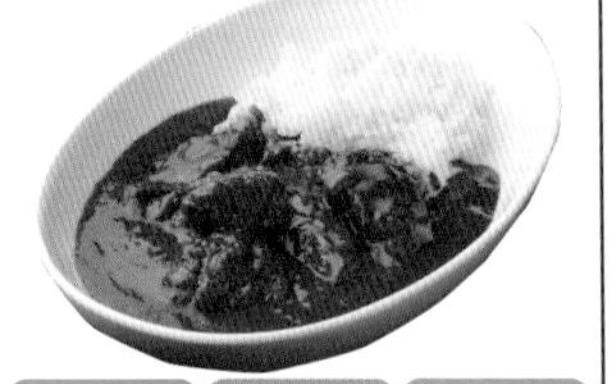

塩分	たんぱく質	エネルギー
3.3g	18.5g	835kcal

カツ丼

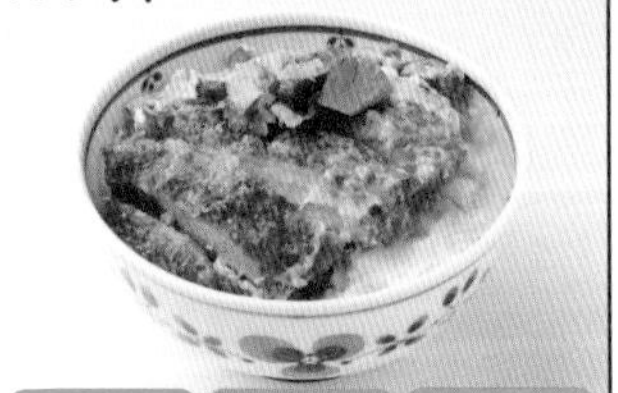

塩分	たんぱく質	エネルギー
3.7g	28.6g	810kcal

天丼

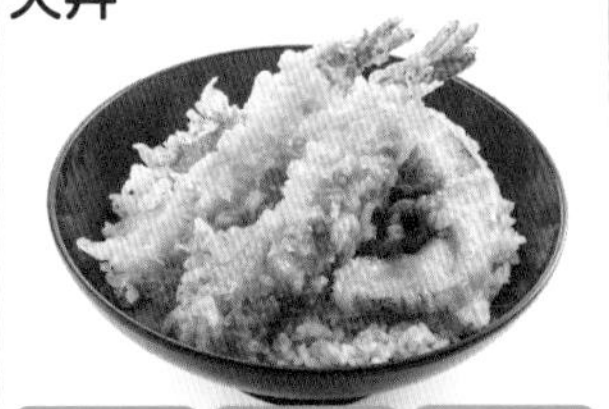

塩分	たんぱく質	エネルギー
3.4g	19.2g	765kcal

鍋焼きうどん

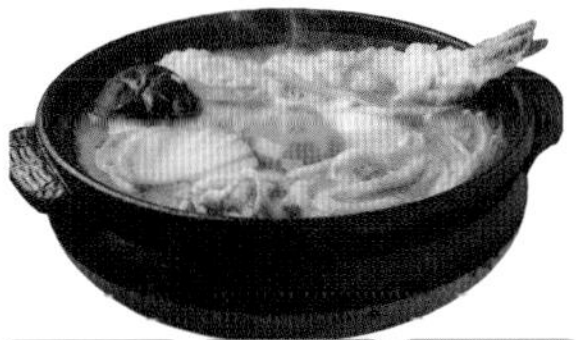

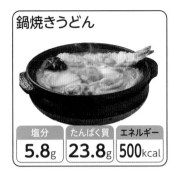

塩分	たんぱく質	エネルギー
5.8g	23.8g	500kcal

ざるそば

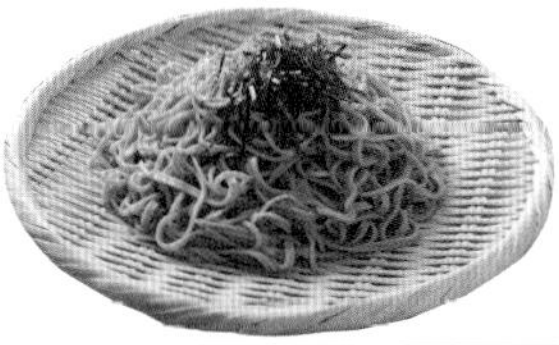

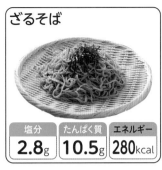

塩分	たんぱく質	エネルギー
2.8g	10.5g	280kcal

天ぷらそば

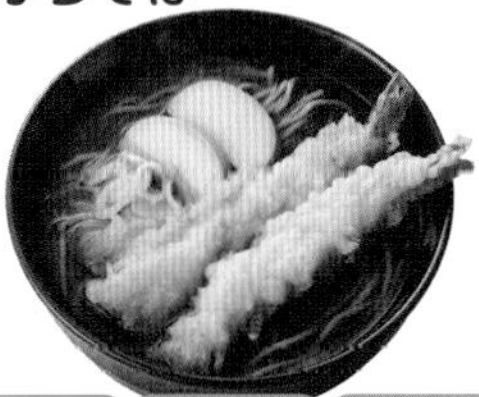

塩分	たんぱく質	エネルギー
4.9g	24.7g	565kcal

ソース焼きそば

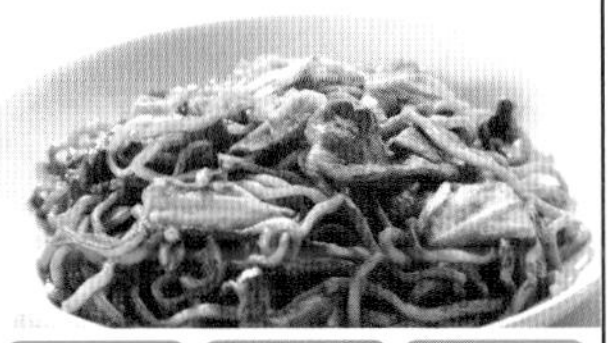

塩分	たんぱく質	エネルギー
3.1g	13.7g	500kcal

しょうゆラーメン

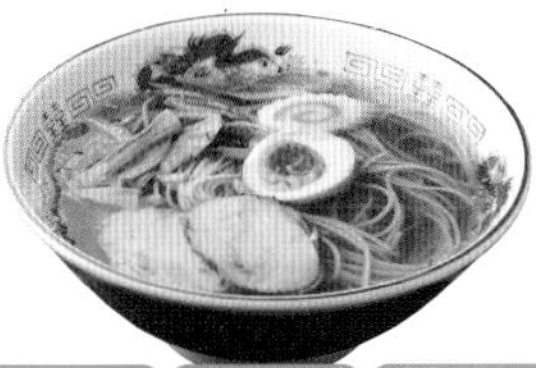

塩分	たんぱく質	エネルギー
5.6g	20.1g	455kcal

きつねうどん

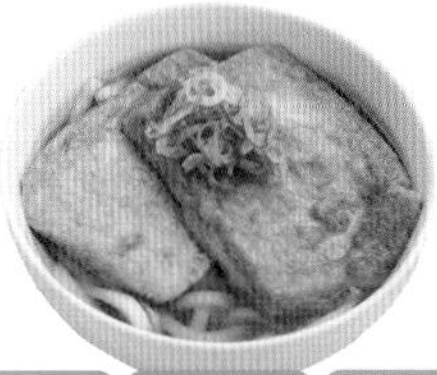

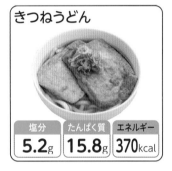

塩分	たんぱく質	エネルギー
5.2g	15.8g	370kcal

たまごサンド

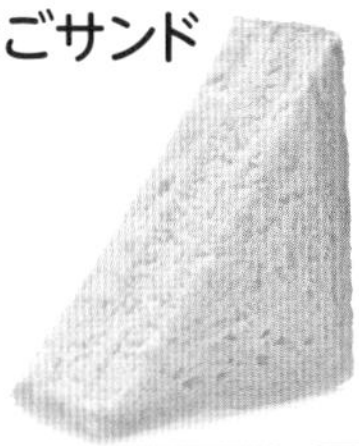

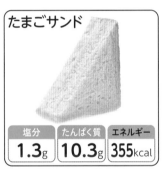

塩分	たんぱく質	エネルギー
1.3g	10.3g	355kcal

食パン（8枚切り）

45g

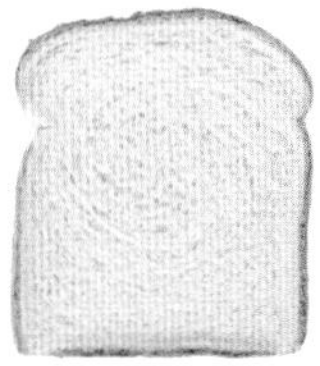

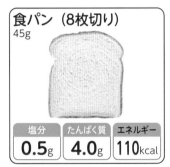

塩分	たんぱく質	エネルギー
0.5g	4.0g	110kcal

バターロール

30g

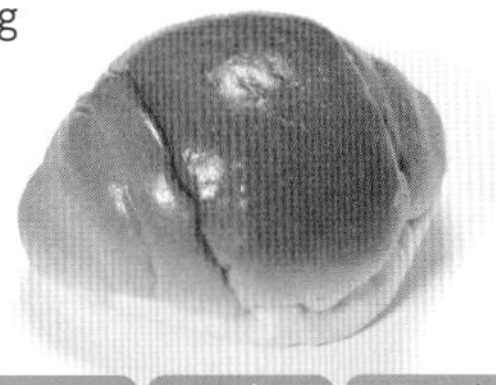

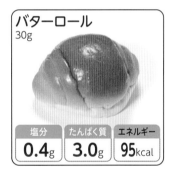

塩分	たんぱく質	エネルギー
0.4g	3.0g	95kcal

ポテトチップス

20g

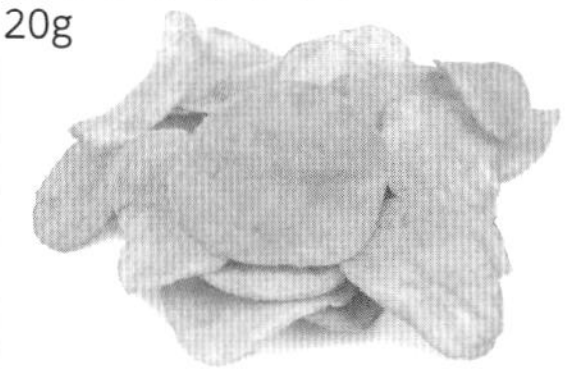

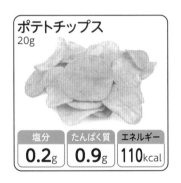

塩分	たんぱく質	エネルギー
0.2g	0.9g	110kcal

しょうゆせんべい

1枚 (25g)

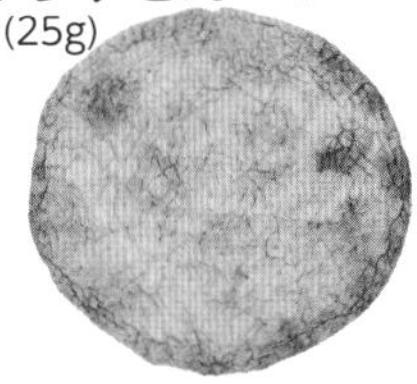

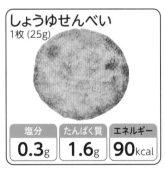

塩分	たんぱく質	エネルギー
0.3g	1.6g	90kcal

ハムチーズ レタスサンド

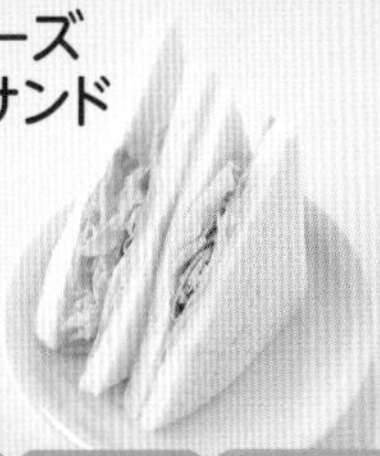

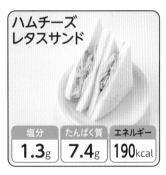

塩分	たんぱく質	エネルギー
1.3g	7.4g	190kcal

豆大福

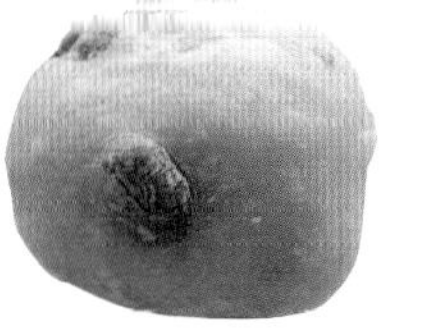

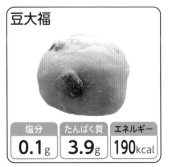

塩分	たんぱく質	エネルギー
0.1g	3.9g	190kcal

串団子・みたらし

1本

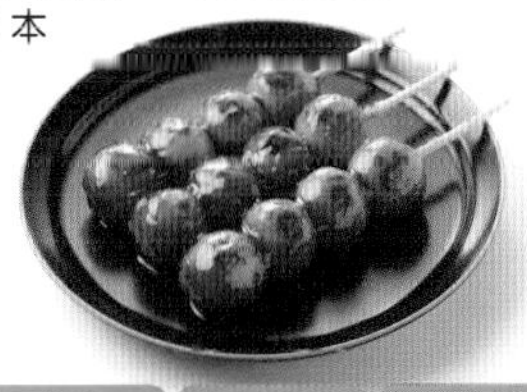

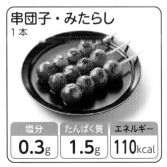

塩分	たんぱく質	エネルギー
0.3g	1.5g	110kcal

板チョコレート

1枚 (50g)

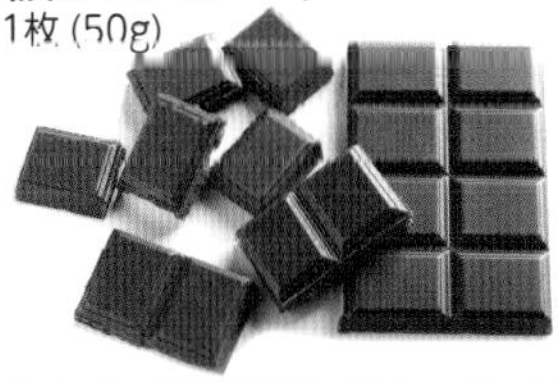

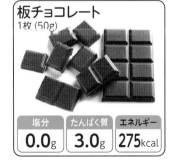

塩分	たんぱく質	エネルギー
0.0g	3.0g	275kcal

ショートケーキ

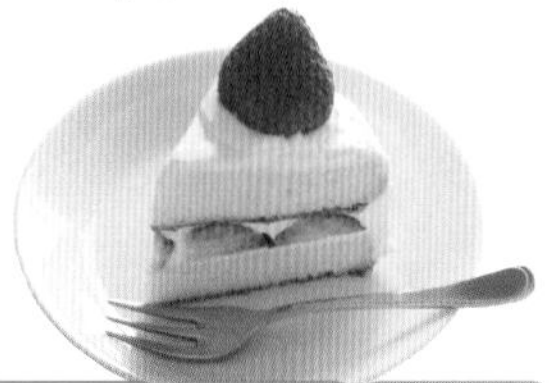

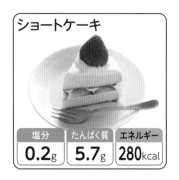

塩分	たんぱく質	エネルギー
0.2g	5.7g	280kcal

ラクトアイス・バニラ

100g

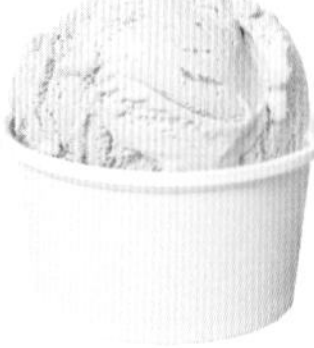

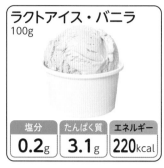

塩分	たんぱく質	エネルギー
0.2g	3.1g	220kcal

どら焼き

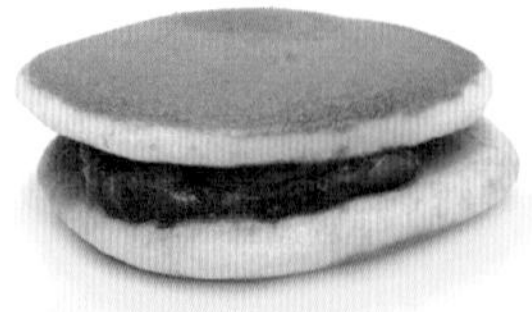

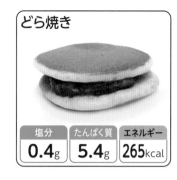

塩分	たんぱく質	エネルギー
0.4g	5.4g	265kcal

豚肉しょうが焼き

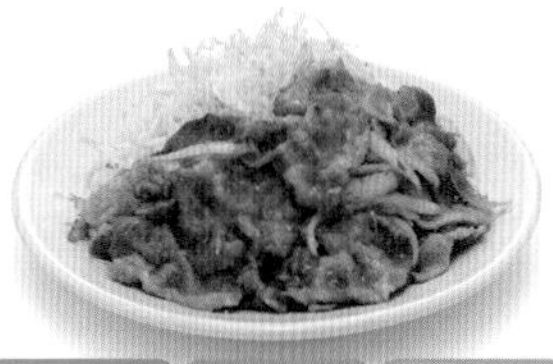

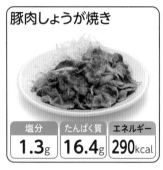

塩分	たんぱく質	エネルギー
1.3g	16.4g	290kcal

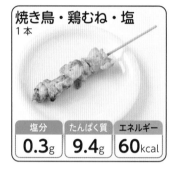

焼き鳥・鶏むね・塩

1本

塩分	たんぱく質	エネルギー
0.3g	9.4g	60kcal

焼き鳥・鶏レバー・たれ

1本

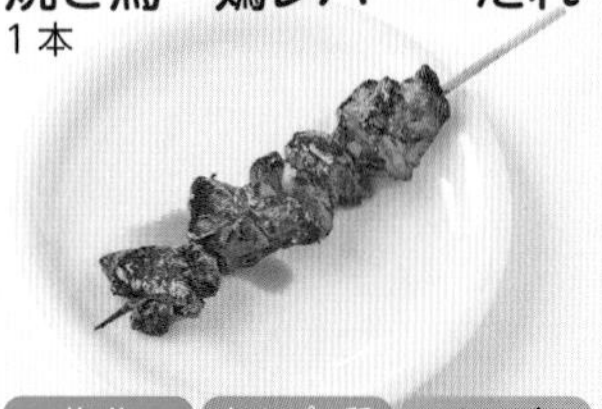

塩分	たんぱく質	エネルギー
0.3g	8.4g	50kcal

ミートソーススパゲッティ

200g

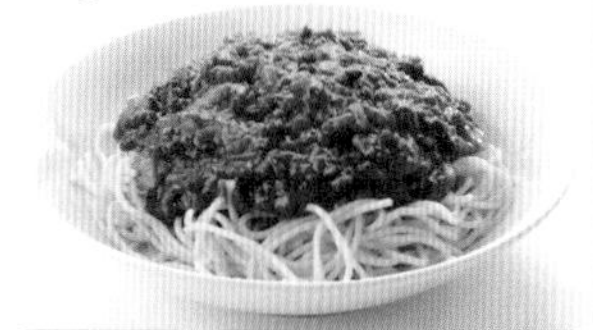

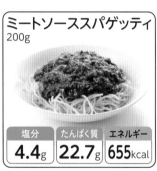

塩分	たんぱく質	エネルギー
4.4g	22.7g	655kcal

ナポリタン

200g

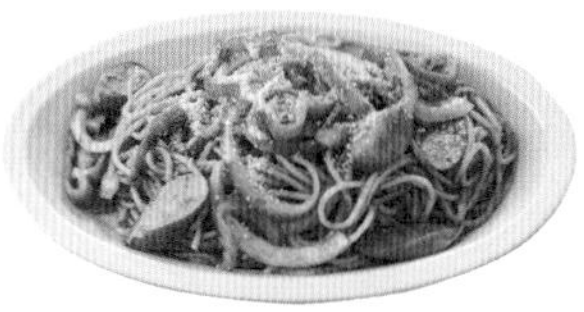

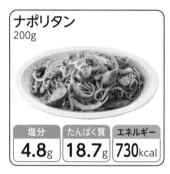

塩分	たんぱく質	エネルギー
4.8g	18.7g	730kcal

ハンバーグ

ひき肉 100g

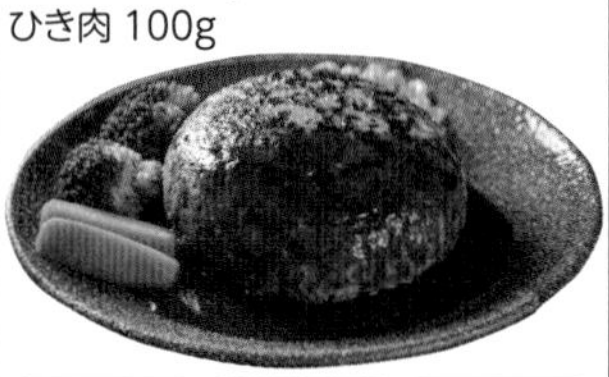

塩分	たんぱく質	エネルギー
2.0g	16.3g	370kcal

トンカツ

160g

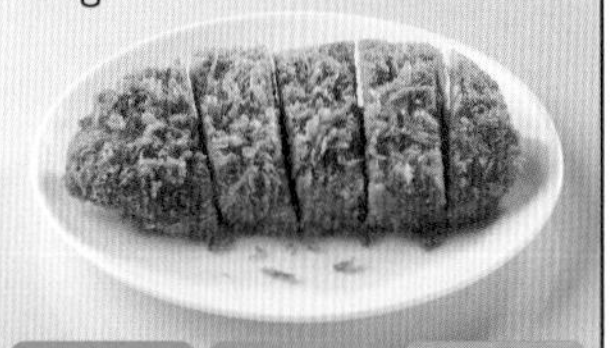

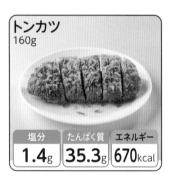

塩分	たんぱく質	エネルギー
1.4g	35.3g	670kcal

レバニラ炒め

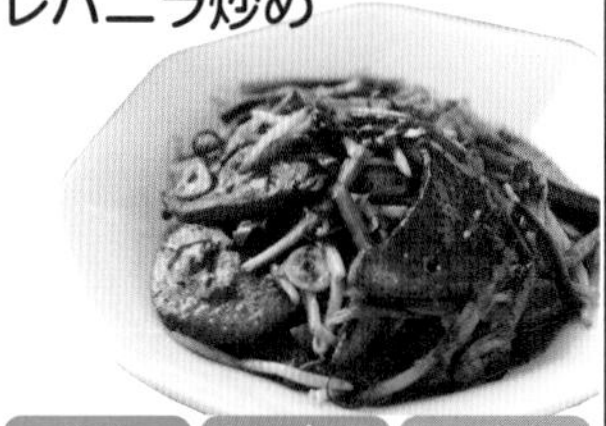

塩分	たんぱく質	エネルギー
1.4g	15.9g	210kcal

ホイコーロー

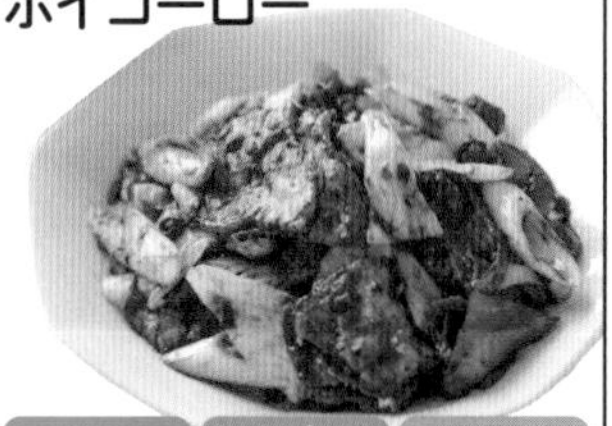

塩分	たんぱく質	エネルギー
2.6g	12.7g	290kcal

鶏肉の唐揚げ

鶏もも肉 80g

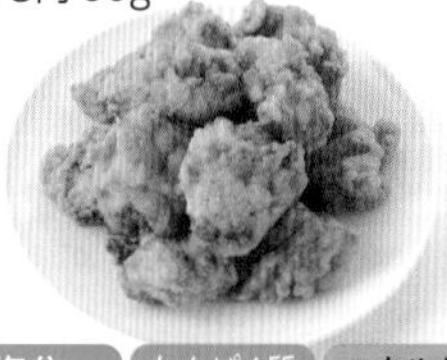

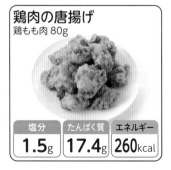

塩分	たんぱく質	エネルギー
1.5g	17.4g	260kcal

鶏肉の照り焼き

鶏もも肉 80g

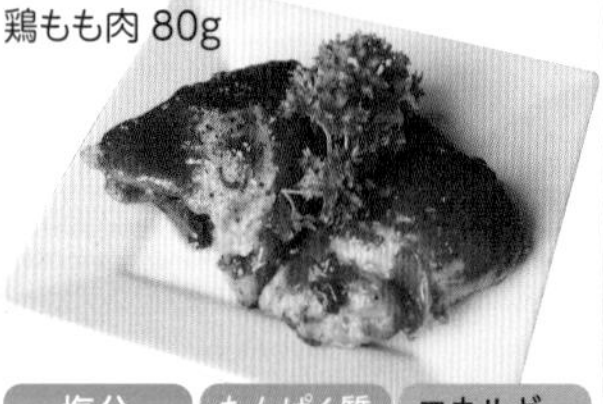

塩分	たんぱく質	エネルギー
0.9g	14.0g	185kcal

焼き餃子

150g

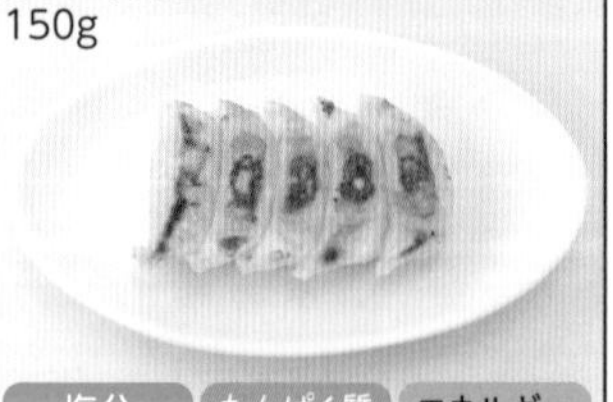

塩分	たんぱく質	エネルギー
2.6g	11.6g	325kcal

麻婆豆腐

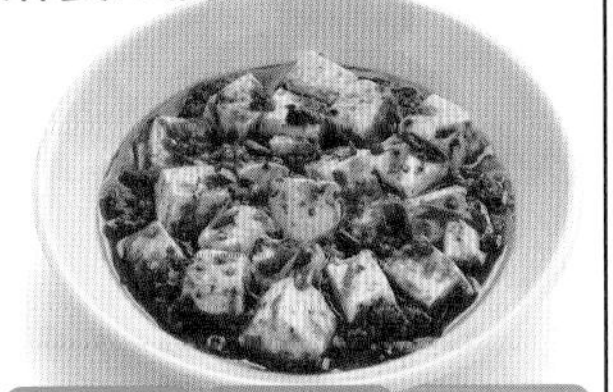

塩分	たんぱく質	エネルギー
3.4g	23.3g	395kcal

ゴーヤーチャンプルー

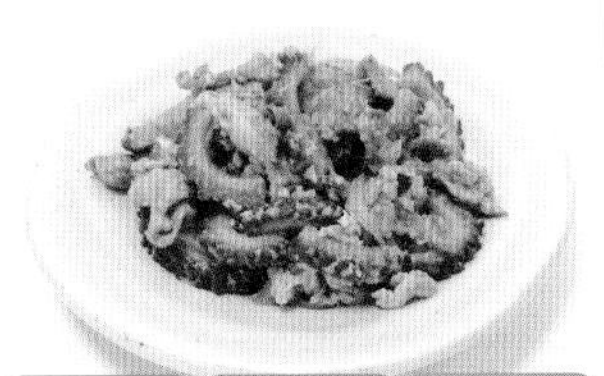

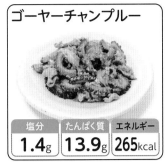

塩分	たんぱく質	エネルギー
1.4g	13.9g	265kcal

にら玉

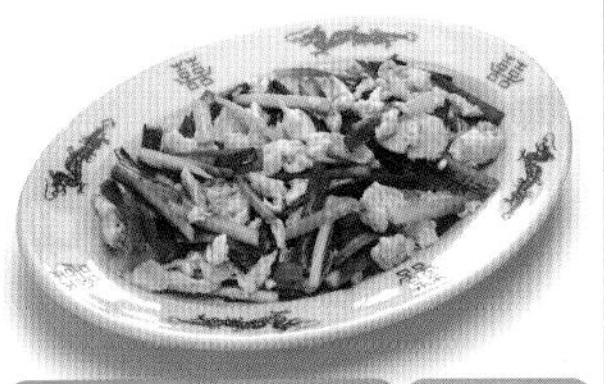

塩分	たんぱく質	エネルギー
0.7g	6.6g	115kcal

きんぴらごぼう
100g

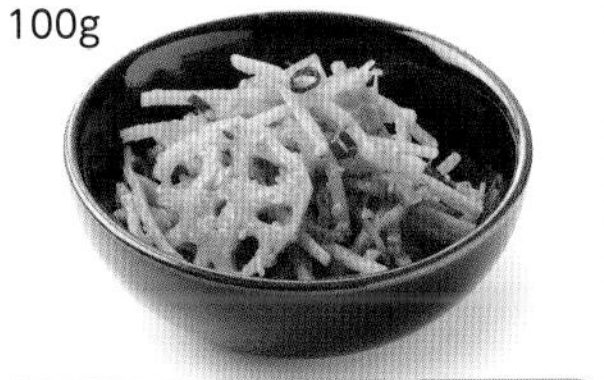

塩分	たんぱく質	エネルギー
1.4g	1.9g	100kcal

肉じゃが
200g

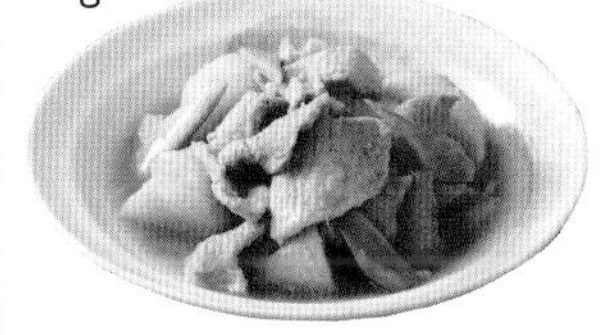

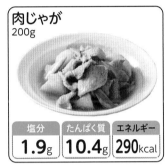

塩分	たんぱく質	エネルギー
1.9g	10.4g	290kcal

ポテトサラダ
100g

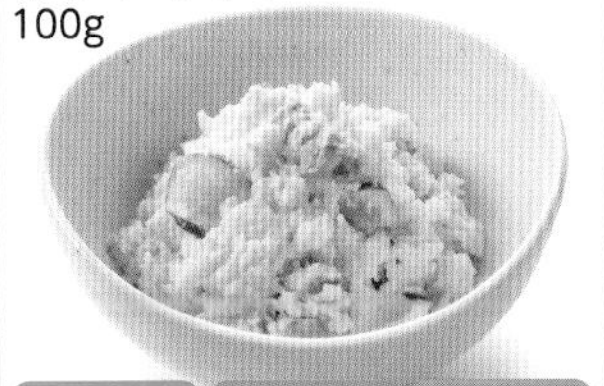

塩分	たんぱく質	エネルギー
0.9g	1.4g	150kcal

かき揚げ

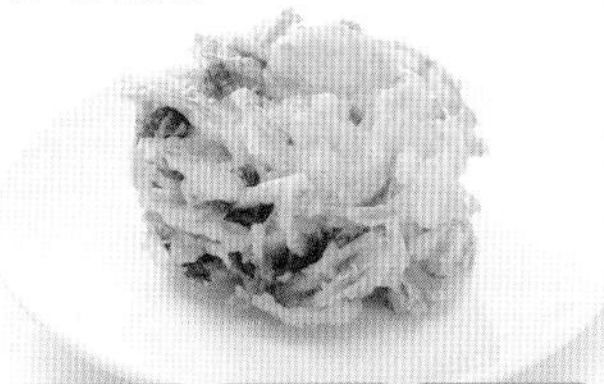

塩分	たんぱく質	エネルギー
0.2g	8.1g	380kcal

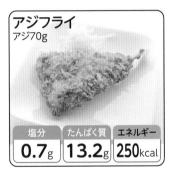

アジフライ
アジ70g

塩分	たんぱく質	エネルギー
0.7g	13.2g	250kcal

エビの天ぷら
1尾

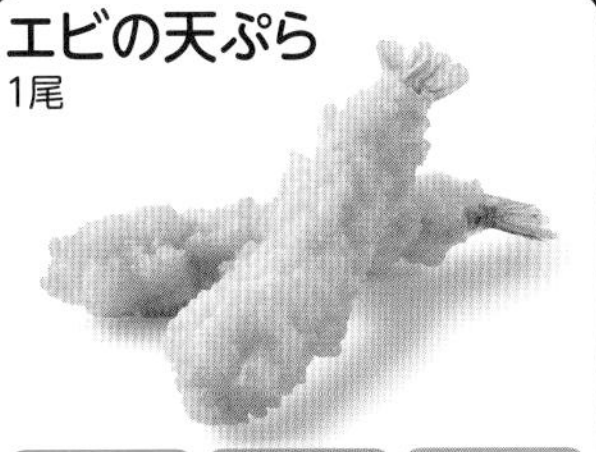

塩分	たんぱく質	エネルギー
0.2g	7.8g	140kcal

クリームパン

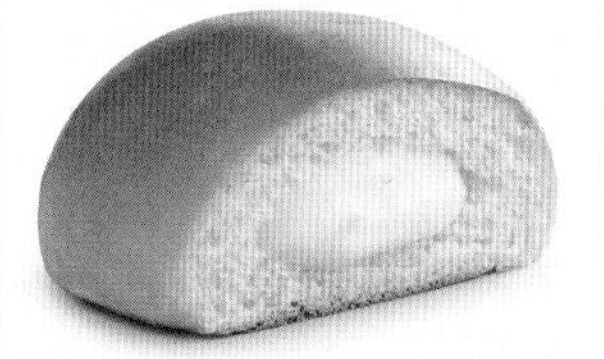

塩分	たんぱく質	エネルギー
0.4g	7.4g	315kcal

牛肉コロッケ
1個

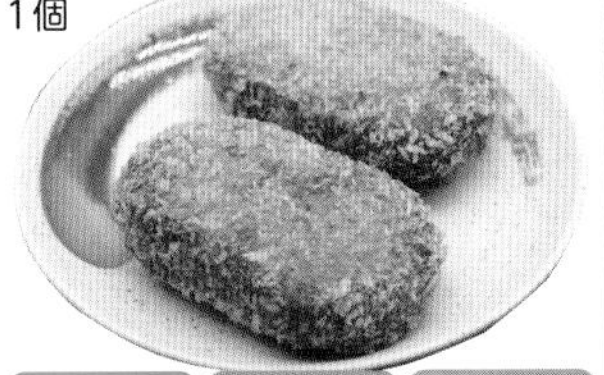

塩分	たんぱく質	エネルギー
0.6g	5.7g	205kcal

コーンクリームコロッケ
1個

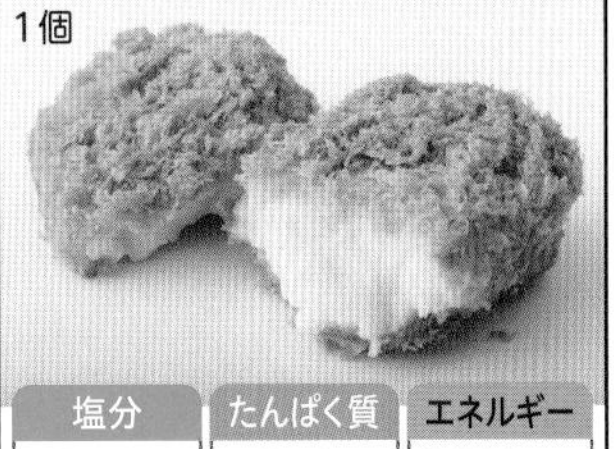

塩分	たんぱく質	エネルギー
0.7g	5.1g	295kcal

鮭弁当

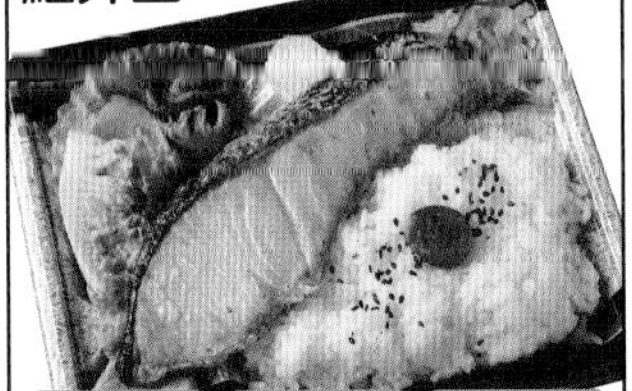

塩分	たんぱく質	エネルギー
3.2g	25.6g	610kcal

牛丼

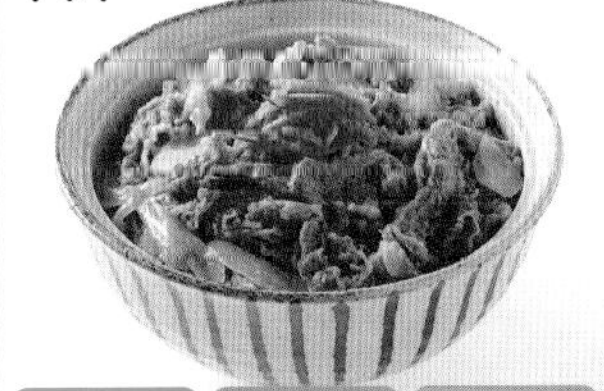

塩分	たんぱく質	エネルギー
3.3g	20.5g	750kcal

あんぱん

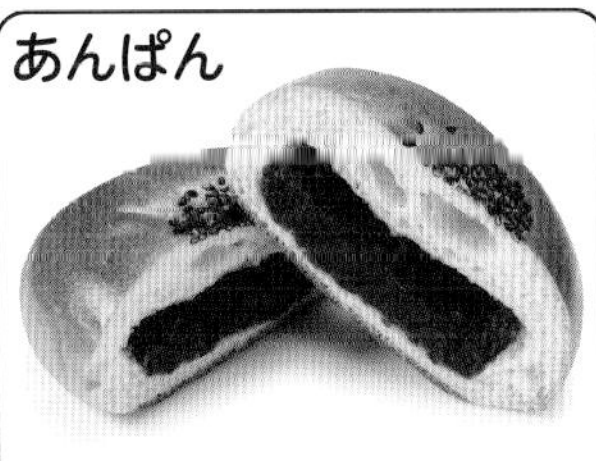

塩分	たんぱく質	エネルギー
0.2g	3.6g	215kcal

材料別料理索引

肉類、肉加工品

魚介類・海藻類

野菜類(料理の添え物使用の野菜は除外しています)

●参考資料一覧

自宅で出来る！ おうちリハビリ
腎センターに通院されている方向け
（聖路加国際病院　リハビリテーション科）

あなたの腎臓を守るために
知っておきたい５つのポイント
（NPO法人 腎臓サポート協会）

腎臓病の方のための優しい食卓
（MSD株式会社　監修：蒲池桂子）

カリウムコントロールのためのポイント
（腎臓・代謝病院治療機構　中尾俊之
東京家政学院大学 教授　金澤良枝）

慢性腎臓病 生活・食事指導マニュアル
～栄養指導実践編～
（一般社団法人 日本腎臓学会）

エビデンスに基づく
CKD診療ガイドライン2018
（一般社団法人 日本腎臓学会）

日本食品標準成分表2020年版（八訂）
（文部科学省科学技術・学術審議会資源調査分科会）

エネルギー早わかり 第５版
（女子栄養大学出版部）

◆一般社団法人 日本腎臓学会HP
https://jsn.or.jp/general/kidneydisease/

◆一般社団法人 全国腎臓病協議会
https://www.zjk.or.jp/kidney-disease/about/

種実類

果実類

治療用特殊食品

監修
長浜 正彦（ながはま まさひこ）
聖路加国際病院　腎臓内科医長

1999年日本医科大学卒業。聖路加国際病院で研修後に渡米し、米国ペンシルベニア病院内科、バージニア州立大学腎臓内科・移植科で研鑽を積む。日米における実地診療での経験豊富。日本内科学会、日本腎臓学会、日本透析医学会、日本臨床腎移植学会の専門医に加えて米国医師免許を有し、米国内科学会、米国腎臓学会、米国移植学会の専門医資格を取得している唯一の日本人。日本腎臓学会CKD診療ガイドライン作成委員。

著者・レシピ開発
星 穂奈美（ほし ほなみ）
聖路加国際病院　管理栄養士

2017年3月管理栄養士養成課程卒業後、一般財団法人太田綜合病院附属太田西ノ内病院栄養部に入職。2021年12月より学校法人聖路加国際病院栄養科にて勤務。病態栄養専門管理栄養士。

医師と管理栄養士が考えた
おいしく食べる腎臓病の安心レシピ

2023年11月15日　初版発行
2024年３月15日　第２刷発行

著　者　星　穂　奈　美
監修者　長　浜　正　彦
発行者　富　永　靖　弘
印刷所　三共グラフィック株式会社

発行所　東京都台東区台東２丁目24　株式会社　新星出版社
〒110-0016　☎03（3831）0743

ISBN978-4-405-09714-8